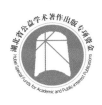

国医大师
程莘农
临证针法

主编◎王红伟

U0232756

长江出版传媒

湖北科学技术出版社

图书在版编目（CIP）数据

国医大师程莘农临证针法 / 王红伟主编 . —武汉：湖北
科学技术出版社 , 2024.6
ISBN 978-7-5706-3219-0

Ⅰ . ①国… Ⅱ . ①王… Ⅲ . ①针灸疗法
Ⅳ . ① R245

中国国家版本馆 CIP 数据核字（2024）第 080628 号

国医大师程莘农临证针法
GUOYI DASHI CHENG SHENNONG LINZHENG ZHENFA

策　　划：冯友仁	责任校对：童桂清
责任编辑：常　宁	封面设计：喻　杨

出版发行：湖北科学技术出版社
地　　址：武汉市雄楚大街 268 号（湖北出版文化城 B 座 13—14 层）
电　　话：027-87679468　　　　　　　　　　　　邮　　编：430070

印　　刷：武汉邮科印务有限公司　　　　　　　　邮　　编：430205

710×1000	1/16	17.75 印张	310 千字
2024 年 6 月第 1 版		2024 年 6 月第 1 次印刷
定　　价：78.00 元		

编 委 会

主 编 简 介

王红伟

博士生导师、教授。北京大卫中医医院针灸科主任医师、国医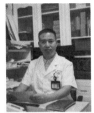大师程莘农院士入室弟子。国家级非遗"程氏针灸"第三代学术继承人。在中国中医科学院中医药科技合作中心任教,从事针灸培训工作。兼任北京中医疑难病研究学会资深研究员,清华大学老科协医疗健康研究中心中医药专家委员会专家,香港浸会大学中医药学院中医访问学者。曾担任意大利、加纳、印度等100多个国家驻华大使及大使夫人的保健医生,多次完成外交部重大医疗任务。从事中医针灸临床及研究工作30余年,理论功底深厚,实践经验丰富。主编中医学著作8部。擅长运用"程氏三才法"治疗失眠、胃痛、消渴、头痛、颈椎病、肩周炎、腰痛、多种疼痛类病证以及临床疑难疾病。

副 主 编 简 介

张 磊

执业中医师,中医学硕士。毕业于河南中医药大学针灸推拿专业,在河南省洛阳正骨医院(河南省骨科医院)门诊中医综合治疗中心一区工作,任针灸技术组长。国医大师程莘农院士"程氏针灸"第四代传承人。擅长将"程氏三才法"与推拿理筋正骨手法相结合,治疗颈椎病、腰椎间盘突出、肩周炎、网球肘等疾病,各种劳损、筋伤、肌肉粘连以及神经受损、脊髓损伤、疼痛麻木等手术后疑难杂症。

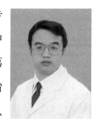

寇 祯

执业中医师,毕业于河南中医药大学针灸推拿专业,在河南省洛阳正骨医院(河南省骨科医院)门诊中医综合治疗中心一区工作。国医大师程莘农院士"程氏针灸"第四代传承人。擅长运用"程氏三才法"治疗颈椎病、腰椎病、肩周炎、髋关节痛、膝痛、踝痛、肌肉和韧带拉伤撕裂等疾病。

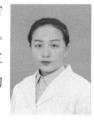

序　言

中国工程院院士、国医大师、中国针灸学会高级顾问程莘农教授,是我初学针灸的启蒙老师,我与他相交多年。程莘农教授是国内外享有崇高盛誉的著名针灸学家。他临床经验丰富、技艺超群,以仁义之心律己,倾心教书育人,富有弘扬中医针灸事业的社会责任心,知行合一,直言建树,公正不阿,为针灸事业的发展做出了卓越贡献,可谓呕心沥血,不遗余力。程莘农教授在从医70余载的历程中,对患者倾心相助,起沉疴,疗痼疾,治愈无数;对学术无私奉献,为无数学生答疑解惑,使之成才;对工作中的大事、小事总是大爱在心,激情四射,为探求针灸治病的原理,严谨治学,勇于创新,不畏艰苦,完成了一项项科研课题,并编写了著名的《中国针灸学》一书,诠释了大医精诚的内涵,诚不愧一代大师之称。

程莘农教授以"大医精诚"为座右铭。作为中国工程院院士、国医大师,他的患者虽然很多,但是在长达30多年的时间里,他的挂号费和治疗费却和普通医师一样。有时候患者远道前来求医,生活困难,他就分文不取,颇有医侠之风。程莘农教授治病救人,默默奉献,用自己的言行践行"大医精诚",无愧于国医大师的光荣称号。他在针灸的传承、发展和发扬上也有独到论述,在临床上要求学生勤思、勤记和勤问,做到深究成败,细心揣摩,积累心得,领悟真谛;在理论上要求熟读《黄帝内经》《难经》《伤寒杂病论》《金匮要略》《针灸甲乙经》《针灸大成》等经典名著,识明医理,若不明医理,则证无从识辨。程莘农教授常说:"读书百遍,其义自见。"在读书的同时,他还强调理论联系实际的重要性,并说:"熟读王叔和,不如临证多。"在针灸科研方面,他也建树良多,曾主持多项国家级、省部级课题,其中"循经感传和可见经络现象的研究"获得国家中医药管理局科技进步奖一等奖。他还担任"八五"重大基础理论科研攀登计划"经络的研究"项目首席科学家,参与了国家及世界卫生组织《针灸腧穴名称与部位》标准的制订工作。因其在针灸学术领域的重大贡献,他于1994年被评选为中国工程院首批院士,也是针灸界当时唯一的院士。

程莘农教授入室弟子王红伟系统总结了程莘农在中医针灸方面的学术思想和贡献、临床特色和诊疗经验。主编的《国医大师程莘农临证针法》一书,详尽地介绍了程莘农学术思想的精华,结合个人学术上的特点而提出的理论体系。本书内容涵盖较广,临证经验极其丰富,创造理、法、方、穴、术的中医与针灸结合的辨证理论体系。为了便于学习、记忆和教学，本书别出心裁，将病名、选穴编成歌诀，增加了学习兴趣。程莘农教授对于针刺的方法尤为重视，积累数十年医疗教学经验的心得，创立了一种学生易学、老师易教、患者痛苦小的进针方法，名曰"程氏三才法"。本法是以《黄帝内经》为理论基础，吸收历代医家学术思想的精华，结合个人学术上的特点而提出的理论体系。"三才"取意天、人、地三才，即分浅、中、深三个层次进针。具体操作方法是，进针分3个层次操作，先刺皮肤浅层1～2分深，即天才；次则深入肌肉5～6分，即人才；最后刺筋肉之间3～4分，即地才。如此进针，依次深入，操作轻巧，得气迅速，患者基本无痛，疗效自然显著。这种进针法对指力、腕力和手法熟练程度要求很高，在1～2秒内完成点穴、押指、穿皮、透针等动作，沉稳准确，患者易于接受。其特点是轻巧、迅速、简捷，要领是指实腕虚，作用是调和气血、扶正祛邪、治愈疾病。

《国医大师程莘农临证针法》一书充分体现了程莘农教授学识渊博、医理精深、经验丰富、效如桴鼓的医学大家风范。临证时，程莘农教授善于把握病机，观察入微，辨识精细，灵活选穴；所编的针灸口诀，方歌荟萃，浅显易懂，实用精华，不愧为针灸泰斗！程莘农教授常说："用穴如用兵，穴不在多，而在于精。"还说："取穴以精为准，以适为度，以效为信。"取穴多少，多以大、小、缓、急、奇、偶、复为原则，临床取穴时，少则一二穴，多可达十几、二十几穴；还强调处方要专一，突出重点，直中要害，不轻易改变。施术时应"宁失其穴，勿失其经"。程莘农教授的高尚医德、严谨医风、精湛医术，已成为我国医学界的宝贵财富。为了更好地继承和发扬中医针灸文化，程莘农教授入室弟子王红伟等特将其丰富的临床经验整理成卷，名曰《国医大师程莘农临证针法》。望该书的出版能够对中医同仁有所启迪，并为保障人民的健康事业做出一定贡献，是以为序。

北京针灸学会名誉会长
北京中医药学会副会长
国家级名老中医

前　　言

国医大师程莘农教授是国家"八五"重大基础理论科研攀登计划"经络的研究"项目首席科学家,中国北京国际针灸培训中心主任。数十年来,程莘农教授一直满腔热忱投入国内外针灸教学工作中。他亲自教授了106个国家的中医药人才;"中医针灸"入选"人类非物质文化遗产代表作名录",他是4位代表性传承人之一;荣获世界文化理事会"阿尔伯特·爱因斯坦世界科学奖";成为中国针灸领域第一位中国工程院院士。他是闻名中外的中医针灸界泰斗,知识渊博,临床实践与教学经验丰富,为中国中医针灸事业做出了杰出贡献!

为了传承全国名老中医学术经验,王红伟有幸成为程莘农教授入室弟子,跟随程莘农教授学习针灸。程莘农教授总是耐心指导,循循善诱,毫不保留地传授自己的技术和本领。王红伟白天学习,晚上攻读医典,耳濡目染,潜心学习,刻苦钻研岐黄之术,尽得恩师真传,在程莘农教授的精心栽培下,有了深刻的领悟,得其精华,擅长运用"程氏三才法"。

临证提倡"辨证易精,治疗宜专",强调要在辨证论治的基础上将理、法、方、穴、术统一,将"缘理辨证、据证立法、依法定方、明性配穴、循章施术"五大环节融汇统一。经过经络辨证、穴性理论,形成了"天、人、地"三才法。

具体操作:临证持针讲究指实腕虚。进针讲究三才,即结合病情经络诊断—正确地选穴—准确地用穴,三才法——精准地刺穴,分浅(皮部、络脉)、中(经脉、经别)、深(肌肉、骨骼)三层操作。行针讲究快速振颤,得气为要;补泻讲究飞旋,动作连贯,一气呵成。气随人意,使针达病所,气血和调,正胜邪去。"程氏三才法"包括:指实腕虚持针法,即悬指、悬腕、悬肘、提腕力要虚,持针时手指用力,"手如握虎,伏如横弩,起如发机"灵活施针;"程氏三才法",手法操作独特,即飞针进针1分或2分,再调整"天、人、地"的层次,进针无痛、针身不弯、行针自如,由浅入深逐层深入,轻巧快捷,得气迅速;振颤催气法,就是手不离针,施以快速振颤手法,针体可直立,亦可顺经或逆经以明补泻,或催气速达病所;最后是飞旋补泻法,即得气后,如需进一步施以补泻手法,则手指在离开针柄的一瞬间,施以飞旋动作,达到"简巧利索,气至数达,出神入化"之妙,以证为凭,以精为准,以适为度,临床方能取得更好的疗效。经过大量临床实践,弟子们对程莘农教授的学术思想和临床经验加以总结,一并奉献给广大读者,希望对全球中医师、广大中医院校学生及针灸爱好者有一定的启迪。嘉惠医林,德泽万民。

感谢国家中医药管理局、中国中医科学院领导的支持和关心。此书在编写过程中,也感谢程莘农教授家人的大力支持和帮助。书中疏漏之处在所难免,敬请各位读者指正。

王红伟

目　　录

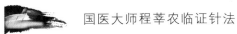国医大师程莘农临证针法

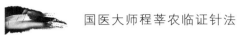

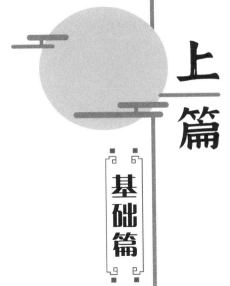

上篇

基础篇

第一章　程莘农医家传略

程莘农,1921年8月24日出生,2015年5月9日去世,江苏淮阴(今淮安市)人,针灸专家,自幼从师学医,教授,主任医师,博士生导师,中国工程院院士,首届国医大师,人类非物质文化遗产代表作名录"中医针灸"代表性传承人,第六、七、八届全国政协委员,享受国务院政府特殊津贴。先后在淮阴、镇江开业行医。1931年随父攻读中医典籍。1936年拜著名老中医、温病专家陆慕韩为师,学习内科和妇科。1939年独立挂牌应诊。1948年获得民国考试院颁发的中医师证书。1953年进入清江市中西医进修班学习。1955年考入江苏省中医进修学校(今南京中医药大学)第一期中医进修班。1956年从江苏省中医进修学校本科班毕业。历任江苏省中医进修学校针灸教研室组长、中国中医科学院资深名誉研究员、中央文史研究馆馆员。

1976年调到中医研究院(今中国中医科学院)针灸研究所从事针灸临床、教学、科研工作。1983年被聘为加拿大传统医学院名誉教授,1984年被聘为墨西哥针灸学院名誉常务理事,1993年被聘为国家"八五"重大基础理论科研攀登计划"经络的研究"项目首席科学家,1994年当选首批中国工程院院士,1998年被聘为中央文史研究馆馆员,2000年被聘为中国中医研究院名誉院长,2009年获首批"国医大师"荣誉称号,2010年当选联合国教科文组织人类非物质文化遗产代表作名录"中医针灸"项目的代表性传承人。曾任世界针灸学会联合会高级顾问,国务院学位委员会医学评议组成员,中国国际针灸考试委员会副主任委员,中国医学基金会常务理事,美国、挪威等国家针灸学会和针灸学校名誉主席、名誉校长等职。

程莘农教授在70余年的工作生涯中,在文献研究的基础上,结合临床经验,提出了许多学术观点、方法,诸如针灸理—法—方—穴—术辨治理念、六阴经有原论、八脉交会统一论等,并创立了临床上特有的"一窍开百窍法""通调四关法""八穴镇痛法"及"程氏三才法"等,在学术上独树一帜。在临床、教学和科研中,程莘农教授重视中医基础理论对针灸临床的指导作用,尤其是经络归经辨证,依据经脉循行,将病候归经辨证,据证立补泻、温清、升降六法,依法定君臣佐使、大小缓急奇偶复,确立了"缘理辨证、据证立法、依法定方、明性配穴、循章施术"的针灸临床辨证论治体系。对中医典籍研究颇深,撰写《难经语译》(初稿)、《难经概述》等,并对针灸辨证施治理论体系进行了系统性的研究,发表了《八会穴的理论基础与临床运用》《有关"五腧"的几个问题》等论文。主编的《中国针灸学》再版多次,被译为英语、法语、西班牙语等多种语言,是海内外针灸教学的教材,也是欧美各国的中医学子们认识和学习针灸的入门向导。程莘农教授主持的"十四经穴点穴法"获卫生部科技一等奖,"循经感传和可见经络现象的研究"获国家中医药管理局科技进步奖一等奖,参与的"经络的研究"获北京市科学技术奖二等奖。

程莘农教授的一生是勤劳的一生,是为中医药事业孜孜奋斗的一生,是临床、科研成果丰硕的一生,是培养人才呕心沥血、无私奉献的一生。程莘农教授为人正直,光明磊落,学识渊博,成绩卓著,工作勤勤恳恳,兢兢业业,不辞劳苦,鞠躬尽瘁;严于律己,宽以待人。他把毕生的精力都贡献给了中医药事业。

一、书香门第

程莘农,原名程希伊,出生于江苏淮阴(今淮安市)一个知识分子家庭。程家祖籍安徽歙县,后祖上迁至江苏淮阴,世代业儒。程家十代出了 27 名秀才,是书香门第的旺族。其高祖程师点、曾祖程大镛,均系一代名儒。叔祖程振六是当地举人,并将程家所居水渡口寓所的巷子改名为"集贤巷"。父亲程序生为清末最后一次科举的秀才,是当地有名的私塾先生,门人弟子众多,当时淮阴大多数的士绅名流都出自其门下。程莘农是"麒麟贵子",其父五十得子。按家规,程莘农 6 岁时即开始接受文化教育,由父亲亲自讲授四书五经等书,并在父亲要求下开始悬臂端肘练习书法。10 岁时,其父守"愿为良医"的训言,且认为医能济事活人,亲自教其读《医学三字经》《药性赋》《汤头歌诀》《脉诀》《黄帝内经》《难经》《本草纲目》《本经疏证》等中医典籍,并给他取名"希伊",希望他能像伊尹一样。根据这个名字,一位王姓世伯给他取了号"莘农"(取意"有莘之野")。若干年后,他们这些美好的愿望都实现了,程莘农成为一代名医,程氏家门中出了中国针灸界第一位工程院院士。

二、拜师学医

程莘农的父亲虽通中医,但因临证少,所以程莘农在 16 岁时拜了淮阴当地最有名的医生陆慕韩为师。陆氏三代均为治疗温病的专家,声震一方。陆老原已不再收徒,因念程莘农是名儒之后,便破例收下未成年的程莘农。不料想,这名徒儿能将《黄帝内经》背得滚瓜烂熟,又写得一手好字,两眼灵秀,出语不凡,陆老连连称奇："怪哉乎！孺子可教！未来将知道徒名而未知师名者，此小儿也！"

陆老带徒很有章法，他让学生先为患者诊脉，然后自己再诊一遍，告诉学生什么是对的、什么是错的；开药方，他只报出药名，剂量由学生定，他再过目，对不适当的剂量删改；门诊结束，他规定晚上习某篇章，第二天就会提出该方面问题，借以督促学生学而时习之。程莘农在陆家学医期间，白天随师出诊，晚上攻读典籍。很快，陆老就让程莘农独立开方。这对师徒时而相随应诊，时而结伴坐堂，形影不离。陆老对他倾囊相授，尽传其技。在陆老的精心栽培下，程莘农打下了扎实的中医临证基本功，同时还继承了陆氏治疗内科、妇科、温病的丰富经验。从此，程莘农成了程家第一位艺承家学师门、医文同源的才子。陆老在治疗温病时尤其注重舌诊，治病时断证十分灵验，著有《验舌辨证歌括》一卷，后崔金哲收集其病案百十则，最后经程莘农整理为《养春草堂方案偶存》一卷。

三、行 医 之 路

陆老辞世后，年仅 19 岁的程莘农于 1939 年开始独立挂牌行医，正式踏上了悬壶济世的医道。当时因陆老的许多患者为程莘农侍诊，所以陆老去世后患者多愿继续邀程莘农治疗。每日应诊者常有二三十人，当时人们称其为"小程先生"。于是水渡口程家便又多了一块"程氏医室"的牌匾。程莘农随师临证三年半，学陆老品性，尽量做到一切以患者健康为重。因此有人送了一块"陆慕韩亲授程老先生医道"的牌匾，端端正正挂于程宅的堂屋。当时程莘农因为年轻所以不能使人心悦诚服。有一位故人张石逸（曾拜程莘农的父亲为师，随其学文），患一较疑难的病，请程莘农为其治疗，服数剂药而愈。张石逸病愈后写一感谢信，信中有一句话："居然收回春之效。"用"居然"二字实含有轻视之义。虽然如此，但是程莘农仍虚心应诊，博览群书，请教智者。

程莘农用陆氏化温的方法，在一年中治疗温病（暑温）初期的患者二三百人。程莘农曾治疗一位温病患者，该患者刚痊愈后因食一大盘饺子而复病，中医名为"食复"，肠出血不止，请程莘农诊治，程莘农用犀角地黄汤加减，一剂药而血止，连服数剂调理而痊愈。又曾治一位破伤风患者，已严重到角弓反张、伏地不起，程莘农除用治疗破伤风的药物以外，还重用青黛，数剂而痊愈。其他如用陆氏原方治疗血崩症及慢性咽炎，随症配方，疗效甚好。熟悉陆老药性的患者惊呼："怪了，陆老显灵喽！"

个人的努力加上老师的名气，以及家庭的声望，使程莘农业医的起点高于常人，一独立应诊就加入中医师公会，并担任了清江市卫生工作者协会秘书股股长，这是他担任社会职务之始。民国期间，考试院成立考选委员会，举行中医师考试，程莘农参加了考试，经审查合格，于1948年获得了民国考试院颁发的中医师证书。

四、转 攻 针 灸

中华人民共和国成立以后，程莘农成为淮阴专区卫生院的保健干事，他心中念念不忘的还是他喜爱的中医事业，于是他向领导提出继续从事中医、继续学习的要求，1953年6月进入清江市中西医进修班学习新知识。1955年3月13日，江苏省中医进修学校在南京市朱雀路邀贵井14号举行了学校成立大会和第一期中医进修班、针灸专修班开学典礼。程莘农知道这个消息时，第一期中医进修班的60名学员已经选拔完毕，于是学校将包括政治、中医基础、方剂、中药等在内的试卷寄往淮阴专区卫生院，对其进行单独考试。对这一段历史，程莘农记忆犹新，他回忆说："那天我刚下班，院长就推门进来通知我晚上加班考试。"就这样，在没有任何准备的情况下，他只用了一个晚上便答完了所有试卷，顺利地通过了考试，成为第61名学员。据说，阅卷的老师在看过他的试卷后，曾拍案叫绝："想不到苏北还有这等人才！"第二学期，学校将大部分学员分到专科，进行专科培养，针灸教学研究组由江南针灸名师李春熙、孙晏如等带教。程莘农被分到针灸组，并作为优秀生担任了学生小组组长。从此，他与针灸结下了不解之缘。

然而，当时的观念认为中医药大夫与针灸大夫虽然都穿白大褂，但针灸大夫却站着像剃头匠，蹲着像脚行师傅，扎扎戳戳，明显低人一头。受这种观念影响，程莘农亦认为针灸是小道，内心不以为然，但抱着艺多不压身的想法，才转攻针灸。程莘农过去应诊时以用药为主，对针灸疗效如何并不十分清楚。后随孙晏如临证，见针灸疗效甚高，有时甚至超过中西医药物，遂急请益于孙晏如。孙晏如称，程莘农已通中医医道，处方用穴的穴性与用药的药理一样，学起来并不困难。于是，程莘农坚定了转攻针灸的信念，一切从头开始，通读《黄帝内经》《难经》《针灸甲乙经》《铜人针灸腧穴图经》《针灸大成》等典籍，只要学校图书馆有的，他都一部不落地通读或摘录，以增强针灸知识与技能。

在攻读十四经腧穴（361个）时，经络穴位循行不能错乱，由于程莘农岁数较大，记忆力较差，读经穴歌时感记忆困难，于是借助京剧唱腔，用京剧清唱针灸歌括,帮助记忆,不久就记熟记全了。在校期间,程莘农获孙、李二位老师教诲不浅。孙晏如的针灸方法精确细腻,李春熙的五行配穴准确巧妙。程莘农跟随李春熙学习点穴。南京的冬天是非常寒冷的,为切身感受点穴,程莘农脱光衣服,让李春熙在他身上点穴。同时他还受到了孙晏如的亲身教诲,吸收了孙晏如的诸多临床经验。仅通过半年的学习,程莘农便由学生转为老师,担任针灸学科教研组组长。这成为他由"用药"到"用穴"的转折点。这次意外转行,少了一位开药方的大夫,而针灸界却多了一位学术泰斗,并为后人留下一段学习针灸腧穴的佳话。同时,程莘农非常重视临床技能的提高,积极向富有经验的医生学习,博采众长。他平时所用的一些经验针灸处方,多数学自其他老中医。他曾先后求教焦励斋大夫用后溪穴、申脉穴治疗周身关节病,杨永璇大夫用肩峰阿是穴治疗肩周炎,单玉堂大夫用郄门穴治疗疔疮等。凡此种种,只要有一技之长,程莘农定为之求教,一针一师,一穴一师,一德一师,不断吸取他人长处,以更好地为患者服务。

五、钻 研 针 灸

程莘农早年在江苏省中医进修学校任针灸学科教研组组长时,积极参加学校在江苏省举办的巡回教学,任针灸巡回教学组组长,深入基层开展工作,负责南京市 100 余名针灸医师及各县市针灸医师的进修学习工作,足迹遍及江苏省 8 个专区 20 个县,推动了当地针灸学术的发展。在此期间朝鲜曾派 3 名专家前来学习,其中一位金光一教授要学习全部《难经》,校方选派程莘农为其讲解《难经》等课程,两人遂建立了深厚的友谊,金光一教授还将朝鲜的针灸学名著《五行针》和朝鲜名医李济马所著的《四象方》相赠,为中朝之间的医学交流留下一段佳话。此时,针灸教学工作几乎无教材、教具等,为了推进教学,校方选派程莘农语译全部《难经》初稿。此时,卫生部开始重视中医古籍语译工作,程莘农语译后,校方印刷并送交卫生部,经中医顾问沈德建审阅后,认为此项工作可以促进中医古籍语译工作的发展。此后,《灵枢》等大量语译古籍相继问世。

六、奉 调 北 京

1956 年冬天,程莘农携带针灸教研组制作的"经络循行与病候关系示意图",随领导向卫生部及首都中医界汇报。这次汇报对推动当时的中医工作发展起了一定的作用。

1957年，为响应政府号召，支持中医事业，国家从全国选调了程莘农、董建华、王绵之等40余位中医专家进入北京中医学院（现北京中医药大学）工作。程莘农任针灸教研组组长，负责教学工作。建院之始一切工作需从头进行，由于人员少、工作任务繁重，除建立一切规章制度外，程莘农还承担编写教材和制作教具等工作，不久即出版了《简明针灸学》；他还参与组建了北京中医学院附属东直门医院针灸科，当时科室里人才济济，有杨甲三、姜揖君、单玉堂等，程莘农任科组长。同时学院又进行科研工作，程莘农任北京中医学院科学研究委员会办公室秘书，日常办公人员仅程莘农一人，全院重点项目和一般科研项目约200项。除了日常临床、教学、科研等工作外，他还主持编辑《北京中医学院学报》及担任《中华妇科杂志》常务编辑等，还为苏联和越南的留学生授课培训，组织骨干力量进行创新。他有早起的习惯。因为患者多，必须一早开始临床治病，中午很晚才能回去吃饭，而下午则要在课堂授业，晚上还要伏案笔耕，每天工作超过12个小时，对于每项工作，程莘农无不谨慎处理。

1962年，已经培养出第一批中医大学生的各科教材亟须修订，由当时的卫生部长助理郭志华等组织北京、南京、上海、广州和湖北等地的中医学院共同编制了第2版中医教材，成为公认的优秀教材。其中，针灸学教材由程莘农、裘沛然、邵经明等中医针灸大家亲自审稿、定稿。第2版针灸学教材最突出的一点是增加了穴位处方的方解。长期以来，大方脉的医生处方用药，有君、臣、佐、使可依，谈起来头头是道，且有《医方集解》等专门的著作来论述，而针灸的选穴除《灵枢》中提到的七方外就很少有人提及。鉴于此，第2版教材大胆创新，引入针灸方解，改变了长期以来习者无所适从的境况，成为公认的优秀教材。为了推进教学，程莘农还积极审定编制针灸挂图等教学用品，对针灸学的继承和发展起了一定的推动作用。

1963年，卫生部办理主任医师的审批工作，程莘农经半年之久的审查，才被卫生部批准为主任医师，当时被任为东直门医院的科室副主任，继又当选工会主席。程莘农在病房工作中，积极主张创立中医病房管理办法，除中医书写病历严格辨证外，还要求创立相配套的中医护理方法，如要求护士会看舌苔、诊脉象等。有一位护士用消毒棉加生姜汁护理膝关节痛，程莘农对此加以赞扬。当时程莘农主攻功能性子宫出血、中风和三叉神经痛等临床常见疑难病症的针灸治疗，并完成了"中风偏瘫64例观察"等课题研究，总结出单纯用针灸治疗和用针灸加中成药治疗的效果基本一致。中医注重理论与临床，因此，程莘农赞成学生除读书以外，还要早临床、多临床，亲自带领学生到工矿、农村等处实习。

七、经 络 探 秘

　　1976 年,程莘农来到中国中医研究院针灸研究所,从事针灸经络的研究工作。他在有关医院的协助下,完成的"体表循行 81 例研究"是我国早期经络研究的佳作之一。将测验的经络感传路线和《灵枢·经脉》对照核查,发现循行路线基本一致,专家对其研究报告论证后,得出了"经络是客观存在的"这一结论。此时,程莘农被任命为临床经络研究室主任,继续进行研究,后到山西稷山继续进行经络感传的研究,1 年后回院。

　　1993 年,程莘农被聘为"八五"重大基础理论科研攀登计划"经络的研究"项目首席科学家,主持"循经感传和可见经络现象的研究",从人群普查、生物学指标以及现代物理学(如声、光、电、热、磁等)研究等方面进一步证明了经络的客观存在。研究过程中把主观感觉现象的描述和客观指标的记录结合起来,切实注意理论联系实际、基础结合临床,体现了中医的理论特色,在医学和生物学研究工作中开拓了一个新的领域,具有重大的科学价值,为进一步阐明经络实质奠定了可靠的基础,对于探讨针灸针麻原理,继承发扬中医学遗产,都有重要意义。程莘农作为总课题组组长和总设计人、第一作者,获得国家中医药管理局科技进步奖一等奖,并荣获 1990 年世界文化理事会颁发的"阿尔伯特·爱因斯坦世界科学奖"。

　　在腧穴研究方面,他积极参加世界卫生组织国际标准"针灸穴名"研究工作,对腧穴的名称、意义、部位无不一一进行研究,在国内外的多次会议中,力陈自己的见解,主张创新,反对异化。最后,在日内瓦 30 多个国家的学者会议中,多数学者同意他的意见,经世界卫生组织认可,在全世界推广应用。程莘农根据其研究成果与杨甲三合作撰写《经络、腧穴研究》《十四经穴点穴法》,后者被拍摄成电影,于 1985 年由北京科学教育电影制片厂摄制发行(获卫生部科技二等奖)。

　　务实精神是程莘农治学的一个特点。他认为,做人、做学问都必须务实。本着这种精神,他认真对待经络的研究。他多次讲:"我们研究经络,首先要端正主导思想,要客观务实,研究出什么就是什么,不要事先被经络'虚无'或'神圣'所左右。"程莘农认为,必须彻底改变为经络研究而研究的现象,经络的研究要与临床相结合,重视经络研究对针灸临床的指导作用。腧穴是针灸施治有效的部位,是针灸疗法的刺激点、作用点。我国在腧穴研究方面取得了一些进展,尤其是在腧穴特异性研究方面,然而腧穴功效主治研究开展甚少。在经络的研究上,还要重视对腧穴临床治疗作用的研究,与现代理论相结合,验证和发展腧穴的新功效和新的腧穴,使经脉腧穴理论能够切实指导临床。

八、教 书 育 人

程莘农在工作中勤勤恳恳,任劳任怨,带领着针灸科研团队向前发展。为了顺应世界性的针灸热潮,1975 年卫生部在北京、上海、南京成立了 3 个国际针灸培训中心,推广中国的针灸与中医药。程莘农因为有着丰富的临床与教学经验,被调入刚成立不久的北京国际针灸培训中心,从事对外教学工作。他既担任针灸教学研究室主任,又担任国际针灸班副主任等职,并成为最早参与组建卫生部国际针灸培训中心的教师之一。随着中医药事业的不断发展,针灸在国际上的地位越来越高,来华学习针灸的外国人人数日益增多。在国际针灸教学中,教材问题需首先解决。

程莘农在多年教学生涯中积累了丰富的经验,努力奖掖后学,以满腔的热忱投入国内外针灸教学工作,为针灸教育事业做出了巨大的贡献。在教学中,程莘农总是耐心教诲,循循善诱,手把手地、毫不保留地传授自己的才智、技术和本领。他还特别注意在教书中育人,他把握 3 条:一是首重培训医德;二是以务实的精神研究,不尚浮夸;三是为患者全心全意服务。数十年的辛苦耕耘,使其桃李满园尽芬芳,学生遍及国内外,他先后担任卫生部医学委员会委员、国务院学位评译组成员、国家科学技术委员会中医组成员、中国针灸学会副会长等主要社会学术团体职务,多次荣获优秀教师称号。程莘农于 1994 年当选中国工程院院士,兼医药卫生学部常委,成为我国针灸界第一位院士。程莘农在针灸理论、临床治疗、教学研究等多个方面的贡献,同他一生治学的勤奋与严谨是分不开的。

程莘农勤于学习和思考,善追根溯源,发古解难。他认为每遇不懂或不明白的知识,必能从书中找寻到满意的答案,所以经常告诫后学准备《辞海》《辞源》等书籍,遇到不甚明了的知识,一定要勘查。程莘农在 20 世纪 50 年代便开始中医针灸的文献研究工作,他数十年如一日,勤于临证,钻研古籍,主张实践与理论并重,工作或学习中遇到难题时,每向经典寻求答案,继承不泥古,创新不离宗。去伪存真是他文献研究的出发点,从不做玄之又玄的研究,他的每个观点见解、所引的经文,都能在临床实践中找到佐证。

九、著 书 立 说

程莘农在几十年的临证工作中,不断探索提高针灸疗效的方法。精研《黄帝内经》《难经》《针灸甲乙经》,阅读大量古籍,思考探索针灸治病的真谛。他亲自牵头撰写和主编了《中国针灸学》《针灸精义》《中国针灸学概要》《针灸学讲学》等,这些书一经问世便风靡海内外,成为许多国家针灸水平考试或针灸资格考试的指定教材。在内容上,《中国针灸学》不但包含了经络学、腧穴学、针法、灸法及针灸治疗学的内容,还包含了阴阳五行、脏腑、诊断、辨证等内容,极适合国际针灸培训中心的短期而全面的教学模式,是当时国内外水平最高的国际教学课本之一。由程莘农主编的《中国针灸学》再版多次,是海内外针灸教学的教材,是各国中医学子认识和学习针灸的入门向导,这使得程莘农和北京国际针灸培训中心闻名遐迩。自北京国际针灸培训中心成立,程莘农就一直负责业务工作,造就了一支优秀的团队,拥有一支院士领衔,下有教授、博士等结构合理的专职教师队伍,以及涉及英语、意大利语、德语、日语等的资深翻译团队。

程莘农认为,对中医的每个问题,都要加强核查,力求准确。如《灵枢》与《素问》的成书先后问题,他认为先有《灵枢》后有《素问》,并从先秦诸子的书中追溯了《黄帝内经》理论的渊源。对于《黄帝内经》的学术内容,程莘农有自己的看法,认为《灵枢》与《素问》两书绝大部分内容是针法,《黄帝内经》中用药的处方有13张,而有循经规律的针灸处方有400多张,正如徐灵胎所说:"《灵枢》《素问》两经为针法研者,十之七八,为方药研者,十之二三。"他对《黄帝内经》《难经》等中医典籍研究颇深,撰写出《难经语译》(初稿)、《难经概述》等,提出了许多学术思想和观点,诸如经络脏腑作为核心理论的思想、"六阴经有原论"、"八脉交会统一论"等,并据之创立了临床上特有的"一窍开百窍法""通调四关法""八穴镇痛法""程氏三才法""指实腕虚运针法"等,在学术上独树一帜。

十、养　生　有　方

程莘农几十年来每天只睡四五个小时;程莘农爱发火是众所周知的,他经常在公开场合与人争论时拍桌子;他的学生说:"程老一天能喷2包烟"。(程莘农吸烟不进肺,他称这种方法为"喷"。)尽管有这么多常人眼里的坏习惯,但在每年的体检中,程莘农除了血压稍偏高外,其他一切正常。他笑着说:"我没有什么养生秘诀,除了每天上下班来回走路,从不健身。"不过他还是总结了自己的养生原则:一是尽量不生气;二是吃饭九成饱;三是亦针亦文,修身养性。

1.尽量不生气

程莘农是个性格很倔强的人,经常跟人因为学术上的事而争执不休。在旁人看来,程莘农肯定很生对方的气,但并不是这样,他认为在学术问题面前人人平等,大家各抒己见,畅所欲言,这样才会百花齐放、百家争鸣。而且,程莘农还认为事情过去就过去了,生气来生气去,最后难受的还是自己,又何必拿别人的错误惩罚自己。同时,在程莘农看来,怒往往是人的愿望没能得到满足或受到了恶意的破坏,因而发泄不满的一种情绪。

由于每个人的体质不同,性格迥异,因此在感到不满的时候,不同的人发泄的方式不一样。无论怎样生气,都要有一定的限度。适当的生气、发泄一下有助于肝的疏泄,是一种正常的情绪。但是这种发泄如果太过(暴怒)或不及(郁怒),就会影响肝的功能。虽然在自己看来,做错事的是对方,但生气发火并不能解决问题,气太过,火太大,受伤的往往是自己。别人的错误要用自己的健康买单,岂非太过冤枉?

2.吃饭九成饱

民以食为天,健康的身体源自均衡的营养。我们需要给身体提供多种食物,进行合理搭配,做到饮食有节,才能保证体内气血的充足。

水能载舟,亦能覆舟;药能治人,也能害人。食物与人体的关系也是这样,程莘农认为食物吃对了,五味益五脏,吃得不对,五味可伤及五脏,其关键就是一个字——合,也就是相宜。五味与五脏要相宜,五味与四时变化要相宜,五味之间也要相宜,五味的食量上也要相宜。"合五味"可不是简单的五味杂食,而是要遵守《黄帝内经》中的"毒药攻邪,五谷为养,五果为助,五畜为益,五菜为充,气味合而服之,以补精益气。"具体地讲,就是杂食要体现"五谷宜为养,失豆则不良;五果当为助,力求少而数;五畜适为宜,过则害非浅;五菜常为充,新鲜绿黄红。"

程莘农主张"饮食要清淡""食温则心更暖""饿了再吃,不可勉强进食""吃饭要专一,要有好心情"。起居养生,千人千法,守好自己的养生法则。《黄帝内经》就说:"上古之人,其知道者……食饮有节,起居有常,不妄作劳,故能形与神俱,而尽终其天年,度百岁乃去。"如果"起居无节",则"半百而衰也"。

程莘农十分重视中医保健预防,他常说:"防胜于治,防治结合。"他认为人应当顺应自然,四时有序,起居有时,饮食有节,运动有法,养生有方。程莘农八十余岁时,仍然神采奕奕,精神矍铄,诊病处方,有条不紊,思路敏捷,生活俭朴知足。起居有常是要求人的日常生活作息有一定规律,并合乎养生法则,劳逸结合,不违背常规。一个电视节目中有人采访程莘农,问他有没有什么特殊的养生方法。他只说,没有什么特别的方法,只要做好自己就好。然后他进一步说,每个人有每个人的生活习惯,只要遵循自己的生活习惯,不盲目地改变自己的生活习惯,就会长寿。比如说,有些人就是喜欢吃辣的,但是如果和他说,吃辣多了不好,让他猛然改掉这种生活习惯,不但对他的身体没有好处,还会因为他的身体不适应,而出现问题。所以说,千人千法,做好自己即可!

3.亦针亦文,修身养性

生活中,程莘农是一个可亲可敬、多才多艺的人。他从六七岁起就开始修习书法,亦医亦文,或篆或针,笔若蛟龙,神韵无穷。他于1948年加入中华全国美术会(现中国美术家协会),并成为会员,之后又加入了上海市中国画会,为外埠会员(当时外埠会员有徐悲鸿、黄宾虹、张大千、潘天寿等一辈名家)。1979年加入中国书法家协会,成为会员。1996年成为国家中医药管理局杏林书画会名誉顾问。1997年担任卫生部老干部书画研究会名誉副会长。其书法作品多次展出,有的作品被选刻于河南省开封市翰园碑林及选入《中国书法艺术大成》,在国内外享有一定声誉。

在庆祝香港回归时,程莘农的书法被全国政协书画室收藏,其事略被载入当代书法大成及全国艺术家名录。程莘农一个字可写三四尺之大,小之字则如蝇头,现仍存蝇头小楷唐诗一卷,达两万余字。除书法外,他亦爱好篆刻,大部分作品已流失,现只有《程老篆刻偶存》存世。

第二章　程莘农学术思想

一、腧穴漫谈

　　程莘农教授经过数十年临床经验的不断积累,对腧穴主治与药物功能理论做了相应探索并融会贯通。如太渊穴养阴补肺,功似沙参;列缺穴宣肺止咳,功似桔梗、杏仁;尺泽穴清泻肺热,功似黄芩;曲池穴祛血中之风,功似荆芥;大椎穴调和营卫,功似桂枝、白芍;风门穴疏散风寒,功似紫苏;风池穴既能疏散外风,又能平息内风,功似防风、钩藤;足三里穴大补元气,功似人参、黄芪;阳陵泉穴疏肝利胆,功似柴胡、竹茹等。

　　方药君臣佐使类比针灸穴位组方,程莘农认为腧穴与中药一理,而腧穴作用又多优于药物,有双向调节的功能,是药物所不具备的优点。而中医方剂的君臣佐使配伍原则与针灸处方配穴规律有共同的理论基础,如心肾不交的患者,方剂中选用交泰丸以交通心肾,以黄连为君、肉桂为臣,而针灸可选取心经和肾经的原穴,神门穴为君、太溪穴为臣,达到异曲同工的目的。对于脾胃虚弱、中气下陷的患者,方剂中以补中益气汤治疗,程莘农则选取气海穴、关元穴、百会穴、阳陵泉穴、三阴交穴、足三里穴配穴组方治疗。方中气海穴、关元穴补益元气,调补下焦气机而振奋中阳,功似党参、黄芪;百会穴升清举陷,功似升麻;阳陵泉穴疏肝利胆,功似柴胡;三阴交穴、足三里穴健脾和胃,调补气血,功似白术、甘草、当归,亦能取得补中益气之功效。

　　程莘农认为一个针灸医生对每种病证至少要会开三张方子,治疗时方可随机应变,左右逢源。如前面介绍的交通心肾,方剂选方为交泰丸,以黄连为君,以肉桂为臣,针灸可选取心经原穴神门穴为君,肾经原穴太溪穴为臣。拓展一下思路,还可以选择心经的背俞穴、心俞穴为君,选择肾经的背俞穴、肾俞穴为臣。再拓展一下,心包经掌心处的劳宫穴与肾经足心处的涌泉穴,心包经的内关穴与足三阴经的三阴交穴……诸如此类。

　　程莘农治疗中风必用百会穴,提倡用合谷穴和太冲穴来调气机,擅长用对穴来调整阴阳,仔细辨证风、火、痰、虚、瘀,穴法准确,疗效倍增,三才进针补泻得宜,针药同理,妙用配方,未病先刺扶土拟木,八纲既定守方不移。中风入脏,针百会穴、大椎穴、风池穴、肩井穴、曲池穴、足三里穴、间使穴等7穴。中风入腑,针百会穴、耳前发际、肩髃穴、曲池穴、风市穴、足三里穴,悬钟穴用灸。面瘫,灸听会穴、颊车穴、地仓穴。不省人事,针人中穴、中冲穴、合谷穴。

中风常用穴位:①商阳穴、合谷穴、曲池穴、肩髃穴、迎香穴;②关冲穴、外关穴、三阳络穴、肩髎穴、翳风穴、丝竹空穴;③少泽穴、后溪穴、养老穴、肩贞穴、颧髎穴、听宫穴;④承泣穴、地仓穴、颊车穴、梁门穴、天枢穴、髀关穴、足三里穴、解溪穴、厉兑穴;⑤瞳子髎穴、完骨穴、阳白穴、风池穴、肩井穴、带脉穴、环跳穴、阳陵泉穴、悬钟穴、足窍阴穴;⑥睛明穴、通天穴、风门穴、肝俞穴、肾俞穴、秩边穴、委中穴、昆仑穴、至阴穴。

程莘农临床还经常应用对穴治疗:合谷穴—后溪穴;内关穴—外关穴;曲池穴—少海穴;印堂穴—承浆穴;四神聪穴—本神穴;太冲穴—涌泉穴;阳白穴—鱼腰穴;中府穴—肩贞穴;梁丘穴—血海穴;阳陵泉穴—阴陵泉穴;申脉穴—照海穴。肝风:取风池穴、风门穴、风市穴、风府穴、翳风穴。痰:取足三里穴、丰隆穴。瘀:取膈俞穴、血海穴、三阴交穴、百会穴。火:取行间穴、侠溪穴。虚:取足三里穴、关元穴、太溪穴、肾俞穴。程莘农针刺后,会让患者被动活动患肢,恢复肢体功能,主动和积极地参加日常活动,尽早回归社会。

程莘农常说:"一窍开,百窍开,窍闭不开取百会。"百会穴为手足三阳、督脉之会,升清举陷,醒脑开窍,"百会刺法宜轻浅"。"大凡风证取风池",风池穴系手足三阳、阳维之会,既疏散外风,又平息内风,此穴内外兼治。"迎风流泪,目闭不利取睛明",睛明穴为手足太阳、足阳明、阴跷、阳跷之会,祛风,司目之启闭。"头目昏胀取攒竹",攒竹穴能够清利头目,其刺法似蜻蜓点水。"喉痹暴瘖临近选穴取天鼎",天鼎穴位于结喉旁。"经络闭阻,不通而痛,上肢疼痛取合谷、外关",合谷穴为手阳明大肠经原穴,外关穴为手少阳三焦经络穴,原络穴相配治疗上肢疼痛。"下肢疼痛取昆仑、悬钟",昆仑穴为足太阳膀胱经经穴,悬钟穴为足三阳之大络、髓之会穴,经会穴相配治疗下肢疼痛。"周身疼痛取曲池、大包",曲池穴为手阳明大肠经合穴,大包穴为脾之大络,阳明、太阴为气血生化之源,营养周身通灌四旁。"四肢拘挛取尺泽穴、曲泉穴、阳陵泉穴",三穴分别为手太阴肺经、足厥阴肝经、足少阳胆经的合穴,肺主气朝百脉,肝主筋而藏血,胆为中正之官,三穴相配,如矢中的。"足背厥冷取厉兑",厉兑穴为胃经井穴,可温煦足胫。"足跟疼痛取大钟",大钟穴为肾经络穴,可通经止痛。"皮肤瘙痒取曲池、血海",两穴可清热凉血,祛风止痒。

《素问·调经论》记载:"人为所有者,血与气耳。"合谷穴调气,太冲穴和血,"调和气血取合谷、太冲"。足三里穴补气，三阴交穴益血，"补益气血取足三里、三阴交。"大横穴为足太阴、阴维之会，"脾约便秘取大横"。汗为心之液，"阳虚自汗取内关穴、足三里穴以益气固表。阴虚盗汗取内关、复溜以敛阴止汗。"气虚则麻，血虚则木，指趾麻木系中风先兆，"上肢麻木取外关、后溪，下肢麻木取中渎、悬钟。""尿检化验出现红细胞取血海穴，出现白细胞取大椎穴、足三里穴，出现蛋白取阴陵泉穴、三阴交穴。"以上都是程莘农临床治病的一些经验选穴，可供参考。

程莘农认为取穴的准确性是很重要的，取穴准确，强调骨度。所有穴位的尺寸都要记忆准确。但是对有些穴位的尺寸历来看法并不一致。如列缺穴的部位，《铜人腧穴针灸图经》认为："在腕后一寸五分。"而《针灸资生经》认为："在腕侧上半寸，明堂下云腕上一寸。"《子午流注说难》则认为："在腕侧上一寸半，以手交叉，食指末筋骨罅中。"像这样看法不一致、部位不肯定的穴位很多，有些即使尺寸明确，但丈量不便。因此，可以利用穴位附近的骨骼量取尺寸。在《灵枢·骨度》中以骨骼为标志，对全身各处的尺寸进行了阐述，后世医家很重视骨度与尺寸的关系。程莘农认为骨度不仅是一种体表尺寸，而且与内在的经脉长度、内脏大小等有关，因此强调骨度与穴位的关系极为重要。以骨度量取的穴位准确性较高，因为骨度本身就有穴位尺寸的含义。如程莘农取列缺穴，即按高骨后陷中下五分，摇患者之手有罅处即是此穴。如足三里穴为循胫骨粗隆前缘向下，摸至最凹处旁开一横指即此穴。如丰隆穴，在外踝尖与胫骨粗隆最高处连线的二分之一处，如此等等。这样取穴方便可靠，适宜临床操作。

《灵枢·经脉》中记载："则欲得而验之，按其处，应在中而痛解，乃其俞也。"程莘农还擅用背俞穴治疗脏腑疾病，许多药物治疗无效的内脏病，经他针灸治疗后常获良效。临床上针灸背俞穴，不仅能调整相应脏腑的功能，还能治疗与脏腑有关的周身疾病、五官疾病。在十四经腧穴中，腧穴的远道作用是根据经络理论阐述的，尤其是十二经脉在四肢肘关节、膝关节以下的腧穴，不仅能治疗局部病证，还可治疗本经循行所及的远部位的脏腑、器官的病证，有的还具有全身性的作用。如列缺穴不仅能治疗上肢病证，还能治疗头顶部、胸、肺、咽喉等处的病证以及外感病证等；阳陵泉穴不仅能治疗下肢病证，还能治疗胁肋、胆、肝等处的病证，神志病以及痉挛、抽搐等病证。

全身所有腧穴都可主治所属经脉循行部位及其深部组织、器官的病证，这是腧穴远部主治的共同性。如鼻区的迎香穴、口禾髎穴，以及邻近的上星穴、通天穴等均能治疗鼻病；胃脘部的中脘穴、梁门穴以及邻近的章门穴、气海穴，均能治疗胃病。对于头面躯干部的腧穴，一般可按此规律掌握其主治要点。任脉、督脉及其两侧的腧穴相类似。任脉、督脉因其部位特殊,所属腧穴多具有全身性的影响。

腧穴主治的远道作用和邻近作用是就其作用范围的远近来分的。无论远道作用还是邻近作用,其特点都是调整功能状态。临床实践证明,针刺某些腧穴对机体的不同状态可起着双向的调整作用。如泄泻时,针刺天枢穴能止泻;便秘时,针刺天枢穴又能通便。心动过速时,针刺内关穴能减慢心率;心动过缓时,针刺内关穴又可使之恢复正常。合谷穴在解表时可以发汗,在固表时又能止汗。所以,除了掌握腧穴主治要领之外,临床上需多留意腧穴主治的某些特性,如大椎穴退热、至阴穴矫正胎位等。

奇穴是十四经外的、有具体名称和位置的经验效穴,统称"经外奇穴"。奇穴比较分散,有的是单个,有的是一组,如八风穴、十宣穴、华佗夹脊穴、四花穴等。程莘农用奇穴如印堂穴治鼻炎;太阳穴治红眼病;耳尖穴退热;安眠穴治癫痫;腰眼穴治消渴病;中魁穴治鼻出血;大骨空穴治白内障;四缝穴治疳积;十宣穴治指端麻木;百虫窝穴治风疹块;鹤顶穴治腿膝无力;四神聪穴治脑积水;鱼腰穴治眼睑下垂;聚泉穴治舌缓;腰痛点治梅核气;痔疮出血选二白穴;落枕选落枕穴;崩漏选断红穴等。

在临床上治疗心肺疾病可取手三阴经的穴位。治疗头部器官的疾病可取手三阳经的穴位。治疗全身性的疾病可取足三阳经的穴位、五腧穴、十二原穴。如鼻渊头痛,痛在前额,证属阳明经,取头维穴、厉兑穴。痛在眉头,病在太阳经,取攒竹穴、至阴穴。痛在两侧,病在少阳经,取听宫穴、足窍阴穴。如督脉为人体"阳脉之海",总督一身之阳气,络一身之阴,下络于肾,上络于脑,脑居颅内,由髓汇聚而成。《素问·五脏生成论》中记载:"诸髓者皆属于脑。"《灵枢》中记载:"髓海不足,则脑转耳鸣,胫酸眩冒,目无所见,懈怠安卧。"《医林改错》中记载:"机灵记性在脑者,因饮食生气血,长肌肉,精汁之清者化而为髓,由髓上行入脑,名曰脑髓。"《素问·脉要精微论》中记载:"头者,精明之府。"程莘农在治疗小儿发育不全、小儿多动症、老年健忘、痴呆症、癫痫等时,多从脑髓不足辨证,取百会穴、风府穴、大椎穴、悬钟穴、四神聪穴等调整阳气、气血,充盛脑髓。肾主骨,藏精,生髓。还要配肾经上的穴位来调整五脏六腑的功能。《灵枢》中记载:"春生夏长,秋收冬藏,是气之长也,人亦应之,以一日分为四时,朝则为春,日中为夏,日入为秋,夜半为冬。朝则人气始生,病气衰,故旦慧;日中人气长,长则胜邪,故安;夕则人气始衰,邪气始生,故加;夜半人气入藏,邪气独居于身,故甚也。"程莘农教授根据《黄帝内经》理论,强调临床上针灸治病也要考虑四时的变化。

程莘农在对《黄帝内经》中 400 多张针灸处方进行分析之后,发现以循经取穴的最多,其次是以痛为腧的处方、专病专方和对证专方,其余均不足 10 个。在循经取穴的处方中,鉴于经脉的循行、功能、与相应脏腑的连属以及经脉之间的阴阳表里等关系,有各种不同的取穴配伍形式。在循经取穴的处方中以取单经的为数最多,而在取单经的处方中又以取本经的为多。在取多经的处方中,以除表里经和同名经外的两经以上同用的最多。

再对《黄帝内经》所收录的针灸处方做进一步的研究,发现根据取穴配伍方法不同可分为 2 类,其中循经取穴的处方又有不同的取穴配伍形式,可见《黄帝内经》里的针灸处方是灵活多变的。善用针者,穴不在多而在于精,选穴要针对辨证,服从治则,一条经络中的穴位已而治同,选穴配伍,当权衡利弊而定取舍。某些疾病,常用一穴,必逊疗效。交替用穴,使穴位有调息之机。

程莘农认为:“凡用针者,不知年之所加,气之盛衰,虚实之所起,不可以为工也。”“上工刺其未生者也,其次刺其未盛者也,其次刺其已衰者也。”中医针灸临床的诊治,尤其强调理、法、方、穴、术的一致性。针灸治病是通过对某些腧穴针刺或艾灸完成的。所以,在临床上,针灸处方的组成包括腧穴的选取与配伍、针灸方法的运用,其恰当与否和治疗效果有着密切的关系。正确的处方选穴,应在辨证的基础上,根据所拟定的治法,结合腧穴的主治性能而确定。

“理”是指中医基础理论,突出脏腑经络学说的核心地位,以明确病因、病机、病性、病位及其络属关系,并指导法的制订、方的组成、穴的选取、术的运用。“法”是指治则治法,是根据病性来确定其“标本缓急”“虚实补泻”。“方”是指穴位组成,结合取穴配穴原则,选经定穴成方,同时也包括治疗的刺激量,如时间、强度、频率、疗程。“穴”是疾病的反应点,也是治疗点,是根据穴位的特定功能来选取的。“术”是手法技巧、方式方法,治疗上不外乎补或泻,进针时一定要稳准轻快,才能无痛针刺,赢得患者的信赖,为取得好的疗效打下基础,因此,针灸操作技术在针灸治疗中有特殊的地位。总而言之,在每个具体疾病的诊治过程中,医生都必须力求在中医“理”论的指导下,遵循“五定”〔定虚实(病因、病机),定病位(经络、脏腑),定经脉(本经、他经)和腧穴(尤其是特定穴),定法则(治法、治则),定术式(方式、方法)〕,通过辨证分析,明确诊断,指导治疗。

针灸处方是指运用针灸治疗某一疾病时所确定的具体方案。内容包括施术穴位、施术方法,即写明用穴、配伍、刺灸的方法、治疗的时间和次数等。书写的格式上,通常是先列出穴名,按上、下、背、腹等顺序排列,或按主次排列,再注明用单穴或双穴、刺灸的方法、留针的时间及疗程等。对不同的穴位,施以不同的刺灸方法后,效果不同,因此在处方中明确标注刺灸方法(补泻方法)是十分必要的,也反映了依法定方的原则。

程莘农认为,为了提高疗效,应注重认证准确,在基本功上锻炼,不要追求虚招。治病的方法要能使人容易理解,容易掌握。如果玩得眼花缭乱,结果谁也弄不清,那就不好了。临证时,辨证要认真仔细,宁愿多花一点时间把好治疗的第一关。认准了证就要敢于坚持守法,不要一天一改穴,三天一变方,要看到疾病也有一个从量变到质变的过程。尤其是一些慢性病,更要注意这个问题,如治疗一例患者,诊为心气不足、血络瘀滞(风湿性心脏病),用内关穴、膻中穴、心俞穴、膈俞穴、三阴交穴作为主方,先后经过3个月,连续针灸43次不更方,终于使症状基本消失,患者能上班工作。

在认准了证后,用穴要灵活,主证主穴一般不要轻易变动,但配穴却要注意加减,要死方活用。如上案在治疗过程中出现过感冒、白带多、晕针等情况,随时配用不同穴位,如感冒配列缺穴、华盖穴、丰隆穴,白带多配气海穴,晕针则提前出针,减少留针时间,使这些兼杂病证很快控制,将急性病与慢性病的治疗相结合,使内科病与妇科病的治疗互相促进,从而取得满意的效果。

程莘农认为针灸临床取穴的多少亦应以证为凭,以精为准,以适为度,以效为信,取穴多少,当以大、小、缓、急、奇、偶、复为原则,不能胶柱鼓瑟。临床取穴时,少则一二穴,多则十几穴。

大方:选用的穴位较多,用针粗,刺激重,留针时间长,多用于实证(中风、高热、痉病等),或用于脏腑经络病变范围较广的病证。实证如治疗精神疾病的十三鬼穴:人中穴、少商穴、隐白穴、大陵穴、申脉穴、风府穴、颊车穴、承浆穴、劳宫穴、上星穴、会阴穴、曲池穴、海泉穴。一般取穴较多,属大方之类。

小方:3~5穴,取穴少,用针细,刺激轻,针对性强,留针时间短,适用于临床常见病证治疗,多用于新病、轻症或体弱患者。如治疗失眠时取神门穴、三阴交穴和心俞穴;再如治疗脾胃疾病时取中脘穴、建里穴、天枢穴、足三里穴。

缓方:取穴较少,留针时间短,间隔时间长,适用于病情轻或者慢性病,病程日久,气血不足,体质虚弱,难以速效,治疗的周期长,需和缓起效。灸即缓方,对人体阳气虚损、寒凝经脉之证,如腹冷痛经、关节冷痛、消化不良、虚劳羸瘦等,灸有独特的疗效,因此《医学入门》说:"药之不及,针之不到,必须灸之。"

急方:针灸也适用于许多急病的抢救性治疗,立时见效,如刺人中穴苏厥,刺十二井穴开窍,刺人迎穴降压,刺尺泽穴治疗急性吐泻等。急方还形象地展现了针灸起效的迅速,如少商穴刺血治疗咽喉肿痛,往往针下血出则咽痛立减。

奇方:只取1个穴位的,称为奇方,手法较重,留针较久,取穴简捷了当,解除痛苦迅速。如取郄门穴治疗心痛,取下关穴治疗牙痛,取太冲穴治疗癫痫,取人中穴治疗腰脊痛,取百会穴治疗手抖,取攒竹穴止呃逆,取印堂穴治鼻炎,取至阴穴矫正胎位不正等。

偶方:有的处方取双穴或两侧腧穴同时应用配伍,称为偶方,如俞募穴相配、原络穴相配、八脉交会穴的上下配穴等。如程莘农临床经常使用的"四关调神法"中的合谷穴、太冲穴,两穴皆为本经之原穴,合谷穴属阳,太冲穴属阴,两穴相配符合"阴阳互根""孤阴不生""孤阳不长"的理论;又合谷穴善调气,阳明经乃多气多血之经,太冲穴主调血,肝经少气多血,肝藏血,体阴而用阳。两穴一阳一阴,一腑一脏,一上一下,一气一血,相互依赖,相互制约,相互为用,升降协调,阴阳顺接,相得益彰,有疏通经络、调气和血、活血化瘀、平肝潜阳、息风止痉、镇静安神、祛风止痛、疏肝解郁、养血柔筋之功,故临床常配合应用,对多种疾病辨证治疗可收到满意效果。

复方:是指用2组或2组以上不同治疗作用的腧穴,适用于病情复杂或比较难治的疾病或用于2种或2种以上同时存在的病证,如头痛与腹泻同时出现,治疗时可将治疗头痛和腹泻的处方复合使用。或头痛取太阳穴、风池穴、天柱穴,腰腿痛取肾俞穴、大肠俞穴、委中穴等。

二、程莘农谈选穴

程莘农认为针灸取穴以循经取穴为基本原则,在具体运用上有以下几个方面。

1.近部选穴

近部选穴,就是在病变的局部或距离比较近的范围取穴的方法。临床上又分为局部选穴和邻近选穴两种。局部选穴:在病证局部选取穴位,如巅顶痛取百会穴;眼病取睛明穴、攒竹穴;胃痛取中脘穴;鼻病取巨髎穴、迎香穴;面瘫取颊车穴、地仓穴;耳聋取听宫穴、听会穴等。在运用局部选穴法时,如局部有溃烂、创伤、瘢痕等不适宜直接针灸的,可以运用邻近选穴。

邻近选穴:在病证的邻近部位选取腧穴。如鼻病取上星穴、印堂穴;头痛取风池穴、天柱穴、风府穴;胃痛取梁门穴、天枢穴等。本法可配合局部选穴运用,亦可单独运用。脏腑、五官病证选用头身部腧穴,都属此类。在配穴时,有前后配穴等,如俞募配穴法。

2.远部选穴

远部选穴,就是在离病变较远的部位所属和相关的经络上取穴,是"经络所过,主治所及"治疗规律的体现,通常以四肢肘膝以下的穴位为主。《素问》记载:"病在上,取之下;病在下,取之上;病在中,傍取之。"《四总穴歌》:"肚腹三里留,腰背委中求,头项寻列缺,面口合谷收。"如胃痛选足三里穴、梁丘穴;头痛选列缺穴、后溪穴;牙痛选合谷穴;目赤肿痛选太冲穴;脱肛选百会穴等。远部选穴是选穴法的主要内容。头身、脏腑病证选用四肢部腧穴,都属此类。由于经络可沟通表里上下,联络脏腑肢节,纵横交错,左右交叉,相互联系,在配穴时又有上下配穴、左右配穴(或交叉配穴)、表里配穴等,远部穴与近部穴相配则称远近配穴。

远近配穴:如前额近部取印堂穴、阳白穴,远部取合谷穴、内庭穴;颞部近部取太阳穴、率谷穴,远部取中渚穴、足临泣穴;后头部近部取风池穴、天柱穴,远部取后溪穴、束骨穴;头顶部近部取百会穴,远部取太冲穴;眼部近部取睛明穴、承泣穴、风池穴,远部取合谷穴、光明穴;牙口部近部取颊车穴、下关穴、地仓穴,远部取合谷穴;鼻部近部取迎香穴、印堂穴,远部取二间穴、鱼际穴;耳部近部取翳风穴、听宫穴、听会穴、耳门穴,远部取中渚穴、外关穴、足临泣穴;肝近部取肝俞穴,远部取太冲穴;胆近部取胆俞穴,远部取阳陵泉穴;肺近部取肺俞穴、天突穴、膻中穴,远部取列缺穴、尺泽穴、太渊穴;胃近部取胃俞穴、中脘穴,远部取内关穴、足三里穴;脾近部取脾俞穴,远部取三阴交穴、太白穴;心近部取心俞穴,远部取大陵穴、神门穴;肾近部取肾俞穴,远部取太溪穴;膀胱近部取中极穴、次髎穴、膀胱俞穴,远部取三阴交穴;大小肠近部取大肠俞穴、小肠俞穴、天枢穴、关元穴,远部取三阴交穴;生殖器近部取中极穴、关元穴,远部取三阴交穴、太溪穴;肛门近部取长强穴、白环俞穴,远部取承山穴;上肢近部取肩髃穴、曲池穴、外关穴、合谷穴,远部取夹脊颈5至胸1的穴位;下肢近部取环跳穴、居髎穴、风市穴、阳陵泉穴,远部取夹脊腰3至骶1的穴位。

左右配穴:是指病在左侧取右侧的腧穴治疗,病在右侧取左侧的腧穴治疗。《素问·阴阳应象大论》记载:"以右治左,以左治右。"在《黄帝内经》里称此为"巨刺"和"缪刺"。

3.络脉选穴

根据"菀陈则除之"的理论,凡火热实邪、经络瘀滞、痹阻引起的病证,可刺络脉出血,以泻其邪气。正如《灵枢·官针》记载:"络刺者,刺小络之血脉也。"如目赤肿痛选三棱针刺太阳穴、耳尖穴出血;咽喉肿痛选三棱针刺少商穴、商阳穴出血;急性腰扭伤选三棱针刺委中穴出血;面瘫在面颊内刺络出血等。

4.皮部选穴

十二皮部是经络系统在体表的部分,也是经络之气在皮肤散布的部位,是机体的卫外屏障,起着保卫机体、抗御外邪的作用。当机体卫外失常时,可以通过皮→

络→经→腑→脏,传注病邪。根据"十二经脉皮之部也""欲知皮部以经脉为纪"的理论,经络或脏腑有病时,可取治于皮部。这说明十二皮部是十二经脉循行和反应的部位,其分布在体表,内脏或经络有病时,可反映在人体的皮部,表现为压痛、硬结、凹陷、变白、变红、变黑等。临床上,对外部的诊察和施治,可以推断和治疗内部的疾病。如用皮肤针叩刺皮肤,皮内针埋藏于皮内,毫针埋于皮内,都可以通过皮部的作用,治疗多种疾病。

5.经筋选穴

十二经筋的分布与其所辖经脉体表循行通路基本一致,其循行走向均为从四肢末端走向头面、胸腹,不入内脏。在循行分布过程中有结、聚、散、络的现象。如《素问》记载:"宗筋主束骨而利机关也。"经筋的病候多表现为拘挛、强直、抽搐、疼痛、迟缓、瘫痪等,在治疗上多以局部选穴为主,即在病变部位选取穴位,或寻找压痛点(所谓"以痛为腧"的阿是穴)进行治疗。

6.随症选穴

症状是疾病的反映,又是证候、病候,一般是指患者自身觉察到的各种异常感觉,或由医生根据四诊所得的患者病理变化的外部表现。根据疾病特殊的症状,选取相应的腧穴。

7.选用奇穴

奇穴有独特的疗效,临床经验告诉我们,有的疾病选用奇穴疗效很好。如哮喘选定喘穴;发热取大椎穴、曲池穴;虫证选百虫窝穴;昏迷急救取人中穴、涌泉穴;腰痛选腰痛点;痔疮出血选二白穴;落枕选落枕穴;崩漏选断红穴;小儿疳积选四缝穴等。一般经验选穴亦属此类。

8.辨证选穴

辨证选穴是指根据疾病的证候特点,分析病因病机而辨证选取穴位的方法。临床上有些病证,如牙痛、发热、多汗、盗汗、抽风、昏迷等,均无明显局限的病变部位,而呈现全身症状,只有采取辨证选穴,才能取得好的疗效。如风火牙痛选取风池穴、外关穴;胃火牙痛选取内庭穴、二间穴;肾虚牙痛选取太溪穴、行间穴。肾阴不足导致的虚热选取肾俞穴、太溪穴。肝阳化风导致的抽风选取太冲穴、行间穴。

三、程莘农对于穴性的研究

谨记穴性,合理配穴。腧穴从属于经脉,通过经脉向内联络脏腑,是脏腑经络气血渗灌、转输、出入的特殊部位。《灵枢》记载："所言节者，神气之所游行出入也，非皮肉筋骨也。"说明腧穴是气血通行出入的部位，脏腑、经脉之气在腧穴这一部位游行、出入，因此，腧穴就具备了抵御疾病、反映疾病、传入疾病、感受刺激、传入信息等功能。腧穴是针灸疗法的刺激部位，是人体经络脏腑之气输注、聚焦在体表的地方，针灸之所以能起到防病治病的效果，主要是通过一定的穴位来实现的。程莘农认为明晰穴性是选穴处方的首要一步。

药有药性，穴有穴性，临床治病好像带兵打仗一样，须熟知兵形、兵性，知其所长与所短。

普遍性（共性）：主要指每个穴位都能治疗局部和邻近部位的组织器官及其内脏病证的特性。如足阳明胃经在面部的颊车穴，能主治面神经炎、三叉神经痛、牙痛、下颌关节功能紊乱症等；任脉在上腹部的中脘穴，能主治胃脘痛、消化不良、呕吐；手阳明大肠经在手肘部的曲池穴，能主治肘臂痛；足少阳胆经在髋关节的环跳穴，能主治腰腿痛等。腧穴的这种近治作用，不受经脉循行分布的制约。通常所称的"穴位所在，主治所在"，就是腧穴作用普遍性的概括。

特异性（个性）：是指全身很多腧穴的治疗效果具有相对特异性。它们除了有治疗局部和邻近部位的组织器官及其内脏病证的普遍性外，还具有治疗远离穴位的头面、五官、脏腑等病变的特性。这种远治作用的腧穴以四肢肘膝以下的穴位及头、面、躯干部少数的"特定穴"为主，如四肢部的五腧穴、原络穴、八脉交会穴、郄穴以及头身部的八会穴、交会穴、俞募穴。腧穴的特异性与"经络所及，主治所及"相关联。临床上，针灸处方的循经取穴、远部取穴等选穴方法，就建立在腧穴特异性的基础之上。

多元性（广泛性）：是指部分腧穴的主治范围具有多元性、广泛性。如足太阴脾经的三阴交穴主治腹胀、肠鸣、脘腹痛、消化不良、月经不调、崩漏、赤白带下、子宫下垂、经闭、不孕、难产、遗精、阳痿、疝气、小便不利、遗尿、瘾疹、失眠、下肢痿痹等脾、肾、肝共三条经络的病证，具有健脾、理血、益肾、柔肝的效能；又如经外奇穴的中泉穴主治胸中气满不得卧、肺胀满、目中白翳、掌中热、胃气上逆、吐血、腹中气痛、脘腹疼痛等。

双相性（双向性）：是指一部分腧穴对两种相反病理状态的病证都有治疗效果。如手阳明大肠经的合谷穴既能发汗，又能敛汗；手厥阴心包经的内关穴既治心动过速，又治心动过缓；足阳明胃经的天枢穴既可通便治便秘，又可止泻治痢疾；任脉的关元穴既可利尿治尿潴留，又可缩尿治尿崩症等。腧穴的双相性与针刺、艾灸的操作手法、技术密切相关。

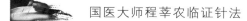

拮抗性（消减性）：是指处方用穴时，选取了主治不同的腧穴，使疗效受到影响，产生类似药物的拮抗作用。腧穴与腧穴之间既有协同效应，也有拮抗效应。腧穴的主治相反，会抵消针灸作用。如治疗气虚证，选取具有调补气机的气海穴、中脘穴、膻中穴，就不能配用商阳穴、鱼际穴、至阴穴。因为后3个腧穴并不治疗气虚证，如果同用就会产生拮抗作用，直接影响治疗效果。

协同性（互补性）：是指同时选取2个以上性能、功效类同的腧穴治疗某一病痛，借以增强、互补针灸的治疗效果。如治疗胃脘痛，除了选取上腹部的中脘穴以调胃止痛外，再选用膝下的足三里穴以和胃降逆，以及掌后的内关穴宽胸利膈，3穴共用，发挥互补、协同功效，要比单用某一穴的疗效好。

适应性（惰性）：是指每个腧穴被持续针刺或艾灸，致使腧穴的敏感性下降，出现类似药物耐药性的适应性（惰性），治疗效果不明显，甚至疗效下降。因此，临床上对于需要较长时间针灸治疗的慢性病，处方选穴要随症应变，分组交替应用，避免腧穴出现适应性（惰性），保证腧穴的敏感性，以提高治疗效果。

即效性（速效性）：是指全身有不少腧穴在针刺或艾灸时，可发挥穴位的功效，产生即时效应。很多病证能一针见效、针到病除，正是反映了一些腧穴的即效性（速效性）。诸如临床上对于某些急症、休克、惊厥等，正确选取相关腧穴，施以相应的针灸方法和操作技术，就能起到镇静止痛、醒脑开窍的即刻效果。具有即时效应的腧穴，应激反应灵敏，但效应持续的时间不长。因此，临床上多在治疗某些急性病证时选用。

敏感性（反应性）：是指每个腧穴对针刺或艾灸的感应与治疗作用有其相应的最佳效应时间，这时腧穴的敏感性强，反应积极，效果良好。腧穴的敏感性（反应性）有一定的限度，而不同腧穴的敏感性也不相同。临床治病时，尤其对于一些需要多次治疗的慢性病，常会出现弧线反应。所谓弧线反应，是指腧穴接受针灸刺激的初期效应并不明显，继续治疗后，腧穴处在敏感期，功效出现峰值，反应积极，作用明显。如一个腧穴被连续针刺或艾灸，反复应用，容易造成机体敏感性下降，使腧穴的功效渐次递减。所以，临床上治疗慢性病时，必须对功效相同的腧穴分次或分组选用，保持腧穴的敏感性，使治疗获得最佳效果。

后效性（缓效性）：是指全身有很多腧穴在开始针刺或艾灸时尚不能显出效果，而经过几次针灸后才能显效，出现后效性（缓效性）。腧穴的后效性，对于临床治疗具有累积作用，使疗效稳定。因此，于治疗一般慢性病时选用。

针灸临证需通晓穴性、主治，然后组方，才能运用自如，游刃有余。程莘农教授非常重视取穴配穴原则，根据穴位的主治特点和规律、穴位的特性和临床的治疗作用而选穴、配穴。首推督脉的百会穴,灵活运用五腧穴、原络穴、俞募穴、八会穴、八脉交会穴、经验穴、经外奇穴,相互配合,互增功效,以提高临床治疗效果。药性类比穴性,腧穴既有共性,亦有特性。熟悉腧穴共性,可以开阔临床思路,灵活选用。掌握腧穴特性,临床选穴精炼,有助于提高疗效。所以程莘农既重视腧穴共性,更重视腧穴特性。

对于穴性的理解,古人曾有分门取穴之说,对于人体的腧穴功能、特点,简明扼要,便于临床一般应用,分类方法如中药方剂归类等。如止痛的穴位、调气的穴位、调血的穴位、补虚的穴位、泻实的穴位、退热的穴位、祛风的穴位、利湿的穴位、祛寒的穴位等。止痛的穴位以消肿、理气、疏散、祛瘀、通络、解表、宣肺、活血解毒为主;调气的穴位以补气、利气、行气、破气为主;调血的穴位以补血、理血、活血、调血、破血为主;补虚的穴位以补脏腑气、血、精、津、液为主;泻实的穴位以泻脏腑的实邪为主;祛寒的穴位以温中、温阳、散寒、祛寒为主;退热的穴位以清热泻火为主;祛风的穴位以搜风、祛风为主;利湿的穴位以祛湿、化湿、燥湿、利湿、渗湿为主。因为针刺的手法补泻不同,所以同一穴位,可有不同的功能。

1.止痛的穴位

大迎穴消肿止痛;天鼎穴理气止痛;迎香穴疏散止痛;尺泽穴祛瘀止痛;太渊穴清热宣肺止痛;少商穴清肺利咽止痛;商阳穴清阳明热止痛;合谷穴疏经通络止痛;曲池穴祛风解表止痛;手五里穴疏经利节止痛;肩髃穴活血通络止痛;巨骨穴理气通络止痛;头维穴通络镇痛;缺盆穴清热散结止痛;乳根穴宽胸理气止痛;天枢穴温通气机,清热解毒止痛;梁丘穴理气和胃止痛;足三里穴消积化滞,调气理血止痛;条口穴祛风逐湿止痛;丰隆穴化痰祛湿止痛;冲阳穴补益气血,润养经筋止痛;内庭穴清胃泻热,通络止痛;太白穴健脾和胃,理气化湿止痛;漏谷穴活血祛瘀止痛;大横穴行气通腑止痛;食窦穴理气和中止痛;少海穴行气活血止痛;灵道穴疏经通络,利舌止痛;少府穴清心泻火,宁心止痛;少泽穴活络通乳止痛;后溪穴通经活络,舒筋止痛;小海穴行气活血,散风清热止痛;肩贞穴舒筋利节,通络散结止痛;肩外俞穴舒筋活络,解痉止痛;天容穴利咽消肿,通窍聪耳止痛;风门穴疏风清热,舒筋通络止痛;肺俞穴祛瘀化滞,止咳止痛;厥阴穴疏通心脉,宽胸理气止痛;心俞穴通络宽胸,理气止痛;督俞穴理气宽胸,和胃止痛;膈俞穴理血化瘀,调气补虚止痛;肝俞穴潜阳息风,疏肝理气止痛;脾俞穴健脾利湿,益气和中止痛;胃俞穴理气和胃,化湿消滞止痛;肾俞穴补肾益气,利水消肿止痛;委中穴清热解毒,舒筋利节,活络止痛;合阳穴疏经活络,活血止痛;昆仑穴舒筋活络止痛;幽门穴健脾和胃,疏肝止痛;天泉穴活血通脉,活络止痛;内关穴宁心安神,理气止痛;天井穴疏风清热,通络宁神止痛；角孙穴疏风清热，消肿镇痛；瞳子髎穴疏风清热，明目止痛；颔厌穴镇静安神，活络止痛；悬颅穴清热散风，活络，消肿止痛；悬厘穴清热泻火，利气止痛；正营穴疏风清热，活络止痛；肩井穴豁痰，消炎通乳，利气止痛；居髎穴舒筋利节，强腰益肾止痛；环跳穴舒筋利节，通经活络止痛；悬钟穴壮腰健膝，祛风止痛；太冲穴疏肝利胆，息风宁神止痛；中都穴疏肝理气，消肿止痛；膝关穴散寒除湿，消肿止痛；曲泉穴舒筋活络，活血止痛；阴廉穴疏肝调经，通经止痛；急脉穴疏肝理气，通络止痛；筋缩穴健脾调中，止痉息风止痛；大椎穴解表清热，疏风散寒，通调督脉，息风止痉止痛；百会穴清热开窍，升阳益气，平肝息风止痛；气海穴温经散瘀，行气化浊止痛；中脘穴消积化滞，理气止痛；膻中穴止咳平喘，宽胸理气止痛；鱼腰穴清头通络，明目止痛；膝眼穴舒筋利节，通经活络止痛；里内庭穴疏经通络，息风止痉止痛。

2. 调气的穴位

气海穴振奋阳气，调和阴气，专治一切气病；合谷穴升气、降气、行气、宣气；曲池穴行血中之气；天柱穴调理诸阳之气；大椎穴调和卫气；肩井穴利胆降逆气；尺泽穴调理肺气；缺盆穴开胸降气；天突穴降肺气，开气机；气户穴宽胸理气；陷谷穴调理胃气；云门穴开胸顺气；巨骨穴开肺气、降逆气；巨阙穴开胸顺气，理；中脘穴升清降浊，调理胃气；中府穴调理肺气；太冲穴降逆气，调肝气；隐白穴升阳益气；足临泣穴降肝胆之气；足三里穴升气、降气、调理中气；大陵穴调心气，降浊气；厥阴俞穴降浊气，宣通气机；大肠俞穴理肠胃之气；复溜穴固肾气，护卫气；神门穴疏理心气；大包穴运行腑气；膻中穴升脾气，降胃气；公孙穴运脾气，和胃气；京门穴护卫气，固肾气；水道穴疏通三焦膀胱之气；通谷穴理五脏之气；阳陵泉穴行气导滞，降肝胆之气；天枢穴调理胃肠之气；太渊穴通脉气，理肺气，降逆气；肩髃穴舒理肺经之气；俞府穴开胸气，降冲气；少商穴宣泄肺气；经渠穴降肺气，治气逆；内庭穴通降胃气；照海穴滋阴降气；商阳穴泻热降气。

3. 调血的穴位

血海穴调血、理血、活血、止血、生血；三阴交穴养阴补血，通经行血；交信穴调经活血；膈俞穴生血、活血、凉血、清血；肝俞穴疏肝理气，明目养血；腹哀穴凉血、活血、清血；大迎穴活血通络；曲池穴调血、行血、活血；隐白穴调经理血、益气摄血，活血清肺胃；尺泽穴清上焦热，清血、凉血；地机穴理血固精补益气血，活血化瘀；漏谷穴活血祛瘀；曲泽穴清肺胃，止呕吐，凉血；孔最穴清肺热止血；合谷穴清肺胃，止血、凉血；鱼际穴清肺热，止血；二间穴清热凉血；迎香穴清热止血；委中穴凉血、活血、清血；昆仑穴降血，下血；天泉穴宽胸理气，通脉活血；曲泉穴凉血、活血、清血、养血；涌泉穴引血、行血；太冲穴通经行血，养血、凉血；行间穴行瘀破血，降血、清血;大椎穴活血化瘀;大敦穴泻热,理血、止血;上星穴行血、止血,止口鼻衄血;气海穴活血、泻血、益气行血;肺俞穴理气、止血、理血;冲阳穴理气和胃,补益气血;承浆穴宣通气血;屋翳穴疏风活血;乳根穴补益气血;天枢穴健脾和胃,理气活血;天溪穴宽胸理气,通络活血;极泉穴兴废起痿,疏经活血;间使穴行气活血;郄门穴宁心安神,调和气血;阴郄穴通阳行气,调和气血;少府穴清心泻火,疏经活血;心俞穴理气止痛,宁心养血;十二井穴开窍,泻热行血;合阳穴疏经活络,止痛活血;中极穴调经理血、止血;次髎穴壮腰补肾,通经活血;中封穴疏肝利胆,消肿活血;足三里穴活血、清血、补血、理血;阴包穴清热利湿,通经活血;腰俞穴调经通络,行气活血;囟会穴利鼻窍,行气活血;当阳穴清头明目,通窍活血;球后穴明目活血;痞根穴软坚消痞,行气活血;血压点调和气血;中泉穴理气宽胸,调和气血;大骨空穴明目活血;百虫窝穴清热利湿,祛风养血。

4.补虚的穴位

关元穴固下元,益精血;气海穴补气益阳,固精益肾;神阙穴补气血,益精肾;中极穴益精津,补气血;中脘穴补中益气,益胃升阳;气海穴强壮腰膝,培元益气;白环俞穴调理气血,温补下元;涌泉穴补肾益精,滋阴固肾;脾俞穴补脾阳,运化精微;复溜穴滋阴补肾,益阳固精;阴谷穴清热利湿,调补肝肾;太溪穴益气升阳,滋阴补肾;心俞穴补心阳,安心神;交信穴滋阴补肾;然谷穴升阳益肾;漏谷穴扶脾胃,益精气;照海穴养阴益肾;蠡沟穴补肝养血;乳根穴补益气血,化生乳汁;中膂穴祛热补津;曲骨穴补真气,益精髓;足三里穴健脾益气,调补气血;膏肓穴补肺健脾,宁心益肾;公孙穴理气化湿,健脾和胃;地机穴补气固精,健脾利湿;上巨虚穴益气养血;三阴交穴补阴和阳,益气活血;解溪穴益气养胃;阴陵泉穴补脾滋阴,养血固精;下巨虚穴益气养血;地机穴健脾补中,益阴固精;公孙穴健脾补中,益气升阳;隐白穴健脾补中,益气升阳;膈俞穴理血化瘀,调气补虚;章门穴补五脏,益气血;上廉穴健脾益胃;水泉穴养阴益肾;命门穴补肾壮阳;神门穴养血安神;脾俞穴健脾利湿,益气和中;太渊穴养阴、补肺、润肺;大敦穴益精气;肾俞穴滋阴壮阳,补肾益气;曲泉穴养肝补血;通里穴益智固肾。

5.泻实的穴位

中府穴泻肺;少商穴泻肺;鱼际穴泻肺;列缺穴泻肺;尺泽穴泻肺;肺俞穴泻肺;灵台穴泻肺降气;行间穴泻肝胆;太冲穴泻肝胆;中封穴泻肝胆;蠡沟穴泻肝胆;阳陵泉穴泻胆通腑;少冲穴泻心;少府穴泻心;神门穴泻心;通里穴泻心;少泽穴泻心;少海穴泻心;公孙穴泻脾;商丘穴泻脾;膈俞穴清泻血热;然谷穴泻肾;涌泉穴泻肾;太溪穴泻肾;丰隆穴泻胃通腑;中脘穴泻胃;足三里穴泻胃降浊;期门穴泻血结,破瘀血;天枢穴通肠导滞;上脘穴利胸膈,通腑导滞;曲泽穴(放血)泻胸、胃、心、头、身热;委中穴(放血)泻膀胱经、大肠经、小肠经热;内关穴醒神开闭;关冲穴泻三焦;外关穴泻三焦;支沟穴泻三焦。

6.退热的穴位

大椎穴清表热,清骨蒸劳热;大杼穴清骨蒸劳热;少府穴清心热;神门穴清心热;通里穴清心热,清血热;劳宫穴清心膈热,清热理气;大陵穴清心胸热;内关穴清心包热;尺泽穴清肺热;鱼际穴清肺热,利气;肺俞穴清肺热;百会穴清实热;上星穴清气热,清头目、鼻中热;攒竹穴清头目热;中枢穴清胃解热;承山穴清血热;太阳穴(放血)清气热,清头目热;风门穴清热祛风,清胸背热;曲池穴清血分热及头面诸窍热;合谷穴清气分热及头面诸窍热;支沟穴清泻三焦热,泻腑热;足三里穴清六腑热;三阴交穴清血热,平肝热;上脘穴清心胃热;上廉穴清胃肠热;天枢穴清大肠热;解溪穴清胃热;丰隆穴清痰热,清肠胃热;期门穴清血室热;悬钟穴清三阳热及脑髓热;水道穴清泻三焦、膀胱、肾热;前谷穴清热三表;命门穴清五脏及肾热;太冲穴清血热、肝热、气热;行间穴清泻肝热;阳陵泉穴清肝胆热;曲泽穴(放血)清血热,泻心热,解暑热;委中穴(放血)清血热、大肠热、膀胱热;然谷穴清肾热、膀胱热;后溪穴清表热;金津玉液(放血)清心、肺、胃热。

7.祛风的穴位

风池穴祛外风,治颈项风、头风;风府穴治周身风邪,祛头风;风门穴祛风邪,平肝风,治腰背风;百会穴祛风邪,祛头顶风;秉风穴祛风邪,治肩胛风;翳风穴祛风邪,治头面及耳部风邪;风市穴祛风邪,治腰腿风;八风穴祛风邪,治腿脚风;肩髃穴祛周身四肢经络风邪;曲池穴祛周身四肢血脉风邪;八邪穴祛风邪,治手臂风;人中穴息内风,祛外风,治中风、头面风;环跳穴祛腰腿下肢经络风邪;阳陵泉穴搜四肢经络风邪,舒筋利节;委中穴祛经络风邪,治头、项、腰、背、腿、膝之风;足三里穴息内风,搜周身四肢之风;囟会穴祛风寒,治鼻塞头风;大敦穴舒筋祛风;颊车穴祛口面邪风;地仓穴祛口风;下关穴祛牙床风;承浆穴祛口面邪风;鱼际穴清肺,祛风邪;然谷穴息风,治脐风;合谷穴祛头面风;阴市穴祛腿脚风;三阴交穴祛血中风邪,及全身四肢之风邪;绝骨穴祛下肢之风邪;阳辅穴搜四肢之风邪;行间穴祛膝间之风;劳宫穴祛手掌风;神阙穴祛马上风;少商穴祛风息风,治喉风;膝关穴祛腿膝风邪;十二井穴开窍,泻热祛头风。

8.利湿的穴位

足三里穴燥湿、渗湿、祛湿;三阴交穴理湿、化湿、行湿;中脘穴燥湿、化湿、行湿;胃俞穴渗湿、化湿;公孙穴利湿、化湿;曲池穴化湿、行湿、清湿;太溪穴渗湿、利湿;然谷穴燥湿;阴陵泉穴利湿;胃俞穴利湿、化湿;上廉穴燥湿、祛湿;下廉穴渗湿、化湿;委中穴利湿、解暑湿;悬钟穴祛湿、利湿;阳陵泉穴行湿;内关穴利湿;阴市穴利湿;复溜穴燥湿、化湿;昆仑穴行湿;涌泉穴燥湿;二间穴利湿、行湿;中府穴利湿、化湿;太白穴渗湿、化湿;伏兔穴利风湿;风市穴利风湿;曲骨穴燥湿;石门穴行湿;气海穴利湿、化湿;中极穴利湿、燥湿。

9.祛寒的穴位

中脘穴祛内寒,温中暖胃;气海穴暖肠胃,温中散寒;关元穴暖子宫,温下焦;肾俞穴温肾,暖下焦;足三里穴温中散寒,暖肠胃;膏肓穴温经散寒,祛背寒;三阴交穴暖血寒,温中焦、下焦;阳陵泉穴暖膝寒,温经;阴陵泉穴温中理脾,温中焦;曲泉穴暖中焦,理血寒;隐白穴温脾暖中,壮阳散寒;归来穴暖肝寒,温下元;然谷穴温下元,助命火;后溪穴发散表寒;大敦穴温散肝寒,温下焦;涌泉穴温肾助阳;章门穴温暖脏寒;曲池穴温经散寒,祛肘寒;列缺穴温肺经之气;公孙穴温中暖腑;神阙穴温中暖肠胃,助阳散寒;膻中穴暖胸散寒;百会穴助阳散诸寒,散头寒;厉兑穴温胃,暖中焦。

四、首创"程氏三才法"

针刺疗法是一种从外入内的刺激疗法,取得治疗效果的关键是"得气",古人称"气至",也就是"针感",是指毫针刺入腧穴后,调整针刺的深浅、方向、角度,施以捻转、提插、震颤等手法,使针刺腧穴获得经气感应。针刺得气与患者的精神状态、体质强弱和机体阴阳盛衰等情况密切相关。一般来说,新病、体形强壮、病证属实者,针后出现针感较快、较强;久病体衰、病证属虚者,针下感应较慢、较弱,甚至不得气。有些患者阳气偏盛、敏感,容易得气,并可能出现循经感传。阴气偏盛的患者,多需经过一定的行针才有感应,或出针后针感仍然存在,因人而异。多数患者机体阴阳之气无明显偏颇,气血润泽通畅,脏腑功能较好,所以针刺时感应既不迟钝也不过于敏感,得气适时而平和。

《素问·离合真邪论》记载:"吸则内针,无令气忤,静以久留,无令邪布,吸则转针,以得气为故。"针刺的疗效除与针刺的部位、针具的选择、进针的方法以及患者的病情、体质状况有关外,更取决于提插、捻转、震颤三种手法的配合。通过速度快慢、幅度大小、时间长短体现补泻的手法,获得针感。好的治疗效果表现为针刺得气,手法精练,疗效惊人。患者感觉针刺的部位酸、麻、胀、重等,或有酸麻、酸胀、麻胀、酸痛等复合感觉,通过特殊手法的处理,有些腧穴还会有热、凉、痒、流动、蚁行、

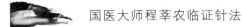

触电等感觉。程莘农的针刺手法看似朴实无华,却是他长期以来千锤百炼,熔各种手法于一炉之作。动作轻快利索,迅速准确。如进针这一动作,就把点穴、押指、穿皮、送针几个动作融合在一起,用一只手在 1～2 秒内完成。他对中国的传统进针法改进,减少患者痛苦,得到很多患者的好评。如针刺百会穴,只有持针、按指,不到半秒,就轻巧地将针送入。针刺一位患者,从针第一个穴位始,到最后一个穴位得气,一般不超过 5 分钟,而实践证明疗效很好。如程莘农曾治一位腰痛 7 天的患者,他人扶持仍疼痛难行,经针百会穴、大椎穴、腰阳关穴、肾俞穴、命门穴、次髎穴等后,当场疼痛消失,笑逐颜开,自行走回。

程莘农认为针刺欲取得效果,首先必须得气,只有气至才能生效。得气的含义有二:一是对患者而言,就是当毫针刺入穴位一定的深度后,患者在针刺局部有酸、麻、胀、冷、热、凉、抽搐等感觉。有的循经扩散,有的按神经传导,有电击样感觉。二是对医生而言,针刺后常感到针下沉紧。这类现象叫得气,也叫针感。如果未能得气,程莘农认为可以手法催气,有按、循、刮、捣、搓、摇、弹、震颤、飞等方法。程莘农教授常用震颤法和飞法。震颤法即手持针,做小幅度较快速的提插略加震颤,顺时针、逆时针均可运用自如。飞法即飞鸟状手法,形容进针、运针、出针迅速如飞,即左手拇指或食指为押手,固定穴位,用右手拇指、食指二指持针柄上端,中指扶针体,将针置于穴位上,沿左手拇指或食指指甲,迅速刺至预定的深度,右手二指一捻一放,捻转动作快速、匀速,朝一个方向捻转,放开时五指张开,如飞鸟展翅。临床上要根据患者的治疗情况,不应单独强力行针寻找得气,可采用温和灸的方法,或另配穴以引导经气。捻转时,要做到捻转的角度可以任意掌握,角度力求一致,速度均匀,在捻转中可配合提插。提插时,要做到提插幅度一致,频率一致,同时可配合捻转,做到得心应手,运用自如。

程莘农认为针刺浅深问题是毫针刺法的重要技术指标之一,直接决定疗效。"程氏三才法"既以浅中深为主,又要仔细体会手法与针感的关系、针尖刺达不同组织结构以及得气时持针手指的感觉,还要求做到进针无痛、针身不弯、刺入顺利、行针自如、指力均匀、手法熟练、指感敏锐、针感出现快。如某些部位不适宜深刺,又如何运用?

程莘农指出运用时当深则深,当浅则浅,第一穴位的刺针深度并非必须达到深部。病有表里、寒热、虚实、阴阳之分,刺有浅深之异。在表者浅刺,在里者深刺。如治疗外感表证时刺风池穴宜浅,进针 7～12mm 即可;而治中风语言謇涩之里证时则深刺风池穴,可直刺达 20～30mm。寒性胃痛,刺中脘穴时进针深;而热性胃痛时则浅刺。此外,针刺浅深还与所取腧穴相对应,随腧穴所在部位不同而异。对腹腰、四肢内侧等阴部腧穴,刺之宜深;对头面、胸背、四肢外侧等阳部腧穴,刺之宜浅。

综上所述,程莘农认为决定针刺浅深的因素是多方面的,而病情是决定针刺浅深的关键,腧穴所在部位是决定针刺浅深的基础,患者年龄、体质是决定针刺浅深的重要条件。总之,在掌握针刺浅深时,要因病、因穴、因人而异,既要与患者年龄、体质相适应,又要与病情属性相适应。否则,就会产生深则邪气从之入、浅则邪气不泻的后果。

施针者采用指实腕虚运针法持针、运针,采用三才进针法针至穴位的相应部位,同时辅助行气催气手法。程莘农在常用的循、捏、按、弹、刮、摇、震颤等多种辅助行气手法中,常用震颤法,即进针至天、人、地部后,手不离针,施以快速震颤,针可直立,亦可顺经或逆经,以明补泻或催气速达病所,这种震颤催气法使一次得气率达到了80%以上。得气后,如需进一步施以补泻手法,则手指在离开针柄的一瞬间,施以飞旋动作,拇指向前为补,拇指向后为泻,称为"飞旋补泻法"。

指实腕虚运针法、三才进针法、震颤催气法和飞旋补泻法,看似一个动作,实为四步连贯操作,一气呵成,快速有效,成就了程莘农在临床上"快针"的美名,形成了程莘农独特的"程氏三才法"。

程莘农认为医生临床上要以患者为本,不仅重视疾病,更要关心患者。在患者体位、针具选择、进针方法、针刺深浅等方面,既要确保疗效,又要注意患者能否接受,尤其是初次被针灸的人,进针的快慢、是否疼痛等因素,直接影响针灸的疗效。方便操作和快速熟练的进针方法,是成功的关键。深厚的书法功底和多年的针灸临床经验,使他逐渐总结出了一种易学、易教、患者痛苦小的毫针刺法,即"程氏三才法"。程氏三才法有广义和狭义两个内涵。广义的"程氏三才法"认为三才是指针具材质、进针方法和针刺深浅,而狭义的"程氏三才法"以为三才是指具体施针手法,包括指实腕虚运针法、三才进针法、震颤催气法、飞旋补泻法以及由这四个步骤连贯操作而形成的独特手法。

程莘农教授把针灸的治疗作用归纳为调气法和活络法。调气法包括补虚泻实、清热温寒、升清降浊、平谧阴阳;通络法包括祛邪通络、疏经通络、活血通络、祛瘀通络,这是《灵枢·经脉》中"盛则泻之,虚则补之,热则疾之,寒则留之,宛陈则除之"的具体化。

《难经》记载:"知其内外表里,随其阴阳而调之。"这是调气法的纲要。得气是实施补泻手法的基础,也是调气的前奏。调气的基本手法:一是提插,或偏重于提,或偏重于插,令机体阴阳内外之气得以调和。二是捻转,捻转的角度和用力,要看针下之气的强弱；或调整针尖的方向，令气达病所，意在调整经脉气血往来。在针刺过程中，得气、候气、调气三者关系密切，归纳针下得气感为四字诀，即沉、紧、重、动。

"沉"是指针在穴位里有往里吸附的感觉。

"紧"是指针在分肉之中，针体四周有自外向内紧缩、胀满的感觉。

"重"是指术者持针轻轻往上提时的感觉，凡是轻滑易出者为不得气，觉重滞者为得气。

"动"是指针下有轻微的震动感或穴位周围肌肉有跳动感，"如鱼吞钩饵之沉浮"。

程莘农认为疗效的好坏，要以客观表现为主，如面瘫者要通过量尺寸进行对比；中风偏瘫者除量肢体活动角度外，还要看患者的活动能力是否提高；胃痛者要看疼痛发作次数及程度，还要看饮食、消化情况是否改善等。特别要注意的是，有些患者出于感激而说"好一点"，实际上并不一定有效。在记录病历时千万不要把这种"好一点"写上去。程莘农认为假如这也算有效的话，那就是面子疗效，是不可信的。所以程莘农遇到这种情况，就只在病历上写一个针灸日期。有时某些病证的治疗有些困难，把握不大，程莘农也如实向患者说清楚，从来没有自以为是的虚荣心。每天来找程莘农看病的患者很多，有时为了方便患者，他主动介绍患者当地较有能力的医生，建议患者到当地治疗，并把自己的看法和用穴情况记录下来，供其他医生参考，深得患者赞扬。

程莘农认为针刺方法是针刺关键，常用的有毫针刺法、三棱针刺法、皮肤针刺法、皮内针刺法、火针刺法、芒针刺法、电针刺法等。而得气主要讲的是毫针刺法。因为毫针针刺一般都深入穴位，并在穴位内部进行手法操作，能够较强地调动人体的经脉之气，从而可以产生得气的感觉。而三棱针刺法、皮肤针刺法等其他针刺方法，则因针刺用具不同、治疗目的不同，产生的刺激不同，所以较少产生得气的感觉。

医生针刺水平是另一个影响得气的因素，得气和针灸医生针刺时的选穴是否准确、针刺手法是否娴熟、运用是否恰当有关。程莘农认为要在针刺的时候辨证论治、据证选穴、熟练针刺，行针才能有得气的感觉，才能有良好的治疗效果。

正气胜邪和得气靠练习，靠临床经验，程莘农认为更靠医者自身的正气。以程莘农为代表，程氏家传研习书法，其实是重在锻炼调息和守神之道，以使临证时医者正气充沛，以正气愈病气，驱邪气。

程莘农认为运针的指力对疗效有直接影响。要有《黄帝内经》所说的"手如握虎"之力,才能"伏如横弩,起如发机",针达病所,气运乾坤。有时,同样的穴位,别人针刺无效,程莘农却能很快取得疗效,这与指力有很大关系。如一位面瘫1个月的患者,经针刺、贴斑蝥膏等法均无效,来诊后,同样取睛明穴、风池穴、巨髎穴、四白穴等穴,治疗13次基本痊愈,治疗24次完全恢复正常。程莘农经常要别人从他手中抽出他握住的针,以检验其握针的力量。

程莘农认为得气之时患者有针感,医生手下也应该有得气感。针感以直接刺激的感觉为主,所以有时有针感不一定是得气,此时可停针待气,若为了单纯追求针感而反复提插,结果是虽然有某种"针感",但却可能打乱气机的正常运行,疗效往往不佳。另外,医生若不细心体察针下情况,而以追问患者的感觉为主,这样,就会心中无底,疗效很难保证。

五、运用梅花针治疗

梅花针又称"七星针",是将5～7枚不锈钢针集中固定在针柄的一端而成的,用于皮肤表面的叩击浅刺,可以疏通经络,调节脏腑,达到治疗疾病的目的。在皮肤表面叩刺,可治疗头痛、眩晕、失眠、胃肠病、妇科病、皮肤病、痿痹、近视、弱视等。

根据皮肤针针柄的质地软硬,采用不同的持针姿势:①软柄皮肤针,将针柄末端置于掌心,拇指居上,食指在下,其余手指呈握拳状握住针柄末端。②硬柄皮肤针,用拇指和中指夹持针柄两侧,食指置于针柄中段的上面,无名指和小指将针柄末端固定于大小鱼际之间。

程莘农认为梅花针手法是腕力弹刺手法,要有极高的熟练度。正确的持针、灵巧的腕力、持续的操作,三者关系密切,互为补充、互相影响。正确的持针方法:右手握针柄,用无名指和小指将针柄固定于手掌的小鱼际处,针柄露出1～2cm。再以中指和拇指夹持针柄,食指按于针柄中段。医生的肘关节固定,落针时依靠腕力的冲击,针尖对准叩刺部位,运用灵巧的腕力垂直叩刺,即将针尖垂直叩击在皮肤上,并立即弹起,如此反复进行。根据患者病情、体质、年龄和叩刺部位的不同,一般分为轻度刺激、中度刺激和重度刺激。①轻度刺激:用较轻的腕力叩刺,局部皮肤略见潮红,患者稍有疼痛感觉。②中度刺激:叩刺的腕力介于轻度刺激、重度刺激之间,局部皮肤明显潮红,微渗血,患者有疼痛感。③重度刺激:用较重的腕力叩刺,局部皮肤明显潮红,可见出血,患者有明显疼痛感觉。轻度刺激治疗时不出血。中度刺激治疗时皮肤发红,一般不出血。重度刺激治疗时有少量血渗出。

根据叩刺部位,分为穴位叩刺、局部叩刺和循经叩刺。①穴位叩刺:指选取与疾病相关的穴位叩刺。主要用于背俞穴、夹脊穴、某些特定穴和阳性反应点。叩刺拔罐出血法多用于治疗四肢湿疹,重叩使局部出血,再拔罐,以清热祛瘀。②局部叩刺:指在病变局部叩刺。主要用于病变局部。多用于头部、躯干部,如叩刺头部四神聪穴,以醒神开窍,治疗记忆力下降、头昏等;又如带状疱疹后遗症期,围绕皮损或疼痛区域,叩刺至轻微出血,缓解神经痛;在治疗斑秃时,先在头皮脱发区涂以生姜汁,再行叩刺,致皮肤泛红或轻微出血,有生发之效。③循经叩刺:指沿着与疾病有关的经脉循行路线叩刺。主要用于项、背、腰、骶部的督脉和足太阳膀胱经,其次是四肢肘膝以下的三阴经、三阳经。多用于头部、脊柱部,如叩刺头部视区,缓解视疲劳、提高视功能;又如叩刺脊柱两侧夹脊穴,调整相应脏腑功能、促进生长发育等。叩刺后皮肤如有出血,须用消毒干棉球擦拭干净,保持清洁,以防感染。

注意事项:叩刺时针尖与皮肤应垂直,用力均匀,避免斜刺或钩挑,以减轻疼痛。注意晕针的预防和处理。患者取卧位可预防晕针。如发生晕针,应立即停止叩刺,使患者呈头低脚高位,注意保暖,必要时可饮用温开水或温糖水,或掐人中穴、内关穴等,即可恢复。严重时按晕厥处理。在针灸治疗后,可配合拔罐疗法。针灸治疗间隔时间根据病情需要而定,轻度刺激和中度刺激治疗时,可每日 1 次或每日 2 次;重度刺激治疗时,可每日 1 次或者隔日 1 次。患者精神紧张、大汗后、劳累后或饥饿时不宜操作。皮肤局部有感染、溃疡、创伤、瘢痕时不宜操作。医者勿接触患者所出血液。治疗过程中出血较多时,患者要适当休息后才能离开。急性传染性疾病患者或凝血功能障碍性疾病患者禁刺。

程莘农认为近视、弱视是儿童常见病,病机复杂,用耳穴压豆和梅花针叩眼睛周围的穴位,可以激发经络气血的循环,近远期疗效较为满意。

临床分型:

肝肾两虚型:取正光 1 号①、正光 2 号②、印堂穴、目窗穴、风池穴、百会穴、肾俞穴、肝俞穴、颈 1～颈 4 及胸 8～胸 10 两侧阳性物处。

心肝血虚型:取正光 1 号、正光 2 号、目窗穴、内关穴、风池穴、大椎穴、心俞穴、肝俞穴及胸椎两侧阳性物处。

脾肾虚弱型:取正光 1 号、正光 2 号、目窗穴、百会穴、风池穴、脾俞穴、肾俞穴、中脘穴、印堂穴、颈 1～颈 4 及胸 5～胸 12 两侧阳性物处。

---

①正光 1 号:位于眶上外缘外三分之一与内四分之一交界处,即攒竹穴与鱼腰穴之间的中点,眶上缘上方。

②正光 2 号:位于眶上外缘外四分之一与内四分之三交界处,即丝竹空穴与鱼腰穴之间的中点,眶上缘下方。

梅花针隔日治疗 1 次,15 次为 1 个疗程。

耳穴压豆时选眼、目 1、目 2、肝、脾、肾、心。单耳交替贴压,要求每天按压 3～5 次,每次按压 2～3 分钟。

六、程莘农临床常用针方

(1)发热:大椎穴、肺俞穴、风门穴、曲池穴、外关穴、合谷穴。

(2)伤寒大热:曲池穴、悬钟穴、陷谷穴、内庭穴、侠溪穴。

(3)伤寒大热不止:曲池穴、合谷穴、悬钟穴、陷谷穴、液门穴、通谷穴。

(4)发热恶寒:风门穴、风池穴、列缺穴、大椎穴、合谷穴。

(5)伤寒手足厥冷:大都穴,针加灸。

(6)骨寒髓冷:灵道穴。

(7)体温过低:灸肾俞穴、气海穴、膏肓穴、足三里穴。

(8)疟热多寒少:间使穴、足三里穴。

(9)疟寒多热少:大椎穴、复溜穴。

(10)久疟不愈:太白穴、内庭穴、厉兑穴。

(11)多汗:先泻合谷穴,再补复溜穴。

(12)少汗:先补合谷穴,再泻复溜穴。

(13)盗汗:阴郄穴、五里穴、间使穴、气海穴、肾俞穴。

(14)虚损:百劳穴、肺俞穴、肾俞穴、足三里穴。

(15)大汗不止:灸神阙穴或关元穴。

(16)痰饮:中脘穴、丰隆穴、足三里穴。

(17)呕吐不食:巨阙穴、足三里穴、太白穴。

(18)溢饮:中脘穴。

(19)久病痰饮:膏肓穴、关元穴、肺俞穴、肾俞穴。

(20)三焦停水,气攻不食:维道穴、中封穴、胃俞穴、肺俞穴、脾俞穴、肾俞穴、公孙穴。

(21)颜面浮肿:人中穴、风池穴、液门穴、解溪穴、太白穴、合谷穴。

(22)四肢肿,颜面肿:人中穴、风池穴、照海穴、曲池穴、外关穴、合谷穴、足三里穴、悬钟穴、中脘穴、脾俞穴、肾俞穴、水分穴。

(23)下肢肿:肾俞穴、膀胱俞穴、三焦俞穴、阴陵泉穴、三阴交穴、复溜穴、气海穴、水分穴。

(24)水肿盈脐:灸水分穴、阴陵泉穴、肾俞穴。

(25)全身浮肿:水分穴、足三里穴、气海穴、肺俞穴、肾俞穴、脾俞穴、心俞穴。

(26)全身水肿,头面浮大:列缺穴、合谷穴、曲池穴、足三里穴、内庭穴、三阴交穴、太白穴、侠溪穴。

(27)头腮面颊红:通里穴、列缺穴。

(28)身肿面肿:合谷穴、液门穴、肾俞穴。

(29)遍身风癣:曲池穴、血海穴。

(30)遍身风痹麻:阳陵泉穴、风府穴。

(31)风痹复无常:委中穴。

(32)惊痫风:太冲穴、人中穴。

(33)神疲乏力:足三里穴、曲池穴、大包穴、气海穴、肾俞穴、肺俞穴。

(34)懒言嗜卧:通里穴、大钟穴、合谷穴、丰隆穴。

(35)喜静,恶闻声:内庭穴。

(36)精神萎靡:关元穴、气海穴、肾俞穴。

(37)少气:大陵穴、神门穴、少冲穴、气海穴、足三里穴。

(38)羸瘦:足三里穴、公孙穴、膏肓穴。

(39)健忘:肾俞穴、心俞穴、百会穴、四神聪穴、足三里穴、风池穴、合谷穴。

(40)眼目似蒙云:太冲穴、光明穴。

(41)暴暗:通里穴、照海穴。

(42)鼻衄:合谷穴。

(43)青光眼:风池穴、合谷穴、太冲穴。

(44)胸胁胀:阳陵泉穴、太冲穴。

(45)腰痛不举:委中穴、昆仑穴、秩边穴。

(46)转筋:承山穴。

(47)七疝偏坠:太冲穴。

(48)不寐:印堂穴、太阳穴、神门穴、三阴交穴、涌泉穴。

(49)梦魇不安:隐白穴、厉兑穴。

(50)呆痴:神门穴、中冲穴、通里穴、百会穴、四神聪穴、本神穴、神庭穴。

(51)妄言妄笑:内关穴、神门穴、长强穴、丰隆穴、心俞穴。

(52)癫痫:申脉穴、照海穴、百会穴、风池穴、鸠尾穴。

(53)癫狂:涌泉穴、人中穴、大陵穴、丰隆穴、后溪穴。

(54)晕厥:人中穴、内关穴、翳风穴、中冲穴、合谷穴、十二井穴。

（55）虚脱：素髎穴、关元穴、涌泉穴、足三里穴，灸神阙穴。

（56）偏头痛：列缺穴、外关穴、头维穴、曲鬓穴、阳辅穴、侠溪穴。

（57）全头痛：百会穴、上星穴、神庭穴、合谷穴、列缺穴。

（58）前额痛：上星穴、印堂穴、头维穴、足三里穴、内庭穴。

（59）巅顶痛：百会穴、四神聪穴、前顶穴、后顶穴、太冲穴。

（60）后头痛：后顶穴、强间穴、风府穴、风池穴、后溪穴。

（61）头项俱痛：百会穴、后顶穴、曲池穴、外关穴、合谷穴。

（62）面痛：合谷穴、下关穴、四白穴、风池穴。

（63）面上虫行：迎香穴。

（64）口眼㖞斜：听会穴、下关穴、颊车穴、阳白穴。

（65）目痛：风池穴、太冲穴、合谷穴、照海穴。

（66）目痒：光明穴、地五会。

（67）目暴赤肿痛：合谷穴、太阳穴、太冲穴。

（68）目视羞明：攒竹穴、太阳穴、合谷穴、光明穴、肾俞穴、肝俞穴。

（69）目中痛睛欲出：八关刺血（十指歧缝间）。

（70）白睛溢血：睛明穴、行间穴、太阳穴（刺血）、合谷穴、足临泣穴（刺血）。

（71）障翳：太阳穴、四白穴、球后穴、光明穴、肝俞穴、肾俞穴、足三里穴。

（72）赤翳：攒竹穴、后溪穴、液门穴、太阳穴（刺血）、曲池穴。

（73）胬肉攀睛：风池穴、睛明穴、期门穴、肝俞穴、少泽穴、气海穴。

（74）暴盲：涌泉穴、攒竹穴、瞳子髎穴、内迎香穴、耳尖穴（刺血）、太阳穴（刺血）。

（75）青盲：巨髎穴、合谷穴、肝俞穴、肾俞穴、商阳穴（刺血）。

（76）色盲：睛明穴、攒竹穴、四白穴、瞳子髎穴、风池穴、光明穴、目窗穴。

（77）雀目：四白穴、瞳子髎穴、风池穴、光明穴、目窗穴、肝俞穴、百会穴。

（78）近视：四白穴、睛明穴、风池穴、足三里穴、合谷穴、肝俞穴。

（79）目昏暗：足三里穴、合谷穴、肝俞穴、肾俞穴、关元穴、风池穴。

（80）迎风冷泪：合谷穴、攒竹穴、风池穴、肝俞穴、肾俞穴、气海穴（灸）。

（81）迎风热泪：阳白穴、太冲穴、曲池穴、涌泉穴、合谷穴。

（82）目眦急痛：三间穴、大骨空穴。

（83）耳鸣：耳门穴、听会穴、听宫穴、翳风穴、肾俞穴、太冲穴、蠡沟穴。

（84）耳聋：耳门穴、听会穴、听宫穴、翳风穴、肾俞穴、中渚穴、外关穴。

（85）暴聋：天牖穴、翳风穴、下关穴、四渎穴、耳尖穴（刺血）。

（86）耳内流脓：耳门穴、翳风穴、合谷穴。

(87)耳痒:翳风穴、合谷穴、列缺穴。

(88)重听:翳风穴、合谷穴、听宫穴。

(89)耳痛:翳风穴、合谷穴、完骨穴、听会穴、足三里穴。

(90)鼻塞:风池穴、迎香穴、合谷穴、前谷穴。

(91)流涕:上星穴(灸)、人中穴、风池穴、百会穴、肾俞穴。

(92)鼻衄:大椎穴、百会穴、上星穴、囟会穴、合谷穴。

(93)鼻息肉:风池穴、风府穴、口禾髎穴、迎香穴、上关穴。

(94)鼻渊:风池穴、迎香穴、肺俞穴、肾俞穴、鱼际穴。

(95)鼻疔疮:迎香穴、合谷穴、灵台穴、大椎穴。

(96)鼻疳:印堂穴(刺血)、迎香穴(刺血)、合谷穴、人中穴(刺血)。

(97)鼻槁:鼻通穴、迎香穴、合谷穴、商阳穴(刺血)。

(98)鼻䶆:鼻通穴、迎香穴、合谷穴、上关穴、印堂穴。

(99)酒渣鼻:迎香穴、上关穴、印堂穴、素髎穴(刺血)。

(100)嗅觉减退:鼻通穴、迎香穴、合谷穴、上关穴、翳风穴。

(101)口干:尺泽穴、曲泽穴、大陵穴、合谷穴、少阳穴、商阳穴、照海穴。

(102)口渴:承浆穴、金津穴、玉液穴、曲泽穴、曲池穴、然谷穴、隐白穴。

(103)口臭:人中穴、大陵穴。

(104)口疮:颊车穴、承浆穴、人中穴、太白穴、涌泉穴、足三里穴、劳宫穴。

(105)口噤:颊车穴、下关穴、外关穴、列缺穴、厉兑穴、合谷穴。

(106)口甘:脾俞穴、足三里穴、胃俞穴、肝俞穴、合谷穴、内庭穴。

(107)口苦:太冲穴、肝俞穴、胆俞穴、合谷穴。

(108)口酸:脾俞穴、足三里穴、胃俞穴、中脘穴。

(109)口咸:肾俞穴、脾俞穴、足三里穴、胃俞穴。

(110)口中无味:脾俞穴、足三里穴、胃俞穴、心俞穴、肾俞穴、肝俞穴。

(111)口吃:廉泉穴、哑门穴、百会穴、通里穴、内关穴、涌泉穴。

(112)口腔干燥:廉泉穴、合谷穴、脾俞穴、胃俞穴、太溪穴、脾俞穴。

(113)口黏:廉泉穴、合谷穴、内庭穴、太白穴、足三里穴、中脘穴、丰隆穴。

(114)口噤:下关穴、合谷穴、颊车穴、列缺穴。

(115)口糜:颊车穴、列缺穴、承浆穴、口禾髎穴、心俞穴、脾俞穴、胃俞穴。

(116)舌肿:廉泉穴、合谷穴、金津穴、玉液穴、中冲穴。

(117)舌卷:液门穴、二间穴、劳宫穴。

(118)舌缓:风府穴、太渊穴、合谷穴、三阴交穴、冲阳穴、行间穴。

(119)舌纵:阳谷穴、少冲穴、少府穴。

(120)舌强:中冲穴、通里穴、廉泉穴、然谷穴。

(121)舌疮:中冲穴、通里穴、少商穴、劳宫穴。

(122)舌缓不语:哑门穴、关冲穴、涌泉穴。

(123)舌强不语:通里穴、廉泉穴、太溪穴。

(124)舌痛:廉泉穴、大陵穴、心俞穴、神门穴、照海穴、三阴交穴。

(125)舌麻:廉泉穴、通里穴、三阴交穴、心俞穴、膈俞穴、丰隆穴、血海穴。

(126)舌衄:廉泉穴、通里穴、中冲穴、合谷穴、太冲穴、脾俞穴、足三里穴。

(127)吐舌:廉泉穴、哑门穴、曲泽穴、足窍阴穴、行间穴、中冲穴、涌泉穴。

(128)重舌:廉泉穴、少府穴、通里穴、上巨虚穴、中冲穴(刺血)、涌泉穴。

(129)流涎:地仓穴、颊车穴、中脘穴、下巨虚穴、然谷穴。

(130)上齿痛:下关穴、太阳穴、合谷穴、内庭穴、口禾髎穴。

(131)下齿痛:承浆穴、合谷穴、颊车穴。

(132)慢性咽痛:廉泉穴、天突穴、合谷穴、三间穴、大陵穴、然谷穴、太溪穴。

(133)喉痛:液门穴、鱼际穴、风府穴。

(134)喉中如梗:太冲穴、膻中穴、丰隆穴、鱼际穴、神门穴。

(135)嘶哑、失音:哑门穴、廉泉穴、合谷穴、灵道穴、间使穴、支沟穴、涌泉穴。

(136)咽喉肿痛:少商穴、合谷穴、金津穴、玉液穴。

(137)唇动如虫行:承浆穴、人中穴。

(138)唇疮:灵台穴、隐白穴、厉兑穴、血海穴、承浆穴、地仓穴、颊车穴。

(139)唇肿:人中穴、承浆穴、地仓穴、合谷穴、迎香穴、口禾髎穴。

(140)项强恶风:束骨穴、天柱穴、风池穴。

(141)颈项强痛:阿是穴、风池穴、完骨穴、大杼穴、昆仑穴、申脉穴。

(142)项强反折:合谷穴、承浆穴、风府穴。

(143)颈肿:合谷穴、曲池穴、液门穴、后溪穴、悬钟穴。

(144)项痛:风池穴、天柱穴、大椎穴、后溪穴、悬钟穴。

(145)缺盆痛:太渊穴、商阳穴、足临泣穴。

(146)胸满:经渠穴、阳溪穴、三间穴、后溪穴、间使穴、阳陵泉穴、足三里穴、足临泣穴。

(147)胸痞满:涌泉穴、太溪穴、中冲穴、大陵穴、隐白穴、太白穴、少冲穴、神门穴。

(148)胸满噎塞:中府穴、意舍穴。

(149)胸满食不下:阴陵泉穴、承山穴。

（150）咳嗽：列缺穴、百劳穴、尺泽穴、足三里穴、鱼际穴、肺俞穴。

（151）咳嗽有痰：天突穴、肺俞穴、丰隆穴。

（152）咳嗽上气、吐冷痰：肺俞穴、鱼际穴。

（153）久患咳嗽、夜不得卧：膏肓穴。

（154）喘满痰实：太溪穴、丰隆穴、内关穴。

（155）哮喘：肺俞穴、天突穴、膻中穴、璇玑穴、俞府穴、乳根穴、气海穴、关元穴、肾俞穴。

（156）喘急：肺俞穴、天突穴、足三里穴、肾俞穴。

（157）心悸：风池穴、神道穴、巨阙穴、大陵穴、神门穴、通里穴、足三里穴。

（158）心中懊恼：神门穴、阳溪穴、腕骨穴、少商穴、公孙穴、太白穴。

（159）心中痛：内关穴。

（160）卒心痛：然谷穴、上脘穴、气海穴、涌泉穴、间使穴、支沟穴、足三里穴、大敦穴、独阴穴。

（161）心痛引背：京骨穴、昆仑穴、然谷穴、委阳穴。

（162）心胸痛：曲泽穴、内关穴、大陵穴。

（163）呃逆：膈俞穴、中脘穴、内关穴、足三里穴、太冲穴。

（164）胁痛：足窍阴穴、大敦穴、行间穴。

（165）胁满：章门穴、阳谷穴、腕骨穴、支沟穴、膈俞穴、中脉穴。

（166）胁肋痛：支沟穴、外关穴、曲池穴、期门穴。

（167）胁肋支满：章门穴、公孙穴、足三里穴、太冲穴、三阴交穴。

（168）腋肿：委阳穴、天池穴、内关穴。

（169）腋窝痛：极泉穴、肩贞穴、少海穴、内关穴。

（170）恶心、呕吐：中脘穴、内关穴、胃俞穴、足三里穴、脾俞穴。

（171）吞酸：风池穴、大杼穴、肝俞穴、期门穴、上巨虚穴、太冲穴。

（172）胃胀、嗳气：巨阙穴、中脘穴、期门穴、合谷穴、足三里穴、太白穴、脾俞穴。

（173）干呕无度、肢厥脉绝：尺泽穴、大陵穴（灸3壮），乳下1寸（灸30壮），间使穴（灸3壮）。

（174）食欲不振：太白穴、中脘穴、脾俞穴、足三里穴、然谷穴。

（175）胃冷食不化：魂门穴、胃俞穴、足三里穴、下脘穴。

（176）胃痛：中脘穴、内关穴、胃俞穴、足三里穴、合谷穴。

（177）反胃：膏肓穴、膻中穴、足三里穴、肩井穴。

（178）吐血：中脘穴、气海穴、气冲穴、合谷穴、足三里穴、鱼际穴、乳根穴（灸）、膻中穴、大陵穴。

(179)朝食暮吐:心俞穴、膈俞穴、膻中穴、巨阙穴、中脘穴、太白穴。

(180)腹痛:内关穴、支沟穴、照海穴、巨阙穴、足三里穴。

(181)脐腹痛:天枢穴、公孙穴、足三里穴、三阴交穴。

(182)小腹痛:下廉穴、复溜穴、中封穴、大敦穴、关元穴、肾俞穴。

(183)腹胀:中脘穴、气海穴、足三里穴、内庭穴、三阴交穴、公孙穴。

(184)腹中肠鸣:陷谷穴、内庭穴、合谷穴。

(185)肠鸣泄泻:水分穴、天枢穴、神阙穴。

(186)肚脐中痛、溏泄:神阙穴。

(187)肩胛痛:肩井穴、肩中俞穴、肩外俞穴、秉风穴、天宗穴、外关穴、后溪穴、腕骨穴。

(188)肩背痛:手三里穴、中渚穴、曲池穴。

(189)脊强:水道穴、筋缩穴、人中穴。

(190)肩膊烦痛:肩髃穴、肩井穴、曲池穴。

(191)脊膂强痛:人中穴、委中穴。

(192)膂痛:身柱穴、后溪穴。

(193)腰背连痛:白环俞穴、委中穴、秩边穴。

(194)脊反折:哑门穴、风府穴。

(195)腰痛:肾俞穴、太冲穴、承山穴、委中穴、外关穴。

(196)肾虚腰痛:肾俞穴(灸)、委中穴(针)。

(197)腰脊闪痛:人中穴、委中穴。

(198)腰强痛:命门穴、昆仑穴、志室穴、复溜穴。

(199)腰如坐水中:阳辅穴(灸)。

(200)腰屈不能伸:委中穴(刺出血)。

(201)腰痛不能俯仰:人中穴、环跳穴、委中穴。

(202)腰尻痛:昆仑穴。

(203)肩臂痛:曲池穴、肩髃穴、巨骨穴、清冷渊穴、关冲穴。

(204)臂寒:尺泽穴、神门穴。

(205)臂酸挛:肘髎穴、尺泽穴、曲池穴。

(206)手臂冷痛:肩井穴、曲池穴、下廉穴。

(207)肘臂腕痛:前谷穴、液门穴、中渚穴。

(208)腕痛:阳溪穴、曲池穴、腕骨穴。

(209)手指拘急:曲池穴、合谷穴、阳谷穴、后溪穴。

(210)五指痛:阳池穴、外关穴、合谷穴。

(211)上肢麻痛酸:肩髃穴、曲池穴、手三里穴、外关穴、合谷穴、大椎穴。

(212)髀枢痛:环跳穴、阳陵泉穴、丘墟穴、伏兔穴。

(213)髀胫急痛:风市穴、中渎穴、腰阳关穴、悬钟穴。

(214)髀痛胫酸:阳陵泉穴、悬钟穴、中封穴、足临泣穴、足三里穴、阳辅穴。

(215)股膝内痛:委中穴、足三里穴、三阴交穴、阴陵泉穴。

(216)腿膝酸痛:环跳穴、足三里穴、阳陵泉穴、丘墟穴。

(217)两膝红肿痛:膝关穴、委中穴、阳辅穴、三阴交穴、复溜穴、冲阳穴、然谷穴、申脉穴、行间穴、脾俞穴。

(218)腿转筋:承山穴、昆仑穴、阳陵泉穴。

(219)足踝痛:丘墟穴、昆仑穴、合谷穴。

(220)足心痛:昆仑穴。

(221)足寒如冰:肾俞穴。

(222)下肢麻痛瘫:环跳穴、风市穴、阳陵泉穴、足三里穴、悬钟穴、解溪穴、昆仑穴。

(223)小便频数:肾俞穴、关元穴。

(224)小便黄赤:三阴交穴、太溪穴、肾俞穴、气海穴。

(225)小便疼痛:膀胱俞穴、中极穴、阴陵泉穴、行间穴、太溪穴。

(226)小便不通:中极穴、三焦俞穴、膀胱俞穴、气海穴、三阴交穴。

(227)小便失禁:关元穴(灸)。

(228)白浊:肾俞穴、关元穴、三阴交穴。

(229)阳痿:肾俞穴、关元穴、八髎穴、三阴交穴。

(230)阴举不衰:涌泉穴、少府穴、肾俞穴。

(231)阴茎痛:太溪穴、神门穴、太冲穴、阴谷穴、阴陵泉穴。

(232)阴肿:曲泉穴、太溪穴、大敦穴、肾俞穴、三阴交穴。

(233)睾丸肿痛:中极穴、肾俞穴、三阴交穴、阴陵泉穴。

(234)睾丸挛缩:蠡沟穴、太溪穴、大敦穴、关元穴(灸)。

(235)腹泻:水分穴、天枢穴、气海穴、大肠俞穴、足三里穴、三阴交穴。

(236)暴泄:隐白穴。

(237)大便不禁:大肠俞穴、关元穴、肾俞穴。

(238)大便秘结:大肠俞穴、天枢穴、外关穴、上巨虚穴、下巨虚穴。

(239)大便下血:承山穴、解溪穴、太白穴、带脉穴。

（240）下痢赤白：合谷穴、天枢穴、上巨虚穴。

（241）脱肛：大肠俞穴、百会穴、长强穴、肩井穴、合谷穴、气海穴。

（242）经行后期：气海穴、气穴、三阴交穴。

（243）经行先期：关元穴、血海穴。

（244）经行先后无定期：关元穴、三阴交穴、脾俞穴。

（245）经闭：脾俞穴、肾俞穴、气海穴、关元穴、中极穴、合谷穴、足三里穴。

（246）阴挺：血海穴、三阴交穴、交信穴、归来穴。

（247）崩漏：气海穴、然谷穴、三阴交穴、关元穴（灸）、隐白穴（灸）。

（248）经行腹痛：关元穴、三阴交穴、次髎穴、合谷穴。

（249）白带：带脉穴、气海穴、三阴交穴、脾俞穴、足三里穴。

（250）妊娠呕吐：风池穴、中脘穴、建里穴、内关穴、足三里穴。

（251）乳汁不行：乳根穴、膻中穴、少泽穴、太冲穴。

（252）不孕：关元穴、三阴交穴、石关穴、中极穴、商丘穴、涌泉穴、筑宾穴。

（253）小儿腹泻：天枢穴、气海穴、关元穴、足三里穴、中脘穴（灸）、神阙穴（灸）。

（254）夜啼：灸百会穴、人中穴。

（255）急惊风：人中穴、印堂穴、十宣穴、合谷穴、太冲穴。

（256）慢惊风：脾俞穴、胃俞穴、肝俞穴、肾俞穴、气海穴、足三里穴、太冲穴、百会穴、印堂穴、筋缩穴。

（257）遗尿：气海穴、大敦穴。

（258）小儿痿证：在上肢，取颈部夹脊穴、臑俞穴、肩髃穴、曲池穴、手三里穴、合谷穴；在下肢，取腰阳关穴、八髎穴、环跳穴、殷门穴、伏兔穴、足三里穴、阳陵泉穴、悬钟穴、申脉穴。

（259）面部疔肿：合谷穴、足三里穴、神门穴。

（260）手部疔肿：曲池穴（刺血）。

（261）背部疔肿：肩井穴、足三里穴、委中穴、足临泣穴、行间穴、通里穴、少海穴、太冲穴。

（262）乳房肿痛：足临泣穴。

（263）乳房红肿：膺窗穴、乳根穴、下巨虚穴、复溜穴、太冲穴。

（264）肠痈腹痛：上巨虚穴、天枢穴、地机穴、阑尾穴。

（265）脱发：阿是穴、百会穴、风池穴、膈俞穴、足三里穴、三阴交穴、肾俞穴。

（266）缠腰龙：患处临近穴位（刺血）、身柱穴、合谷穴、曲池穴、血海穴、三阴交穴。

(267)皮肤风疹:曲池穴(刺血)、血海穴、三阴交穴、合谷穴、足三里穴。

(268)瘰疬:曲池穴、肩井穴、合谷穴、太冲穴。

(269)痹证取穴。

颈部:风池穴、天柱穴、列缺穴。

颌部痛:下关穴、颊车穴、合谷穴。

肩关节痛:肩髃穴、肩髎穴、肩贞穴、臑俞穴。

肩胛痛:天宗穴、秉风穴、肩外俞穴、膏肓穴。

肘臂痛:曲池穴、尺泽穴、天井穴、外关穴、合谷穴。

手腕痛:阳池穴、阳溪穴、阳谷穴、外关穴。

手指拘挛:阳谷穴、合谷穴、后溪穴。

手指麻痛:后溪穴、三间穴、八邪穴。

髋关节痛:环跳穴、居髎穴、悬钟穴。

腰脊痛:人中穴、身柱穴、腰阳关穴。

股部痛:秩边穴、承扶穴、阳陵泉穴。

膝关节痛:鹤顶穴、犊鼻穴、内膝眼穴、阳陵泉穴、阴陵泉穴。

小腿麻痛:承山穴、飞扬穴。

踝部痛:解溪穴、商丘穴、丘墟穴、昆仑穴、太溪穴。

足趾部:公孙穴、束骨穴、八风穴。

全身痛:后溪穴、申脉穴、大包穴、膈俞穴、肩髃穴、曲池穴、合谷穴、阳池穴、环跳穴、阳陵泉穴、悬钟穴、解溪穴。

上肢取穴:肩髃穴、曲池穴、外关穴、合谷穴、大椎穴、天柱穴。

下肢取穴:髀关穴、足三里穴、解溪穴、环跳穴、阳陵泉穴、悬钟穴、三阴交穴、昆仑穴、腰部夹脊穴。

腹部取穴:梁门穴、天枢穴、带脉穴、关元穴。

膝关节屈曲:阴市穴。

膝关节反曲:承扶穴、委中穴、承山穴。

足内翻:风市穴、申脉穴、丘墟穴。

足外翻:照海穴、太溪穴。

手内外旋困难:阳池穴、阳溪穴、后溪穴、四渎穴、少海穴。

腕下垂:四渎穴、外关穴。

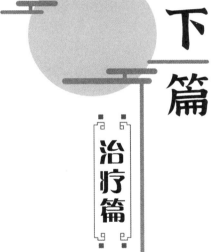

下篇

治疗篇

第三章 内 科

一、感 冒

1.风寒证

【方】

风府穴、风门穴、风池穴、列缺穴、合谷穴、大椎穴。

【速记方歌】

风寒感冒身不舒,风门风池与风府。

列缺大椎合谷伍,全身症状定能除。

【施术提示】

本病穴位中度刺激针灸治疗。宜用艾灸。

【术】

风府穴:直刺(0.5～0.8寸),不可深刺,以免刺伤延髓。

风门穴:斜刺(0.5～0.7寸),震颤催气,飞旋泻法。

风池穴:向鼻尖方向(0.5～0.8寸),震颤催气,飞旋泻法。

列缺穴:向上斜刺(0.3～0.5寸),平补平泻。

合谷穴:程氏三才法直刺人才(0.5～0.8寸),震颤催气,飞旋泻法。

大椎穴:程氏三才法直刺天才(0.5～0.8寸),震颤催气,平补平泻,加灸。

2.风热证

【方】

大椎穴、曲池穴、合谷穴、鱼际穴、少商穴、外关穴。

【速记方歌】

风热感冒肺不宣,大椎曲池合谷选。

要想症状快退去,鱼际少商配外关。

【施术提示】

本病穴位中度刺激针灸治疗。少商穴点刺出血3滴。

【术】

大椎穴:程氏三才法直刺天才(0.3～0.5寸),震颤催气,飞旋泻法。

曲池穴:程氏三才法直刺天才(0.5～0.8寸),震颤催气,飞旋泻法。

合谷穴:程氏三才法直刺天才(0.3～0.5寸),震颤催气,飞旋泻法。

鱼际穴:程氏三才法直刺天才(0.3～0.5寸),震颤催气,飞旋泻法。

少商穴:浅刺(0.1寸),点刺出血3滴。

外关穴:程氏三才法直刺天才(0.3～0.5寸),震颤催气,飞旋泻法。

二、风 温

【方】

大椎穴、曲池穴、风池穴、风府穴、头维穴、攒竹穴、百会穴、间使穴、内庭穴、至阳穴、身柱穴、陶道穴、上星穴、内迎香穴、合谷穴、口禾髎穴、鱼际穴、太渊穴、手三里穴、外关穴、阳陵泉穴、昆仑穴。

【速记方歌】

风温发热大椎找,配上曲池能退烧。

头痛风池连风府,头维攒竹有功效。

神昏谵语刺百会,间使内庭最可靠。

角弓反张至阳消,还加身柱和陶道。

鼻塞上星内迎香,衄血合谷配禾髎。

咽炎疼痛加鱼际,太渊止咳功力高。

筋骨酸痛手三里,外关阳陵昆仑妙。

【施术提示】

本病穴位宜中度刺激针灸治疗。

【术】

大椎穴:程氏三才法直刺人才(0.3～0.5寸),震颤催气,平补平泻。

曲池穴:程氏三才法直刺天才(0.5～0.8寸),震颤催气,飞旋泻法。

风池穴:向鼻尖方向(0.5～0.8寸),震颤催气,飞旋泻法。

风府穴:直刺(0.5～0.8寸),不可深刺,以免刺伤延髓。

头维穴:程氏三才法平刺天才(0.5～0.8寸),震颤催气,飞旋泻法。

攒竹穴:程氏三才法斜刺天才(0.3～0.5寸),震颤行气,飞旋泻法。

百会穴:程氏三才法逆经平刺天才(0.3～0.5寸)。

间使穴:程氏三才法直刺人才(0.8～1.0寸),震颤行气,飞旋泻法。

内庭穴:程氏三才法直刺天才(0.3～0.5寸),飞旋泻法。

至阳穴:程氏三才法斜刺天才(0.3～0.5寸),震颤催气,飞旋补法。

身柱穴:程氏三才法斜刺天才(0.3～0.5寸),震颤催气,飞旋补法。

陶道穴:程氏三才法斜刺天才(0.3～0.5寸),震颤催气,飞旋补法。

上星穴:程氏三才法斜刺天才(0.5～0.8寸),平补平泻。

内迎香穴:程氏三才法直刺天才(0.3～0.4寸),震颤催气,飞旋泻法。

合谷穴:程氏三才法直刺人才(0.5～0.8寸),震颤催气,飞旋泻法。

口禾髎穴:程氏三才法直刺天才(0.3～0.4寸),震颤催气,飞旋泻法。

鱼际穴:程氏三才直刺天才(0.3～0.5寸),震颤催气,飞旋泻法。

太渊穴:避开桡动脉,程氏三才法直刺天才(0.2～0.3寸)。

手三里穴:程氏三才法直刺人才(0.8～1.2寸),震颤催气,飞旋泻法。

外关穴:程氏三才法直刺天才(0.3～0.5寸),震颤催气,平补平泻。

阳陵泉穴:程氏三才法直刺地才(1.5～2寸),震颤催气,飞旋泻法。

昆仑穴:程氏三才法向内斜刺人才(0.5～0.6寸),震颤催气,飞旋泻法。

三、咳　嗽

1.外感咳嗽

【方】

肺俞穴、列缺穴、合谷穴。咽喉疼痛加少商穴,发热恶寒加大椎穴、外关穴。

【速记方歌】

外感咳嗽气不舒,肺俞列缺及合谷。

发热大椎配外关,咽疼少商功特殊。

【施术提示】

本病穴位中度刺激针灸治疗。宜用艾灸。

【术】

肺俞穴:斜刺(0.5～0.7寸),平补平泻。

列缺穴:向上斜刺(0.3～0.5寸),平补平泻。

合谷穴:程氏三才法直刺人才(0.3～0.5寸),震颤催气,平补平泻。

少商穴:点刺出血3滴。

大椎穴:程氏三才法直刺人才(0.3～0.5寸),震颤催气,平补平泻。

外关穴:程氏三才法直刺人才(0.3~0.5寸),震颤催气,平补平泻。

2.内伤咳嗽

(1)痰浊阻肺证

【方】

肺俞穴、中脘穴、足三里穴、丰隆穴、尺泽穴。

【速记方歌】

痰浊阻肺选肺俞,中脘乃与尺泽伍。

三里祛湿原气补,丰隆能把浊痰除。

【施术提示】

本病穴位中度刺激针灸治疗。

【术】

肺俞穴:斜刺(0.5~0.7寸),飞旋补法,可针上加灸。

中脘穴:程氏三才法直刺人才(1~1.2寸),震颤催气,飞旋泻法。

足三里穴:程氏三才法直刺人才(1~1.5寸),震颤催气,飞旋泻法。

丰隆穴:程氏三才法直刺人才(1~1.5寸),震颤催气,飞旋泻法。

尺泽穴:程氏三才法直刺人才(0.8~1.2寸),震颤催气,飞旋泻法。找穴旁静脉血管,点刺出血。

(2)肺燥阴虚证

【方】

肺俞穴、中府穴、列缺穴、照海穴。咳血加孔最穴、膈俞穴。

【速记方歌】

肺燥阴虚选肺俞,咳血孔最配膈俞。

头上症状取列缺,中府照海肺肾补。

【施术提示】

本病穴位中度刺激针灸治疗。

【术】

肺俞穴:斜刺(0.5~0.7寸),平补平泻,可针上加灸。

中府穴:斜刺(0.5~0.8寸),平补平泻。

列缺穴:斜刺(0.3~0.5寸),平补平泻。

照海穴:程氏三才法直刺人才(0.3~0.5寸),震颤催气,平补平泻。

孔最穴:程氏三才法直刺人才(0.8~1.2寸),震颤催气,平补平泻。

膈俞穴:斜刺(0.5~0.7寸),平补平泻,可针上加灸。

四、哮 喘

1.实证

(1)寒证

【方】

肺俞穴、风门穴、大椎穴、列缺穴、合谷穴。

【速记方歌】

寒喘呼吸身不舒,风门大椎配肺俞。

列缺能把症状缓,还有一穴是合谷。

【施术提示】

本病穴位中度刺激针灸治疗。宜用艾灸。

【术】

肺俞穴:斜刺(0.5～0.7 寸),平补平泻,可针后加灸。

风门穴:斜刺(0.5～0.7 寸),平补平泻,可针后加灸。

大椎穴:向上斜刺(0.5～1 寸),平补平泻,可针后加灸。

列缺穴:向上斜刺(0.3～0.5 寸),飞旋泻法。

合谷穴:程氏三才法直刺人才(0.3～0.5 寸),震颤催气,飞旋泻法。

(2)热证

【方】

肺俞穴、天突穴、尺泽穴、丰隆穴、定喘穴。

【速记方歌】

热喘呼吸身不舒,首选尺泽配天突。

定喘丰隆功自妙,还有一穴是肺俞。

【施术提示】

本病穴位中度刺激针灸治疗。

【术】

肺俞穴:斜刺(0.5～0.7 寸),飞旋泻法。

天突穴:先直刺(0.2 寸),再将针尖向下紧贴胸骨柄后再刺(0.5～0.8 寸)。

尺泽穴:程氏三才法直刺人才(0.8～1.2 寸),震颤催气,飞旋泻法。找穴旁静脉血管,点刺出血。

丰隆穴:程氏三才法直刺地才(1.5～2 寸),震颤催气,飞旋泻法。

定喘穴:程氏三才法直刺人才(0.5～0.8寸),震颤催气,飞旋泻法。

2.虚证

(1)肺虚证

【方】

肺俞穴、太渊穴、足三里穴、太白穴。

【速记方歌】

哮喘呼吸身不舒,首选太渊及肺俞。

太白健脾又化痰,三里能把正气补。

【施术提示】

本病穴位轻度刺激针灸治疗。宜用艾灸。

【术】

肺俞穴:斜刺(0.5～0.7寸),飞旋补法,加灸。

太渊穴:避开桡动脉,直刺(0.2～0.3寸)。

足三里穴:程氏三才法直刺人才(1～1.2寸),震颤催气,飞旋补法。

太白穴:程氏三才法直刺人才(0.3～0.5寸),震颤催气,飞旋补法。

(2)肾虚证

【方】

太溪穴、肾俞穴、膻中穴、肺俞穴、气海穴。随症配穴:久咳加身柱穴、膏肓穴;脾虚加中脘穴、脾俞穴。

【速记方歌】

虚证哮喘身不舒,首选肺俞配肾俞。

久咳身柱及膏肓,中脘气海连脾俞。

太溪能把肾气补,膻中调气神情舒。

【施术提示】

本病穴位轻度刺激针灸治疗。肾俞穴、肺俞穴、气海穴、膏肓穴宜用艾灸。

【术】

太溪穴:程氏三才法直刺人才(0.5～0.8寸),震颤催气,飞旋补法。

肾俞穴:程氏三才法直刺人才(0.8～1.2寸),震颤催气,飞旋补法。

膻中穴:平刺(0.3～0.5寸)。

肺俞穴:斜刺(0.5～0.7寸),飞旋补法。

气海穴:程氏三才法直刺人才(1～1.2寸),震颤催气,飞旋补法。

身柱穴:灸3～5壮。

膏肓穴:灸 3～5 壮。

中脘穴:灸 3～5 壮。

脾俞穴:灸 3～5 壮。

五、肺 痈

【方】

风池穴、大杼穴、身柱穴、曲池穴、合谷穴、肺俞穴、膈俞穴、外关穴、丰隆穴、行间穴。

【速记方歌】

风热肺痈莫迟延,风池大杼身柱连。

曲池合谷肺膈俞,外关丰隆与行间。

【施术提示】

本病穴位用轻度刺激,宜灸。

【术】

风池穴:程氏三才法向鼻尖方向直刺地才(0.6～0.8 寸),震颤催气,飞旋补法。

大杼穴:程氏三才法斜刺天才(0.5～0.7 寸),飞旋补法,加灸。

身柱穴:程氏三才法斜刺天才(0.3～0.5 寸),震颤催气,飞旋补法。

曲池穴:程氏三才法向内斜刺天才(1～1.2 寸),震颤催气,飞旋泻法。

合谷穴:程氏三才法直刺人才(0.5～0.8 寸),震颤催气,飞旋泻法。

肺俞穴:程氏三才法斜刺天才(0.5～0.7 寸),飞旋补法,加灸。

膈俞穴:程氏三才法直刺天才(0.3～0.5 寸),震颤催气,飞旋泻法。

外关穴:程氏三才法直刺地才(0.8～1 寸),震颤催气,平补平泻。

丰隆穴:程氏三才法直刺人才(1～1.5 寸),震颤催气,飞旋泻法。

行间穴:程氏三才法直刺人才(0.3～0.5 寸),飞旋泻法。

六、肺 痿

【方】

风门穴、风池穴、肺俞穴、曲池穴、商阳穴、外关穴、行间穴、内庭穴、合谷穴、大椎穴、复溜穴、少冲穴、身柱穴、内关穴、太渊穴、尺泽穴。

【速记方歌】

肺痿咳血针效速,风门风池与肺俞。

曲池商阳与外关,行间内庭配合谷。

高热烦渴添大椎,复溜少冲和身柱。

咳喘胸痛内关求,太渊尺泽痰喘除。

【施术提示】

本病穴位用轻度刺激,风门穴、风池穴、肺俞穴宜多灸。

【术】

风门穴:程氏三才法斜刺人才(0.5～0.7寸),平补平泻,可针上加灸。

风池穴:程氏三才法向鼻尖方向直刺地才(0.6～0.8寸),震颤催气,飞旋补法。

肺俞穴:程氏三才法斜刺天才(0.5～0.7寸),飞旋补法,加灸。

曲池穴:程氏三才法向内斜刺天才(1～1.2寸),震颤催气,飞旋泻法。

商阳穴:点刺出3滴血。

外关穴:程氏三才法直刺地才(0.8～1寸),震颤催气,平补平泻。

行间穴:程氏三才法直刺人才(0.3～0.5寸),飞旋泻法。

内庭穴:程氏三才法直刺天才(0.3～0.5寸),飞旋泻法。

合谷穴:程氏三才法直刺人才(0.5～0.8寸),震颤催气,飞旋泻法。

大椎穴:程氏三才法直刺地才(0.5～0.8寸),震颤催气,飞旋泻法。

复溜穴:程氏三才法直刺天才(0.3～0.5寸),飞旋补法。

少冲穴:程氏三才法直刺人才(0.3～0.5寸),震颤催气,飞旋泻法。

身柱穴:程氏三才法直刺地才(0.5～0.8寸),震颤催气,飞旋泻法。

内关穴:程氏三才法直刺人才(0.3～0.5寸),震颤催气,飞旋补法。

太渊穴:避开桡动脉,程氏三才法直刺天才(0.2～0.3寸)。

尺泽穴:程氏三才法直刺天才(0.3～0.5寸),震颤催气,飞旋泻法。

七、肺　积

【方】

风池穴、中脘穴、心俞穴、气海穴、鱼际穴、肩井穴、足三里穴。

【速记方歌】

咳喘肺壅取风池,中脘心俞气海施。

鱼际肩井足三里,针后加灸喘自止。

【施术提示】

本病穴位用中度刺激,背部穴位宜灸。

【术】

风池穴:程氏三才法向鼻尖方向直刺地才(0.6～0.8寸),震颤催气,飞旋泻法。

中脘穴:程氏三才法直刺人才(1～1.5寸),震颤行气,平补平泻。

心俞穴:程氏三才法斜刺人才(0.5～0.7寸),震颤行气,平补平泻。

气海穴:程氏三才法直刺天才(1.2～1.5寸),震颤行气,飞旋补法。

鱼际穴:程氏三才法直刺天才(0.3～0.5寸),震颤催气,飞旋泻法。

肩井穴:程氏三才法斜刺人才(0.5～0.8寸),震颤催气,飞旋补法。

足三里穴:程氏三才法直刺人才(1～1.5寸),震颤行气,飞旋补法。

八、痰 饮

【方】

肺俞穴、天突穴、太渊穴、中府穴、俞府穴、足三里穴、丰隆穴、气海穴、督俞穴、脾俞穴、中脘穴。

【速记方歌】

痰饮久咳多失眠,肺俞天突及太渊。

中府俞府足三里,丰隆专门去顽痰。

腹部脐下寻气海,督俞脾俞和中脘。

针刺手法宜清浅,兼加艾灸身安然。

【施术提示】

本病穴位用轻度刺激,宜灸。

【术】

肺俞穴:程氏三才法斜刺天才(0.5～0.7寸),飞旋补法,加灸。

天突穴:先直刺(0.2寸),再将针尖向下紧贴胸骨柄后再刺(0.5～0.8寸)。

太渊穴:避开桡动脉,程氏三才法直刺天才(0.2～0.3寸)。

中府穴:程氏三才法斜刺人才(0.5～0.8寸),平补平泻。

俞府穴:程氏三才法斜刺人才(0.5～0.8寸),平补平泻。

足三里穴:程氏三才法直刺人才(1.2～1.5寸),震颤催气,飞旋泻法。

丰隆穴:程氏三才法直刺人才(1.2～1.5寸),震颤催气,飞旋泻法。

气海穴:程氏三才法直刺人才(0.8～1.2寸),震颤行气,平补平泻。

督俞穴:程氏三才法斜刺天才(0.5～0.7寸),平补平泻,可针上加灸。

脾俞穴:程氏三才法斜刺天才(0.5～0.7 寸),平补平泻,可针上加灸。

中脘穴:程氏三才法直刺地才(1～1.2 寸),震颤催气,飞旋补法。取清艾条 1 根,点燃后悬于穴位之上,艾火距皮肤 2～3cm,灸 10～20 分钟,灸至皮肤温热红晕,而又不灼伤皮肤为度。

九、肺　胀

【方】

肺俞穴、风门穴、膏肓穴、魄户穴、中脘穴、尺泽穴、足三里穴、丰隆穴、太渊穴、气海穴。

【速记方歌】

肺胀须先刺肺俞,风门膏肓与魄户。

中脘尺泽足三里,丰隆太渊气海补。

【施术提示】

本病穴位用中度刺激,背部穴位宜灸。

【术】

肺俞穴:程氏三才法斜刺人才(0.5～0.7 寸),平补平泻,可针上加灸。

风门穴:程氏三才法斜刺人才(0.5～0.7 寸),平补平泻,可针上加灸。

膏肓穴:施艾灸法,各穴灸 3～5 壮。

魄户穴:程氏三才法斜刺人才(0.5～0.7 寸),震颤催气,平补平泻。

中脘穴:程氏三才法直刺地才(1～1.2 寸),震颤催气,飞旋补法。

尺泽穴:程氏三才法直刺天才(0.3～0.5 寸),震颤催气,飞旋泻法。

足三里穴:程氏三才法直刺地才(1.3～1.5 寸),震颤催气,飞旋补法。

丰隆穴:程氏三才法直刺人才(0.8～1.2 寸),震颤催气,飞旋泻法。

太渊穴:程氏三才法直刺人才(0.3～0.5 寸),飞旋泻法。

气海穴:程氏三才法平刺地才(1.2～1.5 寸),震颤催气,飞旋补法。

十、肺　痨

【方】

膏肓穴、肺俞穴、督俞穴、中府穴、太渊穴、天突穴、膻中穴、气海穴、尺泽穴、孔最穴、列缺穴、膈俞穴、阴郄穴、后溪穴、丰隆穴、大椎穴、厥阴穴、身柱穴、曲池穴、合谷穴、大肠俞穴、天枢穴、关元穴。

【速记方歌】

肺痨之症在调养,针灸治疗缓症状。

咳嗽膏肓肺督俞,中府太渊天突上。

胸中气逆向上冲,膻中气海灸七壮。

咳血尺泽和孔最,列缺膈俞不能忘。

盗汗阴郄后溪治,痰多取穴丰隆降。

发热大椎厥阴俞,身柱曲池合谷当。

大便泄取大肠俞,天枢关元不可忘。

【施术提示】

本病穴位用轻度刺激,背部穴位宜灸。

【术】

膏肓穴:施艾灸法,各穴灸 3～5 壮。

肺俞穴:程氏三才法斜刺人才(0.5～0.7 寸),平补平泻,可针上加灸。

督俞穴:程氏三才法直刺天才(0.3～0.5 寸),震颤催气,飞旋泻法。

中府穴:程氏三才法斜刺人才(0.5～0.8 寸),平补平泻。

太渊穴:程氏三才法直刺人才(0.3～0.5 寸),飞旋泻法。

天突穴:先直刺(0.2 寸),再将针尖向下紧贴胸骨柄后再刺(0.5～0.8 寸)。

膻中穴:程氏三才法平刺人才(0.3～0.5 寸),平补平泻法。

气海穴:程氏三才法平刺地才(1.2～1.5 寸),震颤催气,飞旋补法。

尺泽穴:程氏三才法直刺天才(0.3～0.5 寸),震颤催气,飞旋泻法。

孔最穴:程氏三才法直刺人才(0.8～1.2 寸),震颤催气,平补平泻。

列缺穴:程氏三才法向上斜刺人才(0.3～0.5 寸),平补平泻。

膈俞穴:程氏三才法直刺天才(0.3～0.5 寸),震颤催气,飞旋泻法。

阴郄穴:程氏三才法向上斜刺人才(0.3～0.5 寸),平补平泻。

后溪穴:程氏三才法直刺天才(0.3～0.5 寸),震颤催气,飞旋泻法。

丰隆穴:程氏三才法直刺人才(0.8～1.2 寸),震颤催气,飞旋泻法。

大椎穴:程氏三才法直刺地才(0.5～0.8 寸),震颤催气,飞旋泻法。

厥阴穴:程氏三才法斜刺人才(0.5～0.7 寸),平补平泻,可针上加灸。

身柱穴:程氏三才法斜刺天才(0.3～0.5 寸),震颤催气,飞旋补法。

曲池穴:程氏三才法向内斜刺天才(1～1.2 寸),震颤催气,飞旋泻法。

合谷穴:程氏三才法直刺人才(0.5～0.8 寸),震颤催气,飞旋泻法。

大肠俞穴:程氏三才法直刺地才(1.2～1.5 寸),震颤行气,飞旋泻法。

天枢穴:程氏三才法直刺地才(1.2～1.5寸),震颤催气,飞旋泻法。

关元穴:程氏三才法直刺人才(0.8～1.2寸),震颤行气,平补平泻。

十一、咳 血

【方】

肺俞穴、孔最穴、大椎穴、尺泽穴、曲池穴、合谷穴、鱼际穴、列缺穴、脾俞穴、膈俞穴、肾俞穴。

【速记方歌】

咳血肺俞配孔最,大椎尺泽曲池随。

合谷鱼际列缺穴,脾俞膈俞肾俞会。

【施术提示】

本病穴位中度刺激针灸治疗。肺俞穴、脾俞穴、膈俞穴、肾俞穴宜用艾灸。

【术】

肺俞穴:斜刺(0.5～0.7寸),飞旋补法,可针上加灸。

孔最穴:程氏三才法直刺人才(0.8～1.2寸),震颤催气,平补平泻。

大椎穴:程氏三才法直刺人才(0.3～0.5寸),震颤催气,平补平泻。

尺泽穴:程氏三才法直刺人才(0.8～1.2寸),震颤催气,飞旋泻法。

曲池穴:程氏三才法直刺天才(0.5～0.8寸),震颤催气,飞旋泻法。

合谷穴:程氏三才法直刺天才(0.3～0.5寸),震颤催气,飞旋泻法。

鱼际穴:程氏三才法直刺天才(0.3～0.5寸),震颤催气,飞旋泻法。

列缺穴:程氏三才法向上斜刺天才(0.3～0.5寸),平补平泻。

脾俞穴:程氏三才法斜刺人才(0.5～0.7寸),震颤行气,飞旋补法。

膈俞穴:程氏三才法斜刺天才(0.5～0.7寸),平补平泻,可针上加灸。

肾俞穴:程氏三才法直刺人才(0.8～1寸),震颤行气,平补平泻。

十二、呕 吐

1.饮食停积证

【方】

中脘穴、下脘穴、足三里穴、内关穴、公孙穴。

【速记方歌】

呕吐三里配内关,中脘公孙及下脘。

饮食停积在腹部,诸穴联合攻自安。

【施术提示】

本病穴位中度刺激针灸治疗。

【术】

中脘穴:程氏三才法直刺天才(0.5～0.8寸),震颤催气,飞旋泻法。

下脘穴:程氏三才法直刺天才(0.5～0.8寸),震颤催气,飞旋泻法。

足三里穴:程氏三才法直刺人才(0.8～1.2寸),震颤催气,飞旋泻法。

内关穴:程氏三才法直刺人才(0.3～0.5寸),震颤催气,飞旋泻法。

公孙穴:程氏三才法直刺人才(0.3～0.5寸),震颤催气,飞旋泻法。

2.肝气犯胃证

【方】

中脘穴、太冲穴、足三里穴、内关穴、公孙穴。

【速记方歌】

肝气犯胃之呕吐,内关太冲功特殊。

公孙中脘调胃气,足三里穴把胃舒。

【施术提示】

本病穴位中度刺激针灸治疗。

【术】

中脘穴:程氏三才法直刺人才(0.8～1.2寸),震颤催气,平补平泻。

太冲穴:程氏三才法直刺人才(0.3～0.5寸),震颤催气,平补平泻。

足三里穴:程氏三才法直刺人才(0.8～1.2寸),震颤催气,平补平泻。

内关穴:程氏三才法直刺人才(0.5～0.8寸),震颤催气,平补平泻。

公孙穴:程氏三才法直刺人才(0.5～0.8寸),震颤催气,平补平泻。

3.脾胃虚弱证

【方】

中脘穴、足三里穴、内关穴、公孙穴、脾俞穴。

【速记方歌】

脾胃虚弱之呕吐,三里脾俞脾胃补。

内关最能止呕吐,中脘公孙功特殊。

【施术提示】

本病穴位中度刺激针灸治疗。中脘穴、足三里穴、脾俞穴宜用艾灸。

【术】

中脘穴:程氏三才法直刺地才(1.2～1.5寸),震颤催气,飞旋补法。加灸。

足三里穴:程氏三才法直刺人才(1.5～2寸),震颤催气,飞旋补法。加灸。

内关穴:程氏三才法直刺人才(0.5～1寸),震颤催气,飞旋补法。

公孙穴:程氏三才法直刺人才(0.5～0.8寸),震颤催气,飞旋补法。

脾俞穴:程氏三才法斜刺人才(0.8～1.2寸),震颤催气,飞旋补法。加灸。

十三、呕 血

【方】

中脘穴、足三里穴、隐白穴、梁丘穴、血海穴、曲池穴、曲泽穴、上巨虚穴、内关穴、神门穴、太溪穴、天枢穴、内庭穴、三阴交穴、脾俞穴、膈俞穴、丰隆穴。

【速记方歌】

呕血中脘足三里,隐白梁丘血海拟。

曲池曲泽上巨虚,内关神门配太溪。

天枢内庭三阴交,脾俞膈俞丰隆理。

【施术提示】

本病穴位中度刺激针灸治疗。脾俞穴、膈俞穴宜用艾灸。

【术】

中脘穴:程氏三才法直刺人才(0.5～0.8寸),震颤催气,飞旋泻法。

足三里穴:程氏三才法直刺人才(0.8～1.2寸),震颤催气,飞旋补法。可针上加灸,或单独艾灸。

隐白穴:程氏三才法直刺人才(0.5～0.7寸),飞旋补法,针后灸。麦粒灸法。

梁丘穴:程氏三才法直刺天才(0.8～1.2寸),震颤催气,飞旋泻法。

血海穴:程氏三才法直刺天才(0.8～1.2寸),震颤催气,飞旋泻法。

曲池穴:程氏三才法直刺人才(0.3～0.5寸),震颤催气,飞旋泻法,刺出血。

曲泽穴:点刺放血。

上巨虚穴:程氏三才法直刺地才(1.2～1.5寸),震颤行气,飞旋泻法。

内关穴:程氏三才法直刺人才(0.5～0.8寸),飞旋补法。

神门穴:程氏三才法直刺天才(0.2～0.3寸),震颤行气,飞旋补法。

太溪穴：程氏三才法斜刺天才(0.3～0.5 寸)，飞旋补法。

天枢穴：程氏三才法直刺天才(0.5～0.8 寸)，震颤行气，飞旋泻法。

内庭穴：程氏三才法直刺天才(0.3～0.5 寸)，飞旋泻法。

三阴交穴：程氏三才法直刺人才(0.8～1.2 寸)，震颤行气，飞旋补法。

脾俞穴：程氏三才法斜刺人才(0.5～0.7 寸)，震颤行气，飞旋补法。

膈俞穴：斜刺(0.5～0.7 寸)，平补平泻，可针上加灸。

丰隆穴：程氏三才法直刺人才(0.8～1.2 寸)，震颤催气，飞旋泻法。

十四、呃 逆

1.食积证

【方】

膈俞穴、中脘穴、内关穴、足三里穴、巨阙穴、里内庭穴。

【速记方歌】

食积呃逆选内关，膈俞三里及中脘。

巨阙配伍里内庭，诸穴联合呃逆痊。

【施术提示】

本病穴位中度刺激针灸治疗。

【术】

膈俞穴：斜刺(0.5～0.7 寸)，飞旋泻法。

中脘穴：程氏三才法直刺天才(0.5～0.8 寸)，震颤催气，飞旋泻法。

内关穴：程氏三才法斜刺人才(0.3～0.5 寸)，震颤催气，飞旋泻法。

足三里穴：程氏三才法斜刺人才(0.8～1.2 寸)，震颤催气，飞旋泻法。加灸。

巨阙穴：程氏三才法直刺人才(0.3～0.5 寸)，平补平泻。

里内庭穴：程氏三才法斜刺人才(0.3～0.5 寸)，飞旋泻法。

2.气滞证

【方】

膈俞穴、中脘穴、足三里穴、内关穴、膻中穴、太冲穴。

【速记方歌】

气滞呃逆膻中理，内关止呕不能比。

膈俞中脘太冲取，三里补气病能愈。

【施术提示】

本病穴位中度刺激针灸治疗。宜用艾灸。

【术】

膈俞穴:斜刺(0.5～0.7 寸),飞旋补法。

中脘穴:程氏三才法斜刺地才(1.2～1.5 寸),震颤催气,飞旋补法。加灸。

足三里穴:程氏三才法斜刺人才(0.8～1.2 寸),震颤催气,飞旋补法。

内关穴:程氏三才法斜刺人才(0.5～0.8 寸),震颤催气,飞旋泻法。

膻中:程氏三才法斜刺人才(0.3～0.5 寸),平补平泻。

太冲穴:程氏三才法斜刺人才(0.3～0.5 寸),震颤催气,飞旋泻法。

3.胃寒证

【方】

膈俞穴、中脘穴、足三里穴、内关穴、上脘穴。

【速记方歌】

胃寒呃逆膈俞选,上脘三里配内关。

能调虚寒病能愈,还有一穴是中脘。

【施术提示】

本病穴位中度刺激针灸治疗。宜用艾灸。

【术】

膈俞穴:斜刺(0.5～0.7 寸),飞旋补法。

中脘穴:程氏三才法斜刺地才(1.2～1.5 寸),震颤催气,飞旋补法。加灸。

足三里穴:程氏三才法斜刺地才(1.5～2 寸),震颤催气,飞旋补法。

内关穴:程氏三才法斜刺地才(0.3～0.5 寸),震颤催气,飞旋泻法。

上脘穴:程氏三才法斜刺地才(0.5～1 寸),震颤催气,飞旋补法。加灸。

十五、腹 胀

1.实证

【方】

中脘穴、天枢穴、足三里穴、上巨虚穴、合谷穴、气海穴、阴陵泉穴。

【速记方歌】

腹胀实证常嗳气,口臭尿赤大便秘。

合谷阴陵上巨虚,脘海天枢足三里。

【施术提示】

本病穴位中度刺激针灸治疗。

【术】

中脘穴:程氏三才法直刺地才(1.2～1.5寸),震颤行气,飞旋泻法。

天枢穴:程氏三才法直刺地才(1.2～1.5寸),震颤行气,飞旋泻法。

足三里穴:程氏三才法直刺地才(1.5～2寸),震颤行气,飞旋泻法。

上巨虚穴:程氏三才法直刺地才(1.2～1.5寸),震颤行气,飞旋泻法。

合谷穴:程氏三才法直刺地才(0.8～1.2寸),震颤行气,飞旋泻法。

气海穴:程氏三才法直刺天才(1.2～1.5寸),震颤行气,飞旋补法。

阴陵泉穴:程氏三才法直刺地才(1.2～1.5寸),震颤行气,飞旋泻法。

2.虚证

【方】

中脘穴、足三里穴、天枢穴、上巨虚穴、太白穴、关元穴。

【速记方歌】

腹胀虚证常喜按,肠鸣便溏精神倦。

天枢巨虚配中脘,三里太白灸关元。

【施术提示】

本病穴位中度刺激针灸治疗。关元穴宜用艾灸。

【术】

中脘穴:程氏三才法直刺地才(1.2～1.5寸),震颤行气,飞旋补法。加灸。

足三里穴:程氏三才法直刺人才(0.5～1寸),震颤行气,飞旋补法。

天枢穴:程氏三才法直刺天才(0.5～0.8寸),震颤行气,飞旋补法。加灸。

上巨虚穴:程氏三才法直刺人才(0.5～1寸),震颤行气,飞旋补法。

太白穴:程氏三才法直刺人才(0.5～1寸),震颤行气,飞旋补法。加灸。

关元穴:取生姜1块,切成0.2～0.5cm厚的姜片,可根据穴区部位和选用艾炷的大小而定,中间用针穿刺数孔。施灸时,将其放在穴区,置大或中等艾炷于其上,点燃,待局部有灼痛感时,略提起姜片,或更换艾炷再灸。灸5～10壮,以局部潮红为度。

十六、腹　痛

1.寒邪内积证

【方】

中脘穴、足三里穴、公孙穴、神阙穴。

【速记方歌】

寒凝腹痛灸中脘,三里公孙神阙安。

重用灸法不轻视,针灸结合妙可言。

【施术提示】

本病穴位中度刺激针灸治疗。神阙穴宜用艾灸。

【术】

中脘穴:程氏三才法直刺地才(1.2～1.5寸),震颤催气,飞旋补法。

足三里穴:程氏三才法直刺地才(1.5～1.2寸),震颤催气,飞旋补法。

公孙穴:程氏三才法直刺地才(0.8～1.2寸),震颤催气,飞旋补法。

神阙穴:食盐填平脐窝,上置大艾炷施灸,一般3～9壮,至腹中温热为止。

2.脾阳不振证

【方】

脾俞穴、章门穴、中脘穴、胃俞穴、气海穴、足三里穴。

【速记方歌】

脾阳不振脾俞选,胃俞章门配中脘。

三里一穴艾条灸,气海补气腹痛安。

【施术提示】

本病穴位中度刺激针灸治疗。气海穴宜用艾灸。

【术】

脾俞穴:程氏三才法斜刺人才(0.5～0.7寸),飞旋补法。

章门穴:程氏三才法直刺人才(0.5～0.8寸),飞旋补法。

中脘穴:程氏三才法直刺人才(1.2～1.5寸),震颤行气,飞旋补法。

胃俞穴:程氏三才法斜刺人才(0.5～0.7寸),飞旋补法。

气海穴:取清艾条1根,点燃后悬于穴位之上,艾火距皮肤2～3cm,灸10～20分钟,灸至皮肤温热红晕,而又不致灼伤皮肤为度。

足三里穴:程氏三才法直刺人才(1.2～1.5寸),飞旋补法。

3.饮食停滞证

【方】

中脘穴、天枢穴、气海穴、足三里穴、里内庭穴。

【速记方歌】

食滞腹痛天枢选,气海三里配中脘。

还有奇穴里内庭,诸穴结合腹痛痊。

【施术提示】

本病穴位中度刺激针灸治疗。中脘穴、天枢穴加拔火罐。

【术】

中脘穴:程氏三才法直刺天才(0.5～0.8寸),震颤行气,飞旋泻法。

天枢穴:程氏三才法直刺天才(0.5～0.8寸),震颤行气,飞旋泻法。

气海穴:程氏三才法直刺人才(0.8～1.2寸),震颤行气,平补平泻。

足三里穴:程氏三才法直刺天才(0.8～1.2寸),飞旋补法。

里内庭穴:直刺(0.3～0.5寸)。

十七、肠 鸣

【方】

督俞穴、膈俞穴、肝俞穴、日月穴、中脘穴、天枢穴、下巨虚穴、足临泣穴、次髎穴、中膂俞穴、大肠俞穴、小肠俞穴、足三里穴、气海穴、内庭穴、建里穴、关元穴。

【速记方歌】

肠鸣腹泻症类多,辨证取穴祛沉疴。

如若肠鸣属热泻,督膈肝俞与日月。

中脘天枢下巨虚,足临泣次髎中膂。

大小肠俞足三里,气海内庭与建里。

如有寒湿灸关元,肠鸣之疾定能痊。

【施术提示】

本病四肢穴位用重度刺激,腹部穴位轻度刺激,加灸。

【术】

督俞穴:程氏三才法直刺天才(0.3～0.5寸),震颤催气,飞旋泻法。

膈俞穴:程氏三才法直刺天才(0.3～0.5寸),震颤催气,飞旋泻法。

肝俞穴:程氏三才法斜刺人才(0.5～0.7寸),飞旋泻法。

日月穴:程氏三才法斜刺人才(0.3～0.5寸),飞旋泻法。

中脘穴:程氏三才法直刺人才(1～1.5寸),震颤行气,平补平泻。

天枢穴:程氏三才法直刺地才(1.2～1.5寸),震颤催气,飞旋泻法。

下巨虚穴:程氏三才法直刺天才(0.5～0.8寸),震颤催气,飞旋泻法。

足临泣穴:程氏三才法直刺天才(0.3～0.4寸),震颤催气,飞旋泻法。

次髎穴:程氏三才法直刺人才(1～1.5寸),震颤催气,飞旋泻法。

中膂俞穴:程氏三才法直刺人才(0.8～1.2寸),震颤催气,飞旋泻法。

大肠俞穴:程氏三才法直刺人才(0.8～1.2寸),震颤催气,飞旋泻法。

小肠俞穴:程氏三才法直刺人才(0.8～1.2寸),震颤催气,飞旋泻法。

足三里穴:程氏三才法直刺地才(1～1.2寸),震颤行气,平补平泻。

气海穴:程氏三才法直刺天才(1.2～1.5寸),震颤行气,飞旋补法。

内庭穴:程氏三才法直刺天才(0.3～0.5寸),飞旋泻法。

建里穴:程氏三才法直刺人才(1～1.5寸),震颤行气,平补平泻。

关元穴:程氏三才法直刺人才(0.8～1.2寸),震颤行气,平补平泻。

十八、泄 泻

1.急性泄泻

(1)寒湿证

【方】

天枢穴、足三里穴、中脘穴、气海穴。

【速记方歌】

泄泻辨证分慢急,寒湿天枢足三里。

配穴中脘及气海,诸穴联合功无比。

【施术提示】

本病穴位轻度刺激针灸治疗。中脘穴、气海穴宜用艾灸。

【术】

天枢穴:程氏三才法直刺地才(1.2～1.5寸),震颤行气,飞旋补法。

足三里穴:程氏三才法直刺地才(1.5～2寸),震颤行气,飞旋补法。

中脘穴:取生姜1块,切成0.2～0.5cm厚的姜片,可根据穴区部位和选用的艾炷大小而定,中间用针穿刺数孔。施灸时,将其放在穴区,置大或中等艾炷于其上,点燃,待局部有灼痛感时,略提起姜片,或更换艾炷再灸。灸5～10壮,以局部潮红为度。

气海穴:艾灸,法同中脘穴。

(2)湿热泻

【方】

天枢穴、足三里穴、内庭穴、阴陵泉穴。

【速记方歌】

泄泻辨证分慢急,湿热天枢足三里。

内庭配合阴陵泉,泻止神爽病已愈。

【施术提示】

本病穴位轻度刺激针灸治疗。宜用艾灸。

【术】

天枢穴:程氏三才法直刺天才(0.5~0.8寸),震颤行气,飞旋泻法。

足三里穴:程氏三才法直刺天才(0.5~0.8寸),震颤行气,飞旋泻法。

内庭穴:程氏三才法直刺天才(0.3~0.5寸),飞旋泻法。

阴陵泉穴:程氏三才法直刺天才(0.5~0.8寸),震颤行气,飞旋泻法。

(3)食伤泻

【方】

天枢穴、足三里穴、里内庭穴。

【速记方歌】

饮食所伤腹泄泻,天枢一穴功自绝。

足三里穴多用灸,里内庭穴是奇穴。

【施术提示】

本病穴位轻度刺激针灸治疗。

【术】

天枢穴:程氏三才法直刺人才(0.8~1.2寸),震颤行气,飞旋泻法。

足三里穴:程氏三才法直刺人才(1.2~1.5寸),震颤行气,飞旋泻法。

里内庭穴:程氏三才法直刺(0.3~0.5寸)。

2.慢性泄泻

(1)脾虚证

【方】

脾俞穴、章门穴、太白穴、中脘穴、足三里穴。

【速记方歌】

艾灸脾俞治脾虚,太白中脘足三里。

还有一穴是章门,慢性腹泻已痊愈。

【施术提示】

本病穴位轻度刺激针灸治疗。脾俞穴宜用艾灸。

【术】

章门穴:程氏三才法直刺天才(0.5~0.8寸),飞旋补法。

太白穴:程氏三才法直刺天才(0.3~0.5寸),飞旋补法。

中脘穴:程氏三才法直刺地才(0.8~1.2寸),震颤行气,飞旋补法。

足三里穴:程氏三才法直刺地才(1.5~2寸),震颤行气,飞旋补法。

脾俞穴:取生姜1块,切成0.2~0.5cm厚的姜片,可根据穴区部位和选用的艾炷大小而定,中间用针穿刺数孔。施灸时,将其放在穴区,置大或中等艾炷放在其上,点燃,待局部有灼痛感时,略提起姜片,或更换艾炷再灸。灸 5～10 壮,以局部潮红为度。

(2)肾虚证

【方】

命门穴、关元穴、太溪穴、足三里穴、脾俞穴、肾俞穴。

【速记方歌】

肾虚腹泻取肾俞,命门关元太溪补。

脾俞三里重灸法,肾虚腹泻病已除。

【施术提示】

本病穴位轻度刺激针灸治疗。脾俞穴、肾俞穴宜用艾灸。

【术】

命门穴:程氏三才法直刺天才(0.5～0.8 寸),震颤行气,飞旋补法。

关元穴:程氏三才法直刺天才(0.5～0.8 寸),震颤行气,飞旋补法。

太溪穴:程氏三才法直刺人才(0.3～0.5 寸),震颤行气,飞旋补法。

足三里穴:程氏三才法直刺人才(1.2～1.5 寸),震颤行气,飞旋补法。

脾俞穴:取生姜 1 块,切成 0.2～0.5cm 厚的姜片,可根据穴区部位和选用的艾炷大小而定,中间用针穿刺数孔。施灸时,将其放在穴区,置大或中等艾炷于其上,点燃,待局部有灼痛感时,略提起姜片,或更换艾炷再灸。灸 5～10 壮,以局部潮红为度。

肾俞穴:灸法,同脾俞穴。

十九、便 秘

1.偏实证

【方】

大肠俞穴、天枢穴、支沟穴、照海穴。热结加曲池穴、合谷穴。气滞加中脘穴、太冲穴。

【速记方歌】

便秘实证寻支沟,大肠天枢照海求。

热结曲池配合谷,气滞中脘太冲收。

【施术提示】

本病穴位重度刺激针灸治疗。

【术】

大肠俞穴:程氏三才法直刺地才(1.2～1.5寸),震颤行气,飞旋泻法。

天枢穴:程氏三才法直刺地才(1.2～1.5寸),震颤行气,飞旋泻法。

支沟穴:程氏三才法直刺地才(0.8～1.2寸),震颤行气,飞旋泻法。

照海穴:程氏三才法直刺地才(0.3～0.5寸),震颤行气,飞旋泻法。

曲池穴:程氏三才法直刺地才(1.0～1.5寸),震颤行气,飞旋泻法。

合谷穴:程氏三才法直刺地才(1.2～1.5寸),震颤行气,飞旋泻法。

中脘穴:程氏三才法直刺地才(1.2～1.5寸),震颤行气,飞旋泻法。

太冲穴:程氏三才法直刺地才(0.5～0.8寸),震颤行气,飞旋泻法。

2.偏盛证

【方】

大肠俞穴、天枢穴、支沟穴、照海穴。气血虚弱加脾俞穴、胃俞穴、足三里穴。灸神阙穴、气海穴。

【速记方歌】

便秘支沟足三里,天枢照海功无比。

大肠脾俞胃俞配,多灸神阙气海愈。

【施术提示】

本病穴位重度刺激针灸治疗。神阙穴、气海穴宜用灸法。

【术】

大肠俞穴:程氏三才法直刺人才(0.8～1.2寸),震颤行气,飞旋补法。

天枢穴:程氏三才法直刺人才(0.8～1.2寸),震颤行气,飞旋补法。

支沟穴:程氏三才法直刺人才(0.5～0.8寸),震颤行气,飞旋补法。

照海穴:程氏三才法直刺人才(0.3～0.5寸),震颤行气,飞旋补法。

脾俞穴:程氏三才法斜刺人才(0.5～0.7寸),震颤行气,飞旋补法。

胃俞穴:程氏三才法斜刺人才(0.5～0.7寸),震颤行气,飞旋补法。

足三里穴:程氏三才法直刺人才(1.0～1.5寸),震颤行气,飞旋补法。

神阙穴:隔盐灸。

气海穴:取生姜1块,切成0.2～0.5cm厚的姜片,可根据穴区部位和选用的艾炷大小而定,中间用针穿刺数孔。施灸时,将其放在穴区,置大或中等艾炷于其上,点燃,待局部有灼痛感时,略提起姜片,或更换艾炷再灸。灸5～10壮,以局部潮红为度。

二十、小 腹 肿 痛

【方】

归来穴、天枢穴、水道穴、气海穴、次髎穴、中髎穴、三阴交穴、肾俞穴。

【速记方歌】

小腹肿痛取归来,天枢水道和气海。

次髎中髎三阴交,肾俞一穴能主宰。

【施术提示】

本病发作时宜重度刺激针灸治疗,静止时中度刺激针灸治疗。并宜用艾灸。

【术】

归来穴:程氏三才法直刺地才(1.0～1.2寸),震颤催气,飞旋泻法。

天枢穴:程氏三才法直刺天才(0.5～0.8寸),震颤行气,飞旋泻法。

水道穴:程氏三才法直刺人才(0.8～1.2寸),震颤行气,平补平泻。

气海穴:程氏三才法直刺地才(1.2～1.5寸),震颤催气,飞旋补法。

次髎穴:程氏三才法直刺地才(1.0～1.2寸),震颤催气,飞旋泻法。

中髎穴:程氏三才法直刺地才(1.0～1.2寸),震颤催气,飞旋泻法。

三阴交穴:程氏三才法直刺地才(1 ～1.2寸),震颤催气,飞旋补法。

肾俞穴:程氏三才法直刺人才(0.8～1.2寸),震颤催气,飞旋补法。

二十一、贫 血 乏 力

【方】

膈俞穴、脾俞穴、三焦俞穴、足三里穴、关元穴、血海穴、上脘穴、中脘穴、内关穴、风池穴、攒竹穴、头维穴、听会穴、翳风穴、合谷穴、肾俞穴、然谷穴、通里穴、心俞穴。

【速记方歌】

血虚乏力膈脾俞,三焦俞与足三里。

病因对症相对立,关元血海效无比。

恶心呕吐中上脘,加上内关要牢记。

头晕头痛刺风池,攒竹头维效可抵。

耳鸣听会翳风取,合谷肾俞然谷记。

心悸亢进脉细数,通里心俞功第一。

【施术提示】

本病穴位用轻度刺激,宜灸。

【术】

膈俞穴:程氏三才法直刺天才(0.3~0.5寸),震颤催气,飞旋泻法。

脾俞穴:程氏三才法斜刺人才(0.5~0.7寸),震颤催气,平补平泻。

三焦俞穴:程氏三才法斜刺人才(0.5~0.8寸),震颤催气,平补平泻。

足三里穴:程氏三才法直刺人才(1~1.5寸),震颤催气,平补平泻。

关元穴:程氏三才法直刺人才(0.8~1.2寸),震颤行气,平补平泻。

血海穴:程氏三才法直刺天才(0.8~1寸),震颤催气,飞旋泻法。

上脘穴:程氏三才法直刺地才(0.8~1.2寸),震颤行气,飞旋补法。

中脘穴:程氏三才法直刺地才(1.2~1.5寸),震颤催气,飞旋补法。

内关穴:程氏三才法平刺人才(0.5~0.8寸),震颤催气,飞旋泻法。

风池穴:程氏三才法向鼻尖方向直刺地才(0.6~0.8寸),震颤催气,飞旋补法。

攒竹穴:程氏三才法沿眉平刺人才(0.5~0.8寸),震颤催气,平补平泻。

头维穴:程氏三才法平刺天才(0.5~0.8寸),震颤催气,飞旋泻法。

听会穴:程氏三才法直刺天才(0.3~0.5寸),震颤催气,平补平泻。

翳风穴:程氏三才法直刺天才(0.3~0.5寸),震颤催气,平补平泻。

合谷穴:程氏三才法直刺人才(0.5~0.8寸),震颤催气,飞旋泻法。

肾俞穴:程氏三才法直刺人才(0.5~0.7寸),飞旋泻法。

然谷穴:程氏三才法直刺人才(0.3~0.5寸),震颤行气,飞旋补法。

通里穴:程氏三才法直刺人才(0.3~0.5寸),震颤行气,平补平泻。

心俞穴:程氏三才法斜刺人才(0.5~0.7寸),震颤催气,平补平泻。

二十二、萎黄(食欲不振)

【方】

脾俞穴、膈俞穴、足三里穴、身柱穴、至阳穴、百会穴、关元穴、三阴交穴。

【速记方歌】

萎黄本来属血亏,对症取穴心领会。

脾俞膈俞足三里,身柱至阳和百会。

更加关元三阴交,专治萎黄与血亏。

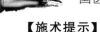

【施术提示】

本病穴位用轻度刺激,宜多灸,宜隔日治疗。

【术】

脾俞穴:程氏三才法斜刺人才(0.5~0.7寸),震颤行气,平补平泻。

膈俞穴:程氏三才法直刺天才(0.3~0.5寸),震颤催气,飞旋泻法。

足三里穴:程氏三才法直刺人才(1~1.5寸),震颤行气,平补平泻。

身柱穴:程氏三才法斜刺天才(0.3~0.5寸),震颤催气,飞旋补法。

至阳穴:取清艾条1根,点燃后悬于穴位之上,艾火距皮肤2~3cm,灸10~20分钟,灸至皮肤温热红晕,而又不致灼伤皮肤为度。

百会穴:灸法,同至阳穴。

关元穴:程氏三才法直刺人才(0.8~1.2寸),震颤行气,平补平泻。

三阴交穴:程氏三才法直刺人才(1.3~1.5寸),震颤行气,平补平泻。

二十三、食 管 炎

【方】

肩中俞穴、大椎穴、风门穴、身柱穴、手三里穴、足三里穴、内关穴、上脘穴、膻中穴、天突穴。

【速记方歌】

食管痛取肩中俞,大椎风门与身柱。

手足三里与内关,上脘膻中连天突。

【施术提示】

本病穴位用中度刺激。

【术】

肩中俞穴:程氏三才法直刺天才(0.3~0.5寸),震颤催气,飞旋泻法。

大椎穴:程氏三才法直刺地才(0.5~0.8寸),震颤催气,飞旋泻法。可针后加灸。

风门穴:程氏三才法斜刺(0.5~0.7寸),平补平泻,可针后加灸。

身柱穴:程氏三才法斜刺天才(0.3~0.5寸),震颤催气,飞旋补法。

手三里穴:程氏三才法直刺天才(0.5~0.8寸),震颤催气,飞旋泻法。

足三里穴:程氏三才法直刺人才(0.8~1.5寸),震颤行气,飞旋补法。

内关穴:程氏三才法直刺人才(0.3~0.5寸),震颤行气,飞旋补法。

上脘穴:程氏三才法斜刺地才(0.5～1寸),震颤催气,飞旋补法。加灸。

膻中穴:程氏三才法斜刺人才(0.3～0.5寸),平补平泻。

天突穴:先直刺(0.2寸),然后将针尖向下,紧靠胸骨柄后方刺入0.5～1寸。

二十四、肾 下 垂

【方】

中脘穴、脾俞穴、胃俞穴、足三里穴、气海穴、承满穴、三焦俞穴。

【速记方歌】

肾下垂症针中脘,脾俞胃俞共催坚。

三里气海与承满,灸三焦俞肾自还。

【施术提示】

本病穴位用中度刺激,三焦俞加灸。

【术】

中脘穴:程氏三才法直刺人才(0.5～0.8寸),震颤催气,飞旋泻法。

脾俞穴:程氏三才法斜刺人才(0.5～0.7寸),飞旋补法。

胃俞穴:程氏三才法斜刺人才(0.5～0.7寸),震颤行气,飞旋补法。

足三里穴:程氏三才法直刺地才(1.0～1.2寸),震颤催气,飞旋补法。

气海穴:程氏三才法平刺地才(1.2～1.5寸),震颤催气,平补平泻。

承满穴:程氏三才法直刺人才(0.5～0.8寸),震颤催气,飞旋泻法。

三焦俞穴:程氏三才法斜刺天才(0.5～0.7寸),震颤行气,飞旋泻法。

二十五、消 化 不 良

【方】

建里穴、上脘穴、中脘穴、气海穴、肝俞穴、脾俞穴、胃俞穴。

【速记方歌】

消化不良建里针,上脘中脘气海寻。

肝俞脾俞和胃俞,帮助消化功最真。

【施术提示】

本病穴位用中度刺激,宜多灸。

【术】

建里穴:程氏三才法直刺人才(1～1.5寸),震颤行气,平补平泻。

上脘穴:程氏三才法斜刺地才(0.5～1寸),震颤催气,飞旋补法。加灸。

中脘穴:程氏三才法直刺天才(0.5～0.8寸),震颤催气,飞旋泻法。

气海穴:程氏三才法平刺地才(1.2～1.5寸),震颤催气,平补平泻。

肝俞穴:程氏三才法斜刺人才(0.5～0.7寸),飞旋泻法。

脾俞穴:程氏三才法斜刺人才(0.8～1.2寸),震颤催气,飞旋补法。加灸。

胃俞穴:程氏三才法斜刺人才(0.5～0.7寸),震颤行气,飞旋补法。

二十六、膈 食

【方】

内关穴、天牖穴、胃俞穴、合谷穴、足三里穴、颊车穴、承浆穴、鱼际穴。

【速记方歌】

膈食治病为难治,内关天牖银针刺。

胃俞合谷足三里,颊车承浆和鱼际。

【施术提示】

本病穴位用中度刺激,加隔蒜灸。

【术】

内关穴:程氏三才法直刺人才(0.3～0.5寸),震颤催气,飞旋泻法。

天牖穴:程氏三才法直刺人才(0.5～1寸),震颤催气,飞旋泻法。

胃俞穴:程氏三才法斜刺人才(0.5～0.7寸),震颤行气,飞旋补法。

合谷穴:程氏三才法直刺人才(0.5～0.8寸),震颤催气,飞旋泻法。

足三里穴:程氏三才法直刺地才(1.0～1.2寸),震颤催气,飞旋补法。

颊车穴:程氏三才法直刺天才(0.3～0.5寸),震颤催气,平补平泻。

承浆穴:程氏三才法由下向上刺人才(0.3～0.5寸),飞旋泻法。

鱼际穴:程氏三才法直刺天才(0.3～0.5寸),震颤催气,飞旋泻法。

二十七、嘈 杂

【方】

肝俞穴、脾俞穴、胃俞穴、内关穴、不容穴、中脘穴。

【速记方歌】

嘈杂之症疗程长,用针用灸效皆良。

肝俞脾俞和胃俞,内关不容中脘上。

【施术提示】

本病穴位用中度刺激,加灸。

【术】

肝俞穴:程氏三才法斜刺人才(0.5~0.7寸),飞旋泻法。

脾俞穴:程氏三才法斜刺人才(0.8~1.2寸),震颤催气,飞旋补法。加灸。

胃俞穴:程氏三才法斜刺人才(0.5~0.7寸),震颤行气,飞旋补法。

内关穴:程氏三才法直刺人才(0.3~0.5寸),震颤催气,飞旋泻法。

不容穴:程氏三才法斜刺人才(0.5~0.8寸),飞旋泻法。

中脘穴:程氏三才法直刺人才(0.8~1.2寸),震颤催气,飞旋补法。

二十八、伤　食

【方】

足三里穴、内关穴、公孙穴、中脘穴、天突穴、天枢穴、脾俞穴、胃俞穴、建里穴。

【速记方歌】

伤食吐泻选三里,内关公孙效无比。

中脘天突天枢灸,脾俞胃俞和建里。

【施术提示】

本病四肢穴位用重度刺激,其余穴位中度刺激,加灸。

【术】

足三里穴:程氏三才法直刺人才(1.5~2寸),震颤催气,飞旋补法。加灸。

内关穴:程氏三才法直刺天才(0.3~0.5寸),震颤催气,飞旋泻法。

公孙穴:程氏三才法直刺人才(0.5~0.8寸),震颤催气,平补平泻。

中脘穴:程氏三才法直刺天才(0.5~0.8寸),震颤催气,飞旋泻法。

天突穴:先直刺(0.2寸),再将针尖向下紧贴胸骨柄后再刺(0.5~0.8寸)。

天枢穴:程氏三才法直刺地才(1.2~1.5寸),震颤催气,飞旋泻法。

脾俞穴:程氏三才法斜刺人才(0.8~1.2寸),震颤催气,飞旋补法。加灸。

胃俞穴:程氏三才法斜刺人才(0.5~0.7寸),震颤行气,飞旋补法。

建里穴:程氏三才法直刺天才(0.5~0.8寸),震颤催气,飞旋泻法。

二十九、噎 塞

【方】

璇玑穴、肩井穴、天柱穴、肺俞穴、心俞穴、肝俞穴。

【速记方歌】

噎塞璇玑肩井先,天柱一针功自然。

肺俞心俞与肝俞,不用久治定安然。

【施术提示】

本病穴位用轻度刺激。

【术】

璇玑穴:程氏三才法平刺天才(0.3～0.5寸),震颤催气,飞旋泻法。

肩井穴:程氏三才法斜刺人才(0.5～0.8寸),震颤催气,飞旋补法。

天柱穴:程氏三才法直刺天才(0.3～0.5寸),震颤催气,飞旋泻法。

肺俞穴:程氏三才法斜刺人才(0.5～0.7寸),震颤催气,飞旋补法。

心俞穴:程氏三才法斜刺人才(0.5～0.7寸),震颤行气,平补平泻。

肝俞穴:程氏三才法斜刺人才(0.5～0.7寸),震颤行气,飞旋泻法。

三十、吐 酸

【方】

膏肓穴、肺俞穴、脾俞穴、内关穴、中脘穴、天枢穴、大肠俞穴、足三里穴、风池穴。

【速记方歌】

吞酸膏肓肺脾俞,内关中脘和天枢。

大肠俞与足三里,加上风池病解除。

【施术提示】

本病穴位用重度刺激,加灸。

【术】

膏肓穴:程氏三才法斜刺人才(0.5～0.7寸),飞旋补法。

肺俞穴:程氏三才法斜刺人才(0.5～0.7寸),飞旋补法。

脾俞穴:程氏三才法斜刺人才(0.5～0.7寸),飞旋补法。

内关穴:程氏三才法直刺人才(0.5～1寸),震颤催气,飞旋补法。

中脘穴:程氏三才法直刺地才(1.2~1.5 寸),震颤催气,飞旋补法。加灸。

天枢穴:程氏三才法直刺地才(1.2~1.5 寸),震颤催气,飞旋泻法。

大肠俞穴:程氏三才法直刺人才(0.8~1.2 寸),震颤催气,飞旋泻法。

足三里穴:程氏三才法直刺人才(1.5~2 寸),震颤催气,飞旋补法。加灸。

风池穴:程氏三才法向鼻尖方向斜刺人才(0.5~0.8 寸),震颤催气,平补平泻。

三十一、胃 痛

1.饮食积滞证

【方】

中脘穴、内关穴、足三里穴、里内庭穴。

【速记方歌】

胃痛饮食腹部停,中脘三里积滞行。

内关能把气来调,还有奇穴里内庭。

【施术提示】

本病穴位重度刺激针灸治疗。

【术】

中脘穴:程氏三才法直刺天才(0.5~0.8 寸),震颤催气,飞旋泻法。

内关穴:程氏三才法直刺天才(0.3~0.5 寸),震颤催气,飞旋泻法。

足三里穴:程氏三才法直刺人才(1~1.5 寸),震颤催气,飞旋泻法。

里内庭穴:程氏三才法直刺人才(0.3~0.5 寸),震颤催气,飞旋泻法。

2.肝气犯胃证

【方】

期门穴、太冲穴、中脘穴、足三里穴、内关穴。

【速记方歌】

肝气犯胃致胃痛,三里期门配太冲。

中脘内关来相配,痛止胃舒气已通。

【施术提示】

本病穴位重度刺激针灸治疗,加拔火罐。

【术】

期门穴:程氏三才法斜刺人才(0.3~0.5 寸)。

太冲穴:程氏三才法直刺人才(0.3~0.5 寸),震颤催气,飞旋泻法。

中脘穴:程氏三才法直刺人才(0.8~1.2 寸),震颤催气,飞旋泻法。

足三里穴:程氏三才法直刺人才(1～1.5寸),震颤催气,飞旋泻法。

内关穴:程氏三才法直刺人才(0.5～0.8寸),震颤催气,飞旋泻法。

3.胃虚受寒证

【方】

中脘穴、足三里穴、内关穴、三阴交穴、公孙穴、脾俞穴、气海穴。

【速记方歌】

腹部受寒致胃痛,中脘内关气海攻。

公孙脾俞来补虚,三里阴交能止痛。

【施术提示】

本病穴位重度刺激针灸治疗。气海穴宜用艾灸。

【术】

中脘穴:程氏三才法直刺地才(1.2～1.5寸),震颤催气,飞旋补法。

足三里穴:程氏三才法直刺地才(1.5～2寸),震颤催气,飞旋补法。

内关穴:程氏三才法直刺人才(0.5～1寸),震颤催气,平补平泻。

三阴交穴:程氏三才法直刺地才(1～1.2寸),震颤催气,飞旋补法。

公孙穴:程氏三才法直刺人才(0.5～0.8寸),震颤催气,平补平泻。

脾俞穴:程氏三才法直刺人才(0.5～0.8寸),震颤催气,飞旋补法。

气海穴:隔姜片灸,5～10分钟。

三十二、反胃(胃酸过多)

【方】

风池穴、胃俞穴、太冲穴、肝俞穴、足三里穴、丰隆穴、中脘穴、腹通谷穴、大横穴。

【速记方歌】

胃酸过多多实证,风池胃俞及太冲。

肝俞三里配丰隆,中脘通谷连大横。

【施术提示】

本病穴位中度刺激针灸治疗。

【术】

风池穴:向鼻尖方向刺(0.5～0.8寸),震颤催气,飞旋泻法。

胃俞穴:程氏三才法斜刺人才(0.5～0.7寸),震颤行气,飞旋补法。

太冲穴：程氏三才法斜刺人才(0.3～0.5寸)，震颤催气，飞旋泻法。

肝俞穴：程氏三才法斜刺天才(0.5～0.7寸)，震颤行气，飞旋泻法。

足三里穴：程氏三才法直刺地才(1.5～2寸)，震颤行气，飞旋泻法。

丰隆穴：程氏三才法直刺人才(0.8～1.2寸)，震颤催气，飞旋泻法。

中脘穴：施艾灸法，灸3～5壮。

腹通谷穴：程氏三才法斜刺人才(0.5～0.8寸)，震颤行气，飞旋补法。

大横穴：程氏三才法直刺地才(1.2～1.5寸)，震颤行气，飞旋泻法。

三十三、胃 下 垂

【方】

关元穴、脾俞穴、胃俞穴、上脘穴、中脘穴、下脘穴、胃上穴、足三里穴、百会穴、天枢穴、内关穴。

【速记方歌】

中气下陷灸关元，脾俞胃俞及三脘。

奇穴胃上足三里，百会天枢配内关。

【施术提示】

本病穴位中度刺激针灸治疗。百会穴、关元穴、脾俞穴、胃上穴、上脘穴、中脘穴、下脘穴宜用艾灸。

【术】

关元穴：取清艾条1根，点燃后悬于穴位之上，艾火距皮肤2～3cm，灸10～20分钟，灸至皮肤温热红晕，而又不致灼伤皮肤为度。

脾俞穴：灸法，同关元穴。

胃俞穴：程氏三才法斜刺人才(0.5～0.7寸)，震颤行气，飞旋补法。

上脘穴：灸3～5壮。

中脘穴：灸3～5壮。

下脘穴：灸3～5壮。

胃上穴：灸3～5壮。

足三里穴：程氏三才法直刺人才(1.0～1.5寸)，震颤行气，飞旋补法。

百会穴：取生姜1块，切成0.2～0.5cm厚的姜片，可根据穴区部位和选用艾炷的大小而定，中间用针穿刺数孔。施灸时，将其放在穴区，置大或中等艾炷于其上，点燃，待局部有灼痛感时，略提起姜片，或更换艾炷再灸。灸5～10壮，以局部潮红为度。

　　天枢穴：程氏三才法直刺人才（0.8～1.2寸），震颤行气，飞旋泻法。

　　内关穴：程氏三才法直刺人才（0.5～0.8寸），飞旋补法。

三十四、胃 痉 挛

【方】

　　不容穴、气海穴、梁丘穴、上脘穴、中脘穴、下脘穴、脾俞穴、胃俞穴、足三里穴、梁门穴。

【速记方歌】

　　胃痉挛要多用灸，不容气海和梁丘。

　　上中下脘脾胃俞，三里梁门俱何求。

【施术提示】

　　本病穴位轻度刺激针灸治疗。宜用艾灸。

【术】

　　不容穴：程氏三才法直刺地才（0.5～0.8寸），震颤催气，飞旋补法。加灸。

　　气海穴：程氏三才法直刺天才（1.2～1.5寸），震颤行气，飞旋补法。

　　梁丘穴：程氏三才法直刺地才（0.8～1.2寸），震颤行气，飞旋泻法。

　　上脘穴：程氏三才法斜刺地才（0.5～1寸），震颤催气，飞旋补法。加灸。

　　中脘穴：程氏三才法直刺地才（0.5～0.8寸），震颤催气，飞旋补法。加灸。

　　下脘穴：程氏三才法直刺地才（1.2～1.5寸），震颤催气，飞旋补法。

　　脾俞穴：程氏三才法斜刺人才（0.5～0.7寸），震颤行气，飞旋补法。

　　胃俞穴：程氏三才法斜刺人才（0.5～0.7寸），震颤行气，飞旋补法。

　　足三里穴：程氏三才法直刺人才（1.0～1.5寸），震颤行气，飞旋补法。

　　梁门穴：程氏三才法斜刺人才（0.5～0.7寸），震颤行气，飞旋补法。

三十五、胃痈（胃糜烂、胃溃疡）

【方】

　　肝俞穴、脾俞穴、胃俞穴、风池穴、肩井穴、公孙穴、内庭穴、膈俞穴。

【速记方歌】

　　胃痈又叫胃溃疡，肝脾胃俞效果良。

风池肩井要加上,公孙内庭膈俞强。

如用白及煎汤服,缩短时日身自康。

【施术提示】

本病穴位宜中度刺激,加灸。

【术】

肝俞穴:程氏三才法斜刺人才(0.5～0.7寸),飞旋泻法。

脾俞穴:程氏三才法斜刺人才(0.5～0.7寸),飞旋补法。

胃俞穴:程氏三才法斜刺人才(0.5～0.7寸),震颤行气,飞旋补法。

风池穴:程氏三才法向鼻尖方向直刺地才(0.6～0.8寸),震颤催气,飞旋补法。

肩井穴:程氏三才法斜刺人才(0.5～0.7寸),震颤行气,飞旋补法。

公孙穴:程氏三才法直刺人才(0.5～0.8寸),震颤催气,平补平泻。

内庭穴:程氏三才法直刺天才(0.3～0.5寸),飞旋泻法。

膈俞穴:程氏三才法直刺天才(0.3～0.5寸),震颤催气,飞旋泻法。

三十六、胃 弱

【方】

气海穴、支沟穴、上脘穴、中脘穴、下脘穴、脾俞穴、胃俞穴、足三里穴、梁门穴。

【速记方歌】

胃气衰弱要多灸,不容气海和支沟。

上中下脘脾胃俞,三里梁门俱何求。

【施术提示】

本病穴位轻度刺激针灸治疗。宜用艾灸。

【术】

气海穴:程氏三才法直刺天才(1.2～1.5寸),震颤行气,飞旋补法。

支沟穴:程氏三才法直刺地才(0.8～1.2寸),震颤行气,飞旋泻法。

上脘穴:程氏三才法斜刺地才(0.5～1寸),震颤催气,飞旋补法。加灸。

中脘穴:程氏三才法直刺地才(0.5～0.8寸),震颤催气,飞旋补法。加灸。

下脘穴:程氏三才法直刺地才(1.2～1.5寸),震颤催气,飞旋补法。

脾俞穴:程氏三才法斜刺人才(0.5～0.7寸),震颤行气,飞旋补法。

胃俞穴:程氏三才法斜刺人才(0.5～0.7寸),震颤行气,飞旋补法。

足三里穴:程氏三才法直刺人才(1.0～1.5 寸),震颤行气,飞旋补法。

梁门穴:程氏三才法斜刺人才(0.5～0.7 寸),震颤行气,飞旋补法。

三十七、霍 乱

【方】

神阙穴、十二井穴、委中穴、尺泽穴、耳尖穴、上脘穴、中脘穴、太白穴、大敦穴、足三里穴、天枢穴、气海穴、阴陵泉穴、承山穴、内庭穴、建里穴。

【速记方歌】

霍乱之疾应隔离,针灸治疗效称奇。

神阙穴上隔盐灸,十二井穴刺五滴。

委中尺泽和耳尖,再刺上脘与中脘。

太白大敦足三里,天枢气海阴陵泉。

承山内庭与建里,吐泻转筋显效力。

【施术提示】

本病穴位宜中度刺激针灸治疗,神阙穴宜多灸。

【术】

神阙穴:食盐填平脐窝,上置大艾炷施灸,一般 3～9 壮,至腹中温热为止。

十二井穴:直刺 0.1 寸,飞旋泻法,点刺出血。

委中穴:程氏三才法向内斜刺人才(0.8～1 寸),震颤催气,飞旋泻法。

尺泽穴:程氏三才法直刺人才(0.8～1.2 寸),震颤催气,飞旋泻法。

耳尖穴:双耳尖点刺出血各 5 滴。

上脘穴:程氏三才法斜刺地才(0.5～1 寸),震颤催气,飞旋补法。加灸。

中脘穴:程氏三才法直刺地才(1.2～1.5 寸),震颤催气,飞旋补法。

太白穴:程氏三才法直刺天才(0.3～0.5 寸),飞旋补法。

大敦穴:程氏三才法直刺天才(0.1～0.2 寸)。飞旋补法。

足三里穴:程氏三才法直刺地才(1～1.2 寸),震颤催气,飞旋补法。

天枢穴:程氏三才法直刺人才(0.8～1.2 寸),震颤行气,飞旋泻法。

气海穴:程氏三才法直刺地才(1.2～1.5 寸),震颤催气,飞旋补法。

阴陵泉穴:程氏三才法直刺天才(0.8～1.2 寸),震颤催气,飞旋泻法。

承山穴:程氏三才法直刺天才(0.5～0.8 寸),震颤催气,飞旋泻法。

内庭穴:程氏三才法直刺天才(0.3～0.5 寸)。

建里穴:程氏三才法直刺地才(1.2～1.5 寸),震颤催气,飞旋补法。

三十八、肠 痉 挛

【方】

合谷穴、行间穴、建里穴、足三里穴、中脘穴、天枢穴、气海穴、内关穴、公孙穴、关元穴、阳陵泉穴。

【速记方歌】

肠挛合谷配行间,建里三里连中脘。

天枢气海及内关,公孙关元阳陵泉。

【施术提示】

本病穴位中度刺激针灸治疗。建里穴、中脘穴、关元穴宜用艾灸。

【术】

合谷穴:程氏三才法直刺人才(0.5～0.8 寸),震颤催气,飞旋泻法。

行间穴:程氏三才法直刺人才(0.3～0.5 寸),飞旋泻法。

建里穴:灸 3～5 壮。

足三里穴:程氏三才法直刺地才(1.3～1.5 寸),震颤催气,飞旋补法。

中脘穴:灸 3～5 壮。

天枢穴:程氏三才法直刺人才(0.8～1.2 寸),震颤行气,飞旋泻法。

气海穴:程氏三才法直刺地才(1.2～1.5 寸),震颤催气,飞旋补法。

内关穴:程氏三才法直刺人才(0.5～0.8 寸),飞旋补法。

公孙穴:程氏三才法直刺地才(0.5～0.8 寸),震颤催气,飞旋泻法。

关元穴:取清艾条 1 根,点燃后悬于穴位之上,艾火距皮肤 2～3cm ,灸 10～20 分钟,灸至皮肤温热红晕,而又不致灼伤皮肤为度。

阳陵泉穴:程氏三才法直刺地才(1.5～2 寸),震颤催气,飞旋泻法。

三十九、肠痈(肠糜烂)

【方】

阴陵泉穴、委中穴、血海穴、地机穴、三阴交穴、行间穴、合谷穴、府舍穴、内关穴、足三里穴、大肠俞穴、小肠俞穴。

【速记方歌】

肠痈疾病易化脓,针药同治有奇功。

急性早期把针用,选取阴陵与委中。

血海地机三阴交,行间合谷能止痛。

府舍内关足三里,大小肠俞艾灸攻。

【施术提示】

本病急性时穴位用重度刺激,慢性时穴位中度刺激,加灸。

【术】

阴陵泉穴:程氏三才法直刺地才(1.3~1.5寸),震颤催气,飞旋补法。

委中穴:程氏三才法直刺地才(1~1.5寸),震颤催气,飞旋补法。

血海穴:程氏三才法直刺地才(1.0~1.2寸),震颤催气,飞旋泻法。

地机穴:程氏三才法直刺地才(1.2~1.5寸),震颤催气,飞旋泻法。

三阴交穴:程氏三才法直刺人才(1.3~1.5寸),震颤行气,平补平泻。

行间穴:程氏三才法直刺天才(0.3~0.4寸),震颤催气,飞旋泻法。

合谷穴:程氏三才法直刺人才(0.5~0.8寸),震颤催气,飞旋泻法。

府舍穴:程氏三才法斜刺人才(0.3~0.5寸),飞旋泻法。

内关穴:程氏三才法直刺地才(1.0~1.2寸),震颤行气,飞旋补法。

足三里穴:程氏三才法直刺人才(1~1.5寸),震颤行气,平补平泻。

大肠俞穴:程氏三才法直刺人才(0.8~1.2寸),震颤催气,飞旋泻法。

小肠俞穴:程氏三才法直刺人才(0.8~1.2寸),震颤催气,飞旋泻法。

四十、肠澼(结肠炎)

【方】

天枢穴、气海穴、三阴交穴、三焦俞穴、大肠俞穴、气海穴、腰阳关穴、足三里穴。

【速记方歌】

肠澼灸治多良效,天枢气海三阴交。

三焦大肠气海俞,阳关三里不能少。

【施术提示】

本病宜用中度刺激,天枢穴、气海穴加灸。

【术】

天枢穴:程氏三才法直刺地才(1.2~1.5寸),震颤催气,飞旋泻法。

气海穴:程氏三才法平刺地才(1.2~1.5寸),震颤催气,平补平泻。

三阴交穴:程氏三才法直刺人才(0.8~1.2寸),震颤催气,平补平泻。

三焦俞穴:程氏三才法直刺人才(0.8~1.2寸),震颤催气,飞旋泻法。

大肠俞穴:程氏三才法直刺人才(0.8~1.2寸),震颤催气,飞旋泻法。

气海穴:程氏三才法直刺人才(0.8～1.2寸),震颤催气,飞旋泻法。

腰阳关穴:程氏三才法直刺地才(1～1.5寸),震颤催气,飞旋补法。

足三里穴:程氏三才法直刺人才(1～1.5寸),震颤催气,飞旋泻法。

四十一、肠 疝 痛

【方】

天枢穴、气海穴、足三里穴、三阴交穴、太冲穴、大巨穴、行间穴、阴陵泉穴、大肠俞穴、三焦俞穴。

【速记方歌】

肠疝疾病痛非常,发作刺激应当强。

天枢气海足三里,三阴交与太冲当。

大巨行间阴陵泉,大肠三焦俞灸上。

【施术提示】

本病发作时穴位用重度刺激,平时穴位轻度刺激,加灸。

【术】

天枢穴:程氏三才法直刺地才(1.2～1.5寸),震颤催气,飞旋泻法。

气海穴:程氏三才法平刺地才(1.2～1.5寸),震颤催气,平补平泻法。

足三里穴:程氏三才法直刺人才(1～1.5寸),震颤催气,飞旋泻法。

三阴交穴:程氏三才法直刺人才(0.8～1.2寸),震颤催气,平补平泻。

太冲穴:程氏三才法直刺人才(0.2～0.3寸),震颤催气,飞旋泻法。

大巨穴:程氏三才法直刺地才(1.0～1.2寸),震颤催气,飞旋泻法。

行间穴:程氏三才法直刺人才(0.3～0.5寸),飞旋泻法。

阴陵泉穴:程氏三才法直刺地才(1.2～1.5寸),震颤催气,飞旋补法。

大肠俞穴:程氏三才法直刺人才(0.8～1.2寸),震颤催气,飞旋泻法。

三焦俞穴:程氏三才法直刺人才(0.8～1.2寸),震颤催气,飞旋泻法。

四十二、肠功能紊乱

【方】

胃俞穴、脾俞穴、大肠俞穴、大巨穴、天枢穴、气海穴、次髎穴、水道穴、上巨虚穴。

【速记方歌】

胃俞脾俞大肠俞,大巨天枢气海补。

次髎水道巨虚护,便秘腹泻即消除。

【施术提示】

本病穴位宜用轻度刺激。

【术】

胃俞穴:程氏三才法斜刺人才(0.5~0.7寸),震颤催气,飞旋泻法。

脾俞穴:程氏三才法斜刺人才(0.5~0.7寸),震颤催气,飞旋泻法。

大肠俞穴:程氏三才法直刺人才(0.8~1.2寸),震颤催气,飞旋泻法。

大巨穴:程氏三才法直刺地才(1.0~1.2寸),震颤催气,飞旋泻法。

天枢穴:程氏三才法直刺地才(1.2~1.5寸),震颤催气,飞旋泻法。

气海穴:程氏三才法平刺地才(1.2~1.5寸),震颤催气,平补平泻。

次髎穴:程氏三才法直刺地才(1.0~1.2寸),震颤催气,飞旋泻法。

水道穴:程氏三才法直刺地才(1.0~1.2寸),震颤催气,飞旋泻法。

上巨虚穴:程氏三才法直刺天才(0.5~0.8寸),震颤催气,飞旋泻法。

四十三、脾 风

【方】

天枢穴、中极穴、腹结穴、大横穴、支沟穴、大肠俞穴、梁丘穴、足三里穴、大敦穴。

【速记方歌】

脾风心烦腹中热,天枢大横配腹结。

支沟同会大肠俞,梁丘三里大敦撤。

【施术提示】

本病穴位宜用轻度刺激,加灸。

【术】

天枢穴:程氏三才法直刺地才(1.2~1.5寸),震颤催气,飞旋泻法。

中极穴:程氏三才法直刺人才(0.5~0.8寸),震颤催气,飞旋泻法。

腹结穴:程氏三才法直刺人才(0.8~1.2寸),震颤催气,飞旋泻法。

大横穴:程氏三才法直刺地才(1.2~1.5寸),震颤催气,飞旋泻法。

支沟穴:程氏三才法直刺天才(0.3~0.5寸),震颤催气,飞旋泻法。

大肠俞穴:程氏三才法直刺人才(0.8～1.2 寸),震颤催气,飞旋泻法。

梁丘穴:程氏三才法直刺地才(1.2～1.5 寸),震颤催气,飞旋泻法。

足三里穴:程氏三才法直刺人才(1～1.5 寸),震颤催气,飞旋补法。

大敦穴:程氏三才法直刺天才(0.1～0.2 寸),飞旋补法。

四十四、痢　疾

【方】

天枢穴、足三里穴、合谷穴、命门穴、中膂俞穴、大肠俞穴。

【速记方歌】

赤白痢疾取天枢,速针足三里合谷。

命门中膂大肠俞,针上加灸病自除。

【施术提示】

本病穴位宜用重度刺激,腰部、腹部穴位宜用灸法。

【术】

天枢穴:程氏三才法直刺地才(1.2～1.5 寸),震颤催气,飞旋泻法。

足三里穴:程氏三才法直刺天才(1～1.5 寸),震颤催气,飞旋补法。

合谷穴:程氏三才法直刺人才(0.5～0.8 寸),震颤催气,飞旋泻法。

命门穴:程氏三才法直刺天才(0.5～0.8 寸),震颤行气,飞旋补法。

中膂俞穴:程氏三才法直刺人才(0.8～1.2 寸),震颤催气,飞旋泻法。

大肠俞穴:程氏三才法直刺人才(0.8～1.2 寸),震颤催气,飞旋泻法。

四十五、痔　疮

【方】

长强穴、承山穴、腰阳关穴、腰俞穴、命门穴、上髎穴、次髎穴、中髎穴、下髎穴。

【速记方歌】

痔疾长强与承山,速刺中髎和阳关。

流血还须加腰俞,命门四髎艾灸三。

【施术提示】

本病穴位宜用重度刺激,如出血过多,腰俞穴、命门穴、四髎穴宜用灸法。

【术】

长强穴:程氏三才法直刺人才(0.8～1 寸),震颤催气,平补平泻。

承山穴:程氏三才法直刺天才(0.5～0.8寸),震颤催气,飞旋泻法。

腰阳关穴:程氏三才法直刺地才(1～1.5寸),震颤催气,飞旋补法。

腰俞穴:程氏三才法直刺天才(0.5～0.8寸),震颤行气,飞旋补法。

命门穴:程氏三才法直刺天才(0.5～0.8寸),震颤行气,飞旋补法。

上髎穴:程氏三才法直刺地才(1.0～1.2寸),震颤催气,飞旋泻法。

次髎穴:程氏三才法直刺地才(1.0～1.2寸),震颤催气,飞旋泻法。

中髎穴:程氏三才法直刺地才(1.0～1.2寸),震颤催气,飞旋泻法。

下髎穴:程氏三才法直刺地才(1.0～1.2寸),震颤催气,飞旋泻法。

四十六、脱 肛

【方】

百会穴、承山穴、长强穴、气海穴、大肠俞穴。

【速记方歌】

百会补阳治脱肛,承山会阳与长强。

气海俞和大肠俞,针上加灸病自康。

【施术提示】

本病穴位宜用中度刺激,宜用灸法。

【术】

百会穴:程氏三才法斜刺人才(0.3～0.5寸),震颤行气,平补平泻。

承山穴:程氏三才法直刺天才(0.5～0.8寸),震颤催气,飞旋泻法。

长强穴:程氏三才法直刺人才(0.8～1寸),震颤催气,平补平泻。

气海穴:程氏三才法直刺人才(0.8～1.2寸),震颤催气,飞旋泻法。

大肠俞穴:程氏三才法直刺人才(0.8～1.2寸),震颤催气,飞旋泻法。

四十七、中 恶

【方】

期门穴、上脘穴、内关穴。

【速记方歌】

中恶之症不一般,针灸药物一同参。

急救治疗应镇痉,期门上脘与内关。

【施术提示】

本病宜用中度刺激针灸治疗,加灸。

【术】

期门穴:程氏三才法斜刺天才(0.3～0.4 寸),震颤催气,飞旋泻法。

上脘穴:程氏三才法直刺天才(0.8～1.2 寸),震颤催气,平补平泻。

内关穴:程氏三才法直刺人才(0.3～0.5 寸),震颤催气,飞旋泻法。

四十八、水　臌

【方】

水分穴、足三里穴、肾俞穴、复溜穴、足临泣穴、阴陵泉穴、三阴交穴、气海穴、上髎穴、次髎穴、中髎穴、下髎穴、天枢穴。

【速记方歌】

水臌水分足三里,肾俞复溜足临泣。

阴陵泉和三阴交,气海四髎天枢医。

【施术提示】

本病宜中度刺激,腹部穴加灸。

【术】

水分穴:取清艾条 1 根,点燃后悬于水分穴之上,艾火距皮肤 2～3cm,灸 10～20 分钟,灸至皮肤温热红晕,而又不致灼伤皮肤为度。

足三里穴:程氏三才法直刺地才(1.5～2 寸),震颤行气,平补平泻。

肾俞穴:艾灸法,同水分穴。

复溜穴:程氏三才法直刺天才(0.3～0.5 寸),震颤催气,飞旋补法。

足临泣穴:程氏三才法直刺天才(0.3～0.5 寸),震颤催气,飞旋泻法。

阴陵泉穴:程氏三才法直刺地才(1.3～1.5 寸),震颤催气,飞旋补法。

三阴交穴:程氏三才法直刺地才(1～1.2 寸),震颤催气,飞旋补法。

气海穴:取生姜 1 块,切成 0.2～0.5cm 厚的姜片,可根据穴区部位和选用的艾炷大小而定,中间用针穿刺数孔。施灸时,将其放在穴区,置大或中等艾炷于其上,点燃,待局部有灼痛感时,略提起姜片,或更换艾炷再灸。灸 5～10 壮,以局部潮红为度。

上髎穴:程氏三才法直刺地才(1.0～1.2 寸),震颤催气,飞旋泻法。

次髎穴:程氏三才法直刺地才(1.0～1.2 寸),震颤催气,飞旋泻法。

中髎穴:程氏三才法直刺地才(1.0～1.2 寸),震颤催气,飞旋泻法。

下髎穴:程氏三才法直刺地才(1.0～1.2 寸),震颤催气,飞旋泻法。

天枢穴:程氏三才法直刺地才(1.2～1.5 寸),震颤催气,飞旋泻法。

四十九、血 蛊

【方】

血海穴、肝俞穴、肾俞穴、胆俞穴、脾俞穴、章门穴、期门穴、阴陵泉穴、三阴交穴。

【速记方歌】

血蛊血海与肝俞,肾俞胆俞和脾俞。

章门期门阴陵泉,灸三阴交病自除。

【施术提示】

本病宜中度刺激,背部穴位脾俞穴、肝俞穴、肾俞穴加灸。

【术】

血海穴:程氏三才法直刺地才(1～1.2寸),震颤催气,飞旋泻法。

肝俞穴:程氏三才法直刺人才(0.3～0.4寸),震颤催气,飞旋补法。针后灸,取清艾条1根,点燃后悬于穴位之上,艾火距皮肤2～3cm,灸10～20分钟,灸至皮肤温热红晕,而又不致灼伤皮肤为度。

肾俞穴:程氏三才法直刺人才(0.3～0.4寸),震颤催气,飞旋补法。针后加灸。

胆俞穴:程氏三才法斜刺人才(0.5～0.7寸),震颤行气,平补平泻。

脾俞穴:程氏三才法斜刺地才(0.6～7寸),震颤催气,飞旋补法。针后加灸。

章门穴:程氏三才法斜刺天才(0.3～0.5寸),震颤催气,飞旋泻法。

期门穴:程氏三才法斜刺天才(0.3～0.4寸),震颤催气,飞旋泻法。

阴陵泉穴:程氏三才法直刺地才(1.3～1.5寸),震颤催气,飞旋补法。

三阴交穴:程氏三才法直刺地才(1～1.2寸),震颤催气,飞旋补法。

五十、痧 症

【方】

大椎穴、足三里穴、委中穴、血海穴、曲泽穴、曲池穴。

【速记方歌】

痧症腹胀又绞痛,大椎三里配委中。

血海曲泽调血气,祛热凉血曲池行。

【施术提示】

本病穴位中度刺激针灸治疗。

【术】

大椎穴:程氏三才法直刺人才(0.8～1.2寸),震颤催气,飞旋泻法。

足三里穴:程氏三才法直刺人才(1～1.5寸),震颤催气,飞旋补法。

委中穴:程氏三才法直刺人才(1～1.5寸),震颤催气,飞旋泻法。

血海穴:程氏三才法直刺人才(0.8～1.2寸),震颤催气,飞旋泻法。

曲泽穴:程氏三才法直刺天才(0.5～0.8寸),震颤催气,飞旋泻法。

曲池穴:程氏三才法直刺天才(0.5～0.8寸),震颤催气,飞旋泻法。

五十一、黄 疸

【方】

至阳穴、阳纲穴、胆俞穴、肝俞穴、中脘穴、腕骨穴、身柱穴、内庭穴。

【速记方歌】

至阳阳纲医黄疸,胆俞肝俞和中脘。

手足三里三阴交,腕骨身柱内庭连。

【施术提示】

本病如果属于阳黄,宜用中度刺激针灸治疗;如果属于阴黄,宜用轻度刺激针灸治疗,并且加灸。

【术】

至阳穴:程氏三才法斜刺天才(0.3～0.5寸),震颤催气,飞旋补法。

阳纲穴:程氏三才法斜刺人才(0.5～0.8寸),震颤行气,飞旋泻法。

胆俞穴:程氏三才法斜刺人才(0.5～0.7寸),震颤行气,飞旋泻法。

肝俞穴:程氏三才法斜刺人才(0.5～0.7寸),震颤行气,飞旋泻法。

中脘穴:程氏三才法直刺地才(1.2～1.5寸),震颤行气,飞旋泻法。

腕骨穴:程氏三才法斜刺天才(0.3～0.5寸),震颤催气,飞旋补法。

身柱穴:程氏三才法斜刺天才(0.3～0.5寸),震颤催气,飞旋补法。

内庭穴:程氏三才法直刺天才(0.3～0.5寸)。

五十二、痞 块

【方】

脾俞穴、肝俞穴、中脘穴、章门穴、意舍穴、气海穴、足三里穴。

【速记方歌】

痞块要向脾俞寻,肝俞中脘和章门。

意舍气海足三里,患处块上亦可针。

【施术提示】

本病宜用轻度刺激针灸治疗,并且加灸。

【术】

脾俞穴:程氏三才法斜刺人才(0.5～0.7 寸),震颤行气,飞旋补法。

肝俞穴:程氏三才法斜刺人才(0.5～0.7 寸),震颤行气,飞旋泻法。

中脘穴:程氏三才法直刺地才(1.2～1.5 寸),震颤行气,飞旋泻法。

章门穴:程氏三才法斜刺天才(0.3～0.5 寸),震颤催气,飞旋泻法。

意舍穴:程氏三才法斜刺天才(0.3～0.5 寸),震颤催气,飞旋泻法。

气海穴:取生姜 1 块,切成 0.2～0.5cm 厚的姜片,可根据穴区部位和选用的艾炷大小而定,中间用针穿刺数孔。施灸时,将其放在穴区,置大或中等艾炷于其上,点燃,待局部有灼痛感时,略提起姜片,或更换艾炷再灸。灸 5～10 壮,以局部潮红为度。

足三里穴:程氏三才法直刺人才(1.0～1.5 寸),震颤行气,飞旋补法。

五十三、疟 疾

【方】

大椎穴、关元穴、肾俞穴、命门穴、间使穴、后溪穴、复溜穴、脾俞穴。

【速记方歌】

疟疾大椎效如神,关元肾俞和命门。

间使后溪复溜穴,脾俞多灸定除根。

【施术提示】

本病穴位宜中度刺激针灸治疗,于发作前 2 小时治疗。背部穴宜加灸。

【术】

大椎穴:程氏三才法直刺人才(0.3～0.5 寸),震颤催气,平补平泻。

关元穴:取生姜 1 块,切成 0.2～0.5cm 厚的姜片,可根据穴区部位和选用的艾炷大小而定,中间用针穿刺数孔。施灸时,将其放在穴区,置大或中等艾炷于其上,点燃,待局部有灼痛感时,略提起姜片,或更换艾炷再灸。灸 5～10 壮,以局部潮红为度。

肾俞穴:程氏三才法直刺人才(0.8～1.2寸),震颤催气,飞旋补法。

命门穴:取清艾条1根,点燃后悬于穴位之上,艾火距皮肤2～3cm,灸10～20分钟,灸至皮肤温热红晕,而又不致灼伤皮肤为度。

间使穴:程氏三才法直刺人才(0.8～1.0寸),震颤行气,飞旋泻法。

后溪穴:程氏三才法直刺天才(0.3～0.5寸),震颤催气,飞旋泻法。

复溜穴:程氏三才法直刺天才(0.3～0.5寸),震颤催气,飞旋补法。

脾俞穴:程氏三才法斜刺天才(0.3～0.5寸),震颤行气,飞旋补法。

五十四、胁　痛

1.实证

(1)气滞证

【方】

期门穴、支沟穴、阳陵泉穴、太冲穴、丘墟穴。

【速记方歌】

气滞口苦胁胀痛,期门支沟配太冲。

阳陵泉及丘墟穴,疏肝理气最有功。

【施术提示】

本病穴位中度刺激针灸治疗。期门穴加拔火罐。

【术】

期门穴:程氏三才法斜刺人才(0.3～0.5寸),震颤催气,飞旋泻法。

支沟穴:程氏三才法直刺人才(0.5～0.8寸),震颤催气,飞旋泻法。

阳陵泉穴:程氏三才法直刺人才(0.8～1.2寸),震颤催气,飞旋泻法。

太冲穴:程氏三才法直刺人才(0.3～0.5寸),震颤催气,飞旋泻法。

丘墟穴:程氏三才法直刺人才(0.3～0.5寸),震颤催气,飞旋泻法。

(2)瘀证

【方】

期门穴、支沟穴、阳陵泉穴、膈俞穴、肝俞穴。

【速记方歌】

胁痛如刺痛拒按,舌质紫暗瘀证般。

期门支沟膈俞穴,肝俞搭配阳陵泉。

【施术提示】

本病穴位宜中度刺激针灸治疗。期门穴加拔火罐。

【术】

期门穴：程氏三才法斜刺人才(0.3～0.5寸)，震颤催气，飞旋泻法。

支沟穴：程氏三才法直刺人才(0.5～0.8寸)，震颤催气，飞旋泻法。

阳陵泉穴：程氏三才法直刺人才(0.8～1.2寸)，震颤催气，飞旋泻法。

膈俞穴：程氏三才法斜刺人才(0.5～0.7寸)，震颤催气，飞旋泻法。

肝俞穴：程氏三才法斜刺人才(0.5～0.7寸)，震颤催气，飞旋泻法。

2.虚证

【方】

肝俞穴、肾俞穴、期门穴、太冲穴、足三里穴、三阴交穴。

【速记方歌】

虚证胁痛势绵绵，口干心烦头目眩。

肝俞期门肾俞补，太冲三里阴交连。

【施术提示】

本病穴位宜中度刺激针灸治疗。肝俞穴、肾俞穴宜用艾灸。

【术】

肝俞穴：程氏三才法斜刺人才(0.5～0.7寸)，震颤催气，飞旋补法。

肾俞穴：程氏三才法直刺人才(0.8～1.2寸)，震颤催气，飞旋补法。

期门穴：程氏三才法斜刺天才(0.3～0.5寸)，震颤催气，飞旋补法。

太冲穴：程氏三才法直刺天才(0.3～0.5寸)，震颤催气，飞旋补法。

足三里穴：程氏三才法直刺天才(1～1.5寸)，震颤催气，飞旋补法。

三阴交穴：程氏三才法直刺天才(0.8～1.2寸)，震颤催气，飞旋补法。

五十五、慢 性 肝 炎

【方】

肝俞穴、足三里穴、脾俞穴、期门穴、中脘穴、侠溪穴、中庭穴、支沟穴、太冲穴、公孙穴。

【速记方歌】

肝炎肝俞足三里，脾俞期门功无比。

中脘侠溪中庭穴，支沟太冲公孙宜。

【施术提示】

本病穴位中度刺激针灸治疗。中脘穴宜用艾灸。

【术】

肝俞穴：程氏三才法斜刺人才(0.5～0.7 寸)，震颤行气，飞旋泻法。

足三里穴：程氏三才法直刺地才(1.3～1.5 寸)，震颤催气，飞旋补法。

脾俞穴：程氏三才法斜刺天才(0.3～0.5 寸)，震颤行气，飞旋补法。

期门穴：程氏三才法直刺人才(0.3～0.4 寸)，震颤催气，飞旋泻法。

中脘穴：施艾灸法，灸 3～5 壮。

侠溪穴：程氏三才法直刺天才(0.2～0.3 寸)，震颤催气，飞旋泻法。

中庭穴：程氏三才法直刺人才(0.3～0.5 寸)，震颤行气，飞旋泻法。

支沟穴：程氏三才法直刺人才(0.5～0.8 寸)，震颤催气，飞旋泻法。

太冲穴：程氏三才法直刺人才(0.3～0.4 寸)，震颤催气，飞旋泻法。

公孙穴：程氏三才法直刺地才(0.5～0.8 寸)，震颤催气，飞旋泻法。

五十六、胆 石 症

【方】

太冲穴、大椎穴、阳纲穴、阳陵泉穴、胆俞穴、委阳穴、脾俞穴、中脘穴、至阳穴、肾俞穴、足三里穴、三阴交穴。

【速记方歌】

太冲大椎配阳纲，阳陵胆俞及委阳。

脾俞中脘连至阳，肾俞三里阴交良。

【施术提示】

本病穴位中度刺激针灸治疗。大椎穴宜刺出血后拔罐。

【术】

太冲穴：程氏三才法平刺天才(0.3～0.5 寸)，震颤催气，飞旋泻法。

大椎穴：程氏三才法直刺人才(0.3～0.5 寸)，震颤催气，平补平泻。

阳纲穴：程氏三才法直刺人才(0.5～0.8 寸)，震颤催气，飞旋泻法。

阳陵泉穴：程氏三才法直刺地才(0.8～1 寸)，震颤催气，飞旋泻法。

胆俞穴：程氏三才法斜刺天才(0.5～0.7 寸)，震颤行气，飞旋泻法。

委阳穴：程氏三才法直刺人才(0.5～0.8 寸)，震颤催气，飞旋泻法。

脾俞穴：程氏三才法斜刺天才(0.5～0.7 寸)，震颤行气，飞旋泻法。

中脘穴：程氏三才法直刺人才(1～1.2 寸)，震颤催气，飞旋泻法。

至阳穴：程氏三才法直刺人才(0.5～0.8 寸)，震颤催气，飞旋泻法。

肾俞穴：程氏三才法直刺人才(0.8～1 寸)，震颤行气，平补平泻。

足三里穴:程氏三才法直刺人才(1～1.5寸),震颤催气,飞旋泻法。

三阴交穴:程氏三才法直刺人才(0.8～1.2寸),震颤行气,平补平泻。

五十七、中 风

1.中脏腑

(1)闭证

【方】

百会穴、人中穴、太冲穴、涌泉穴、丰隆穴、手十二井穴。随症配穴:牙关紧闭取下关穴、颊车穴、合谷穴。舌强不语取哑门穴、廉泉穴、通里穴。

【速记方歌】

中风启闭刺人中,合谷哑门十二井。

牙关紧闭不言语,下关颊车配丰隆。

百会廉泉及太冲,涌泉通里促清醒。

【施术提示】

本病穴位中度刺激针灸治疗。百会穴宜用艾灸。

【术】

百会穴:逆经平刺(0.3～0.5寸)。

人中穴:逆经斜刺(0.3～0.5寸),强刺激。

太冲穴:程氏三才法直刺人才(0.3～0.5寸),飞旋泻法。

涌泉穴:程氏三才法直刺人才(0.3～0.5寸),飞旋补法。

丰隆穴:程氏三才法直刺人才(0.8～1.2寸),震颤催气,飞旋泻法。

手十二井穴:用三棱针浅刺出血,每穴放血3～5滴。

下关穴:程氏三才法直刺人才(0.5～0.8寸),震颤催气,平补平泻。

颊车穴:程氏三才法直刺天才(0.3～0.5寸),震颤催气,飞旋泻法。

合谷穴:程氏三才法直刺人才(0.3～0.5寸),震颤催气,飞旋泻法。

哑门穴:程氏三才法直刺地才(0.6～0.8寸),震颤催气,飞旋补法。

廉泉穴:程氏三才法直刺地才(0.6～0.8寸),震颤催气,飞旋泻法。

通里穴:程氏三才法平刺人才(0.3～0.5寸),震颤催气,平补平泻。

(2)脱证

【方】

神阙穴、气海穴、关元穴、命门穴、肾俞穴、足三里穴、劳宫穴、素髎穴。

【速记方歌】

中风脱证灸神阙,关元气海不可缺。

肾俞命门足三里,劳宫素髎定解决。

【施术提示】

本病穴位中度刺激针灸治疗。神阙穴、气海穴、关元穴、命门穴、肾俞穴宜用艾灸。

【术】

神阙穴:隔盐灸。

气海穴:取生姜1块,切成0.2～0.5cm厚的姜片,可根据穴区部位和选用的艾炷大小而定,中间用针穿刺数孔。施灸时,将其放在穴区,置大或中等艾炷于其上,点燃,待局部有灼痛感时,略提起姜片,或更换艾炷再灸。灸5～10壮,以局部潮红为度。

关元穴:取清艾条1根,点燃后悬于穴位之上,艾火距皮肤2～3cm,灸10～20分钟,灸至皮肤温热红晕,而又不致灼伤皮肤为度。

命门穴:艾灸法,同关元穴。

肾俞穴:艾灸法,同关元穴。

足三里穴:程氏三才法直刺人才(1～1.5寸),飞旋补法。

劳宫穴:程氏三才法直刺天才(0.3～0.4寸),震颤催气,飞旋泻法。

素髎穴:逆经斜刺(0.3～0.5寸),强刺激。

2.中经络

【方】

百会穴、风府穴、通天穴。上肢取肩髃穴、曲池穴、外关穴、合谷穴。下肢取环跳穴、足三里穴、阳陵泉穴、解溪穴。风阳上扰泻风池穴、太冲穴,补太溪穴、三阴交穴。心肝火盛泻大陵穴、行间穴,补太溪穴。口角斜取地仓穴、颊车穴。

【速记方歌】

中风百会与通天,风府合谷环跳连。

三里解溪阳陵泉,肩髃曲池和外关。

风扰太冲风池选,阴交太溪大陵添。

地仓颊车配行间,临证针灸妙法传。

【施术提示】

本病穴位中度刺激针灸治疗。百会穴宜用艾灸。

【术】

百会穴：直刺(0.1～0.2 寸)。

风府穴：直刺(0.3～0.5 寸),不可深刺,以免刺伤延髓。

通天穴：逆经平刺(0.3～0.5 寸)。

肩髃穴：程氏三才法直刺天才(0.8～1.2 寸),震颤催气,飞旋泻法。

曲池穴：程氏三才法直刺人才(0.3～0.5 寸),震颤催气,飞旋泻法,刺出血。

外关穴：程氏三才法直刺天才(0.3～0.5 寸),震颤催气,飞旋泻法。

合谷穴：程氏三才法直刺人才(0.3～0.5 寸),震颤催气,飞旋泻法。

环跳穴：程氏三才法直刺人才(2～3 寸),震颤催气,飞旋泻法。

足三里穴：程氏三才法直刺人才(0.8～1.2 寸),平补平泻。

阳陵泉穴：程氏三才法直刺人才(0.8～1.2 寸),平补平泻。

解溪穴：程氏三才法直刺人才(0.3～0.5 寸),平补平泻。

风池穴：程氏三才法直刺人才(0.3～0.5 寸),平补平泻。

太冲穴：程氏三才法直刺人才(0.3～0.5 寸),平补平泻。

太溪穴：程氏三才法直刺人才(0.3～0.5 寸),平补平泻。

三阴交穴：程氏三才法直刺人才(0.3～0.5 寸),平补平泻。

大陵穴：程氏三才法直刺人才(0.3～0.5 寸),平补平泻。

行间穴：程氏三才法直刺人才(0.3～0.5 寸),平补平泻。

地仓穴：程氏三才法直刺人才(0.3～0.5 寸),平补平泻。

颊车穴：程氏三才法直刺人才(0.3～0.5 寸),平补平泻。

五十八、类 中 风

【方】

百会穴、中冲穴、中脘穴、人中穴、气海穴、足三里穴、关元穴、内关穴、胃俞穴、神阙穴、十二井穴、委中穴、曲泽穴、合谷穴。

【速记方歌】

类中之疾有多般,应分内伤与外感。

虚中百会和中冲,中脘人中气海连。

实中人中足三里,关元内关及中脘。

食中中脘和胃俞,人中三里会内关。

寒中气海神阙灸,合谷中脘三里选。

暑中人中十二井,委中曲泽合谷选。

【施术提示】

虚中之症,除人中穴、中冲穴用中度刺激。其余穴用灸法。

寒中之症,中脘穴、气海穴、神阙穴隔姜灸。合谷穴、足三里穴用中度刺激。

暑中之症,十二井穴、委中穴、曲泽穴须点刺出血。人中穴,合谷穴用重度刺激。

【术】

百会穴:程氏三才法平刺人才(0.5~0.8寸),飞旋补法。

中冲穴:浅刺(0.1寸)或用三棱针点刺出血3滴。

中脘穴:程氏三才法直刺地才(1.2~1.5寸),震颤催气,飞旋补法。

人中穴:程氏三才法斜刺人才(0.3~0.5寸),震颤行气,飞旋泻法。

气海穴:程氏三才法直刺人才(0.8~1.2寸),震颤行气,平补平泻。

足三里穴:程氏三才法直刺地才(1.5~2寸),震颤催气,飞旋补法。

关元穴:程氏三才法直刺人才(0.8~1.2寸),震颤行气,平补平泻。

内关穴:程氏三才法直刺人才(0.5~0.8寸),震颤催气,平补平泻。

胃俞穴:程氏三才法斜刺人才(0.5~0.7寸),飞旋补法。

神阙穴:食盐填平脐窝,上置大艾炷施灸,一般3~9壮,至腹中温热为止。

十二井穴:用三棱针浅刺出血,每穴放血3~5滴。

委中穴:程氏三才法直刺人才(0.5~0.8寸),震颤催气,飞旋泻法,刺放血。

曲泽穴:点刺放血。

合谷穴:程氏三才法直刺天才(0.3~0.5寸),震颤催气,飞旋泻法。

五十九、言 语 謇 涩

【方】

风池穴、肩井穴、廉泉穴、天柱穴、天鼎穴、大陵穴、合谷穴、通里穴。

【速记方歌】

言语謇涩心放宽,风池肩井和廉泉。

天柱天鼎大陵穴,合谷通里针下安。

【施术提示】

本病穴位宜用中度刺激针灸治疗。

【术】

风池穴:程氏三才法向鼻尖方向刺天才(0.5~0.8寸),震颤催气,飞旋泻法。

肩井穴:程氏三才法斜刺天才(0.3～0.5寸),震颤催气,飞旋补法。

廉泉穴:程氏三才法向舌根斜刺人才(0.5～0.8寸),震颤催气,飞旋泻法。

天柱穴:程氏三才法直刺天才(0.3～0.5寸),震颤催气,飞旋泻法。

天鼎穴:程氏三才法直刺人才(0.3～0.5寸),震颤行气,平补平泻。

大陵穴:程氏三才法直刺人才(0.3～0.5寸),震颤行气,平补平泻。

合谷穴:程氏三才法直刺人才(0.8～1.2寸),震颤行气,飞旋泻法。

通里穴:程氏三才法平刺人才(0.3～0.5寸),震颤催气,平补平泻。

六十、吞 咽 障 碍

【方】

风府穴、风池穴、廉泉穴、合谷穴、人迎穴、手三里穴、中冲穴。

【速记方歌】

吞咽障碍苦难言,风府风池与廉泉。

合谷人迎手三里,刺血五滴中指尖。

【施术提示】

本病穴位宜用中度刺激针灸治疗。

【术】

风府穴:直刺(0.5～0.8寸),不可深刺,以免刺伤延髓。

风池穴:程氏三才法向鼻尖方向刺天才(0.5～0.8寸),震颤催气,飞旋泻法。

廉泉穴:程氏三才法向舌根斜刺人才(0.5～0.8寸),震颤催气,飞旋泻法。

合谷穴:程氏三才法直刺人才(0.8～1.2寸),震颤行气,飞旋泻法。

人迎穴:程氏三才法直刺人才(0.3～0.5寸),震颤行气,平补平泻。

手三里穴:程氏三才法向内斜刺天才(1～1.2寸),震颤催气,飞旋泻法。

中冲穴:点刺出血3滴。

六十一、头 胀

【方】

风池穴、百会穴、合谷穴、后溪穴、前顶穴、申脉穴、上星穴、印堂穴、内庭穴、丰隆穴、攒竹穴、足临泣穴、风府穴、强间穴、头维穴、悬颅穴、颔厌穴、列缺穴、昆仑穴、率谷穴。

【速记方歌】

头胀头维及风池,百会合谷后溪施。

痛在颅顶加前顶,后顶申脉莫延迟。

前顶疼痛上星用,印堂内庭丰隆治。

眉棱骨痛加攒竹,足临泣穴也可刺。

后头疼痛针风府,昆仑强间穴痛止。

偏头疼痛率谷寻,悬颅颔厌列缺知。

【施术提示】

本病穴位宜用中度刺激针灸治疗,风池穴、百会穴宜加灸。

【术】

风池穴:程氏三才法向鼻尖方向直刺人才(0.5～0.8寸),飞旋泻法。

百会穴:程氏三才法向后头方向平刺人才(0.5～0.8寸),飞旋泻法。

合谷穴:程氏三才法平刺天才(0.3～0.5寸),飞旋泻法。

后溪穴:程氏三才法直刺天才(0.3～0.5寸),震颤催气,飞旋泻法。

前顶穴:程氏三才法斜刺天才(0.5～0.8寸),平补平泻。

申脉穴:程氏三才法直刺天才(0.3～0.5寸),震颤催气,飞旋泻法。

上星穴:程氏三才法斜刺天才(0.5～0.8寸),平补平泻。

印堂穴:程氏三才法平刺天才(0.5～0.8寸),平补平泻。

内庭穴:程氏三才法直刺天才(0.3～0.5寸),飞旋泻法。

丰隆穴:程氏三才法直刺人才(0.5～0.7寸),震颤催气,飞旋泻法。

攒竹穴:程氏三才法沿眉平刺人才(0.5～0.8寸),震颤催气,平补平泻。

足临泣穴:程氏三才法直刺天才(0.3～0.5寸),震颤催气,飞旋泻法。

风府穴:直刺(0.5～0.8寸),不可深刺,以免刺伤延髓。

强间穴:程氏三才法平刺人才(0.5～0.8寸),飞旋泻法。

头维穴:程氏三才法平刺天才(0.5～0.8寸),震颤催气,飞旋泻法。

悬颅穴:程氏三才法平刺人才(0.5～0.8寸),飞旋泻法。

颔厌穴:程氏三才法平刺人才(0.5～0.8寸),飞旋泻法。

列缺穴:程氏三才法向上斜刺天才(0.3～0.4寸),震颤催气,飞旋泻法。

昆仑穴:程氏三才法直刺天才(0.3～0.5寸),震颤催气,飞旋泻法。

率谷穴:程氏三才法斜刺天才(0.5～0.8寸),平补平泻。

六十二、头 痛

1.风袭经络证

【方】

后头痛:风池穴、昆仑穴、后溪穴。前头痛:头维穴、印堂穴、上星穴、合谷穴、内庭穴。偏头痛:外关穴、足临泣穴、率谷穴、太阳穴。头顶痛:至阴穴、太冲穴、百会穴。

【速记方歌】

头痛时作遇风重,痛势剧烈刺痛定。

风池后溪昆仑穴,头维印堂配上星。

前头合谷及内庭,偏头外关足临泣。

率谷太阳能祛风,头顶至阴配太冲。

头痛百会穴真灵,配穴方法记心中。

【施术提示】

本病穴位宜重度刺激针灸治疗。

【术】

风池穴:程氏三才法向鼻尖方向斜刺天才(0.5～0.8寸),平补平泻。

昆仑穴:程氏三才法直刺天才(0.3～0.5寸),震颤催气,飞旋泻法。

后溪穴:程氏三才法直刺天才(0.3～0.5寸),震颤催气,飞旋泻法。

头维穴:程氏三才法平刺天才(0.5～0.8寸),震颤催气,飞旋泻法。

印堂穴:程氏三才法平刺天才(0.5～0.8寸),平补平泻。

上星穴:程氏三才法斜刺天才(0.5～0.8寸),平补平泻。

合谷穴:程氏三才法直刺天才(0.3～0.5寸),震颤催气,飞旋泻法。

内庭穴:程氏三才法直刺天才(0.3～0.5寸),飞旋泻法。

外关穴:程氏三才法直刺天才(0.3～0.5寸),平补平泻。

足临泣穴:程氏三才法直刺天才(0.3～0.5寸),震颤催气,飞旋泻法。

率谷穴:程氏三才法斜刺天才(0.5～0.8寸),平补平泻。

太阳穴:程氏三才法直刺天才(0.3～0.5寸),平补平泻。

至阴穴:程氏三才法直刺天才(0.3～0.5寸),震颤催气,飞旋泻法。

太冲穴:程氏三才法直刺天才(0.5～0.8寸),飞旋泻法。

百会穴:程氏三才法斜刺天才(0.5～0.8寸),平补平泻。

2.肝阳上亢证

【方】

风池穴、百会穴、悬颅穴、侠溪穴、行间穴。

【速记方歌】

头痛目眩两侧重,风池百会祛头风。

烦躁口苦又面红,悬颅侠溪行间停。

【施术提示】

本病穴位中度刺激针灸治疗。

【术】

风池穴:程氏三才法向鼻尖方向斜刺人才(0.5~0.8寸),飞旋泻法。

百会穴:程氏三才法平刺人才(0.5~0.8寸),飞旋泻法。

悬颅穴:程氏三才法平刺人才(0.5~0.8寸),飞旋泻法。

侠溪穴:程氏三才法直刺人才(0.3~0.5寸),飞旋泻法。

行间穴:程氏三才法直刺人才(0.3~0.5寸),飞旋泻法。

3.气血两虚证

【方】

百会穴、气海穴、足三里穴、肝俞穴、脾俞穴、肾俞穴。

【速记方歌】

气血两虚疲乏力,百会气海足三里。

肝俞脾俞肾俞穴,头痛头晕病已愈。

【施术提示】

本病穴位宜中度刺激针灸治疗。宜用艾灸。

【术】

百会穴:程氏三才法平刺人才(0.5~0.8寸),飞旋补法。

气海穴:程氏三才法直刺地才(1.2~1.5寸),震颤催气,飞旋补法。

足三里穴:程氏三才法直刺地才(1.5~2寸),震颤催气,飞旋补法。

肝俞穴:程氏三才法斜刺人才(0.5~0.7寸),飞旋补法。

脾俞穴:程氏三才法斜刺人才(0.5~0.7寸),飞旋补法。

肾俞穴:程氏三才法直刺人才(0.8~1.2寸),飞旋补法。

六十三、偏 头 痛

【方】

风池穴、太阳穴、合谷穴、百会穴、太溪穴、太冲穴、头维穴、下关穴、率谷穴、颊车穴、外关穴、三阴交穴。

【速记方歌】

头偏痛者肝不舒,风池太阳及合谷。

百会太溪太冲取,头维下关配率谷。

颊车外关三阴交,患侧泻法把病除。

【施术提示】

本病穴位重度刺激针灸治疗。

【术】

风池穴:程氏三才法向鼻尖方向斜刺天才(0.5～0.8寸),震颤催气,飞旋泻法。

太阳穴:程氏三才法直刺天才(0.3～0.5寸),震颤催气,平补平泻。

合谷穴:程氏三才法直刺人才(0.8～1.2寸),震颤行气,平补平泻。

百会穴:程氏三才法平刺天才(0.3～0.4寸),震颤催气,飞旋补法。

太溪穴:程氏三才法直刺人才(0.4～0.5寸),震颤催气,飞旋补法。

太冲穴:程氏三才法斜刺人才(0.3～0.5寸),震颤催气,飞旋泻法。

头维穴:程氏三才法平刺天才(0.5～0.8寸),震颤催气,飞旋泻法。

下关穴:程氏三才法斜刺天才(0.3～0.4寸),震颤催气,飞旋泻法。

率谷穴:程氏三才法斜刺天才(0.5～0.8寸),震颤催气,平补平泻。

颊车穴:程氏三才法直刺天才(0.3～0.5寸),震颤催气,平补平泻。

外关穴:程氏三才法直刺人才(0.3～0.5寸),震颤催气,平补平泻。

三阴交穴:程氏三才法直刺人才(0.8～1.2寸),震颤行气,飞旋补法。

六十四、头 顶 痛

【方】

风池穴、翳风穴、瞳子髎穴、合谷穴、攒竹穴。

【速记方歌】

头顶疼痛风池找,翳风攒竹瞳子髎。

眼眶上痛加合谷,针刺以后即可疗。

【施术提示】

本病穴位宜用中度刺激针灸治疗,合谷穴宜用重度刺激针灸治疗。

【术】

风池穴:程氏三才法向鼻尖方向刺天才(0.5~0.8寸),震颤催气,飞旋泻法。

翳风穴:程氏三才法直刺天才(0.3~0.5寸),震颤催气,平补平泻。

瞳子髎穴:程氏三才法横刺天才(0.3~0.5寸),震颤催气,平补平泻。

合谷穴:程氏三才法平刺天才(0.3~0.5寸),飞旋泻法。

攒竹穴:程氏三才法沿眉平刺人才(0.5~0.8寸),震颤催气,平补平泻。

六十五、面　痛

【方】

风池穴、翳风穴、下关穴、瞳子髎穴、合谷穴、攒竹穴、阳白穴、四白穴、巨髎穴、颊车穴、大迎穴。

【速记方歌】

头面疼痛风池找,翳风下关瞳子髎。

眼眶上额痛合谷,攒竹阳白即可疗。

眶下面痛四白挡,还有一穴是巨髎。

两腮疼痛取颊车,还有大迎不能少。

【施术提示】

本病穴位宜用中度刺激针灸治疗,合谷穴宜用重度刺激针灸治疗。

【术】

风池穴:程氏三才法向鼻尖方向斜刺天才(0.5~0.8寸),震颤催气,飞旋泻法。

翳风穴:程氏三才法直刺天才(0.3~0.5寸),震颤催气,平补平泻。

下关穴:程氏三才法直刺人才(0.5~0.8寸),震颤催气,平补平泻。

瞳子髎穴:程氏三才法横刺天才(0.3~0.5寸),震颤催气,平补平泻。

合谷穴:程氏三才法平刺天才(0.3~0.5寸),飞旋泻法。

攒竹穴:程氏三才法沿眉平刺人才(0.5~0.8寸),震颤催气,平补平泻。

阳白穴:程氏三才法向下平刺人才(0.3~0.5寸),平补平泻。

四白穴:程氏三才法平刺人才(0.3~0.5寸),飞旋泻法。

巨髎穴:程氏三才法直刺天才(0.3~0.5寸),震颤催气,平补平泻。

颊车穴:程氏三才法直刺天才(0.3~0.5寸),震颤催气,平补平泻。

大迎穴:程氏三才法直刺天才(0.3~0.5寸),平补平泻。

六十六、高血压(肝阳上亢型)

【方】

合谷穴、风池穴、肩井穴、昆仑穴、少商穴、商阳穴、人中穴、至阴穴。

【速记方歌】

肝阳上升刺合谷,风池肩井昆仑助。

少商商阳人中取,至阴妙穴原在足。

【施术提示】

本病宜重度刺激。

【术】

合谷穴:程氏三才法直刺人才(0.3～0.5寸),震颤催气,飞旋泻法。

风池穴:向鼻尖方向刺(0.5～0.8寸),震颤催气,飞旋泻法。

肩井穴:程氏三才法斜刺天才(0.5～0.8寸),平补平泻。

昆仑穴:程氏三才法直刺天才(0.3～0.5寸),震颤催气,飞旋泻法。

少商穴:浅刺(0.1寸),点刺出血3滴。

商阳穴:浅刺(0.1寸),点刺出血3滴。

人中穴:斜刺(0.3～0.5寸),强刺激。

至阴穴:浅刺(0.1寸),点刺出血3滴。

六十七、低 血 压

【方】

太渊穴、内关穴、气海穴、关元穴、百会穴、命门穴、大椎穴、足三里穴。

【速记方歌】

低血压来刺太渊,内关气海配关元。

百会命门大椎连,足三里穴功无边。

【施术提示】

本病穴位中度刺激针灸治疗。关元穴、命门穴宜用艾灸。

【术】

太渊穴:避开桡动脉,直刺(0.2～0.3寸),飞旋补法。

内关穴:程氏三才法直刺人才(0.5～0.8寸),飞旋补法。

气海穴:程氏三才法直刺地才(1.2～1.5寸),震颤催气,飞旋补法。

关元穴:取清艾条1根,点燃后悬于穴位之上,艾火距皮肤2～3cm,灸10～20分钟,灸至皮肤温热红晕,而又不致灼伤皮肤为度。

百会穴:程氏三才法平刺天才(0.3～0.4寸),震颤催气,飞旋补法。

命门穴:艾灸法,同关元穴。

大椎穴:程氏三才法直刺地才(0.5～0.8寸),震颤催气,飞旋补法。

足三里穴:程氏三才法直刺地才(1.3～1.5寸),震颤催气,飞旋补法。

六十八、头昏(血虚型)

【方】

百会穴、风池穴、关元穴、足三里穴、肝俞穴、脾俞穴、神庭穴。

【速记方歌】

血虚头昏脑缺血,百会风池不可缺。

关元三里肝脾俞,再取神庭疾自灭。

【施术提示】

本病先灸神庭穴,其余穴用轻度刺激,加灸。

【术】

百会穴:程氏三才法平刺人才(0.5～0.8寸),飞旋补法。

风池穴:程氏三才法向鼻尖方向斜刺天才(0.5～0.8寸),平补平泻。

关元穴:程氏三才法直刺人才(0.8～1.2寸),震颤行气,平补平泻。

足三里穴:程氏三才法直刺地才(1.5～2寸),震颤催气,飞旋补法。

肝俞穴:程氏三才法斜刺人才(0.5～0.7寸),震颤行气,飞旋泻法。

脾俞穴:程氏三才法斜刺人才(0.5～0.7寸),飞旋泻法。

神庭穴:程氏三才法平刺天才(0.3～0.4寸),震颤催气,飞旋补法。

六十九、眩 晕

1.肝阳上亢证

【方】

风池穴、行间穴、肝俞穴、肾俞穴、太溪穴。

【速记方歌】

急躁易怒又口苦,耳鸣少寐脉弦数。

风池行间配肝俞,肾俞太溪来配伍。

【施术提示】

本病穴位宜中度刺激针灸治疗。

【术】

风池穴:程氏三才法直刺人才(0.3~0.5寸),震颤行气,飞旋泻法。

行间穴:程氏三才法直刺人才(0.5~0.8寸),震颤行气,飞旋泻法。

肝俞穴:程氏三才法斜刺人才(0.5~0.7寸),震颤行气,飞旋泻法。

肾俞穴:程氏三才法直刺人才(0.8~1.2寸),震颤行气,飞旋补法。

太溪穴:程氏三才法直刺人才(0.3~0.5寸),震颤行气,飞旋补法。

2.气血两虚证

【方】

百会穴、脾俞穴、关元穴、足三里穴、三阴交穴。

【速记方歌】

面白无力倦懒言,心悸少寐舌质淡。

百会脾俞足三里,三阴交穴配关元。

【施术提示】

本病穴位中度刺激针灸治疗。宜用艾灸。

【术】

百会穴:取清艾条1根,点燃后悬于穴位之上,艾火距皮肤2~3cm,灸10~20分钟,灸至皮肤温热红晕,而又不致灼伤皮肤为度。

脾俞穴:艾灸法,同百会穴。

关元穴:取生姜1块,切成0.2~0.5cm厚的姜片,可根据穴区部位和选用艾炷的大小而定,中间用针穿刺数孔。施灸时,将其放在穴区,置大或中等艾炷于其上,点燃,待局部有灼痛感时,略提起姜片,或更换艾炷再灸。灸5~10壮,以局部潮红为度。

足三里穴:程氏三才法直刺地才(1.5~2寸),震颤行气,飞旋补法。

三阴交穴:程氏三才法直刺地才(1.2~1.5寸),震颤行气,飞旋补法。

3.痰湿内阻证

【方】

头维穴、脾俞穴、中脘穴、内关穴、丰隆穴。

【速记方歌】

眩晕多寐头如裹,胸闷食少又痰多。

头维内关配中脘,脾俞丰隆化痰浊。

【施术提示】

本病穴位中度刺激针灸治疗,脾俞穴、中脘穴加拔火罐。

【术】

头维穴:程氏三才法直刺人才(0.5～1 寸),平补平泻。

脾俞穴:程氏三才法斜刺人才(0.5～0.7 寸),飞旋补法。

中脘穴:程氏三才法直刺人才(0.8～1.2 寸),震颤行气,飞旋补法。

内关穴:程氏三才法直刺人才(0.3～0.5 寸),震颤行气,飞旋补法。

丰隆穴:程氏三才法直刺人才(1.2～1.5 寸),震颤行气,平补平泻。

七十、昏 厥

1.虚证

【方】

人中穴、百会穴、内关穴、气海穴、足三里穴。

【速记方歌】

昏厥人中手法中,百会三里阳气升。

再灸内关与气海,重症之人已苏醒。

【施术提示】

本病穴位轻度刺激针灸治疗。气海穴宜用艾灸。

【术】

人中穴:斜刺(0.3～0.5 寸)。

百会穴:平刺(0.3～0.5 寸),可针上加灸,或单独艾灸。

内关穴:程氏三才法直刺人才(0.5～0.8 寸),飞旋补法。

气海穴:程氏三才法直刺人才(0.8～1.2 寸),飞旋补法。可单独艾灸、隔姜片灸。

足三里穴:程氏三才法直刺人才(0.8～1.2 寸),震颤催气,飞旋补法。可针上加灸,或单独艾灸。

2.实证

【方】

人中穴、中冲穴、合谷穴、太冲穴、劳宫穴、涌泉穴。

【速记方歌】

昏厥人中配劳宫,中冲能把心气生。

涌泉一针能苏醒,四关合谷与太冲。

【施术提示】

本病穴位轻度刺激针灸治疗。

【术】

人中穴:斜刺(0.3～0.5寸)强刺激。

中冲穴:浅刺(0.1寸)或用三棱针点刺出血3滴。

合谷穴:程氏三才法直刺人才(0.3～0.5寸),震颤催气,飞旋泻法。

太冲穴:程氏三才法直刺地才(0.5～1寸),强刺激,飞旋泻法。

劳宫穴:程氏三才法直刺地才(0.5～0.8寸),强刺激,飞旋泻法。

涌泉穴:程氏三才法直刺人才(0.3～0.5寸),飞旋补法。

七十一、中　暑

1.轻证

【方】

大椎穴、曲池穴、委中穴、内关穴。

【速记方歌】

中暑首选刺大椎,曲池内关紧相随。

轻症再刺委中穴,神安气定立刻会。

【施术提示】

本病穴位中度刺激针灸治疗。

【术】

大椎穴:程氏三才法直刺天才(0.3～0.5寸),震颤催气,飞旋泻法。

曲池穴:程氏三才法直刺人才(0.3～0.5寸),震颤催气,飞旋泻法,刺出血。

委中穴:程氏三才法直刺人才(0.5～0.8寸),震颤催气,飞旋泻法,刺放血。

内关穴:程氏三才法直刺人才(0.3～0.5寸),震颤催气,飞旋泻法。

2.重证

【方】

人中穴、百会穴、十宣穴、曲泽穴、委中穴。

【速记方歌】

重症中暑刺人中,百会补阳把气升。

曲泽委中能泻热,十宣针后人已醒。

【施术提示】

本病穴位重度刺激针灸治疗。

【术】

人中穴:斜刺(0.3~0.5寸),强刺激。

百会穴:点刺放血。

十宣穴:点刺放血。

曲泽穴:点刺放血。

委中穴:程氏三才法直刺人才(0.5~0.8寸),震颤催气,飞旋泻法。

七十二、失　眠

1.心脾两虚证

【方】

神门穴、三阴交穴、安眠穴、脾俞穴、心俞穴、隐白穴。

【速记方歌】

多梦易醒倦神疲,饮食无味又心悸。

脾俞心俞隐白配,神门阴交安眠愈。

【施术提示】

本病穴位中度刺激针灸治疗。三阴交穴宜用艾灸。

【术】

神门穴:程氏三才法直刺人才(0.3~0.5寸),震颤行气,飞旋补法。

三阴交穴:程氏三才法直刺人才(0.8~1.2寸),震颤行气,飞旋补法。

安眠穴:程氏三才法直刺人才(0.5~0.7寸),震颤行气,飞旋补法。

脾俞穴:程氏三才法斜刺人才(0.5~0.7寸),震颤行气,飞旋补法。

心俞穴:程氏三才法斜刺人才(0.5~0.7寸),震颤行气,飞旋补法。

隐白穴:程氏三才法直刺人才(0.5~0.7寸),飞旋补法,针后灸。

2.心肾不交证

【方】

神门穴、心俞穴、安眠穴、三阴交穴、肾俞穴、太溪穴。

【速记方歌】

心烦口干双耳鸣,五心烦热太溪能。

神门心俞三阴交,安眠须加肾俞行。

【施术提示】

本病穴位宜中度刺激针灸治疗。三阴交穴、肾俞穴宜用艾灸。

【术】

神门穴:程氏三才法直刺人才(0.3～0.5寸),震颤行气,飞旋补法。

心俞穴:程氏三才法斜刺人才(0.5～0.7寸),震颤行气,飞旋补法。

安眠穴:程氏三才法直刺人才(0.5～0.7寸),震颤行气,平补平泻。

三阴交穴:程氏三才法直刺人才(0.8～1.2寸),震颤行气,飞旋补法。

肾俞穴:程氏三才法直刺人才(0.8～1寸),震颤行气,飞旋补法。

太溪穴:程氏三才法直刺人才(0.5～0.8寸),震颤行气,平补平泻。

3.肝火上扰证

【方】

神门穴、三阴交穴、安眠穴、肝俞穴、胆俞穴、完骨穴。

【速记方歌】

失眠性急又多梦,惊恐胁胀兼头痛。

神门阴交安眠穴,肝俞胆俞完骨颂。

【施术提示】

本病穴位宜中度刺激针灸治疗,肝俞穴、胆俞穴加拔火罐。

【术】

神门穴:程氏三才法直刺天才(0.2～0.3寸),震颤行气,飞旋补法。

三阴交穴:程氏三才法直刺天才(0.5～0.8寸),震颤行气,飞旋补法。

安眠穴:程氏三才法直刺天才(0.3～5寸),震颤行气,飞旋补法。

肝俞穴:程氏三才法斜刺天才(0.5～0.7寸),震颤行气,飞旋补法。

胆俞穴:程氏三才法斜刺天才(0.5～0.7寸),震颤行气,飞旋泻法。

完骨穴:程氏三才法斜刺天才(0.3～0.5寸),飞旋泻法。

4.胃气不和证

【方】

神门穴、三阴交穴、安眠穴、胃俞穴、足三里穴。

【速记方歌】

胃气不和失眠苦,脘闷嗳气胀不舒。

神门阴交及胃俞,安眠三里定能除。

【施术提示】

本病穴位中度刺激针灸治疗,胃俞穴加拔火罐。

【术】

神门穴:程氏三才法直刺天才(0.2～0.3 寸),震颤行气,飞旋补法。

三阴交穴:程氏三才法直刺天才(0.5～0.8 寸),震颤行气,飞旋补法。

安眠穴:程氏三才法直刺天才(0.3～5 寸),震颤行气,飞旋泻法。

胃俞穴:程氏三才法斜刺人才(0.5～0.7 寸),震颤行气,飞旋泻法。

足三里穴:程氏三才法直刺天才(0.8～1.2 寸),震颤行气,飞旋泻法。

七十三、嗜　睡

【方】

三阴交穴、太白穴、公孙穴、足三里穴、脾俞穴、胃俞穴、建里穴、通里穴、申脉穴、涌泉穴。

【速记方歌】

嗜睡首选三阴交,太白公孙三里邀。

脾俞胃俞和建里,通里申脉涌泉疗。

【施术提示】

本病穴位中度刺激针灸治疗。

【术】

三阴交穴:程氏三才法直刺人才(0.5～0.8 寸),震颤催气,飞旋补法。

太白穴:程氏三才法直刺人才(0.2～0.3 寸),飞旋补法,针后灸。麦粒灸法。

公孙穴:程氏三才法直刺地才(0.5～0.8 寸),震颤催气,飞旋泻法。

足三里穴:程氏三才法直刺人才(1～1.5 寸),飞旋补法。

脾俞穴:程氏三才法向上斜刺地才(0.6～0.7 寸),震颤催气,飞旋补法。

胃俞穴:程氏三才法斜刺人才(0.5～0.7 寸),飞旋补法。

建里穴:程氏三才法直刺人才(1～1.5 寸),震颤行气,平补平泻。

通里穴:程氏三才法直刺人才(0.3～0.5 寸),震颤行气,平补平泻。

申脉穴:程氏三才法直刺人才(0.3～0.5 寸),震颤行气,平补平泻。

涌泉穴:程氏三才法直刺人才(0.3～0.5 寸),飞旋补法。

七十四、健　忘

【方】

心俞穴、复溜穴、内关穴、中封穴、百会穴、足三里穴、大赫穴、神门穴、膏肓穴、次髎穴、风池穴、脾俞穴、中脘穴。

【速记方歌】

头脑昏胀反应慢,心俞复溜配内关。

中封百会足三里,大赫神门膏肓选。

次髎风池脾俞应,腹部一穴为中脘。

【施术提示】

本病穴位宜用中度刺激针灸治疗,合谷穴宜用重度刺激针灸治疗。

【术】

心俞穴:程氏三才法斜刺人才(0.5~0.7寸),震颤行气,平补平泻。

复溜穴:程氏三才法直刺天才(0.3~0.5寸),震颤催气,飞旋补法。

内关穴:程氏三才法直刺人才(0.3~0.5寸),震颤催气,飞旋泻法。

中封穴:程氏三才法直刺人才(0.5~0.8寸),震颤催气,飞旋泻法。

百会穴:程氏三才法斜刺人才(0.3~0.5寸),震颤行气,平补平泻。

足三里穴:程氏三才法直刺地才(1.5~2寸),震颤行气,平补平泻。

大赫穴:程氏三才法直刺地才(1.0~1.2寸),震颤催气,飞旋泻法。

神门穴:程氏三才法直刺人才(0.3~0.5寸),震颤行气,平补平泻。

膏肓穴:程氏三才法斜刺天才(0.3~0.5寸),震颤催气,飞旋泻法。

次髎穴:程氏三才法直刺地才(1.0~1.2寸),震颤催气,飞旋泻法。

风池穴:程氏三才法向鼻尖方向刺天才(0.5~0.8寸),震颤催气,飞旋泻法。

脾俞穴:程氏三才法直刺地才(1~1.2寸),震颤行气,平补平泻。

中脘穴:程氏三才法直刺人才(0.5~0.8寸),震颤催气,飞旋泻法。

七十五、心悸、怔忡

1.心神不宁证

【方】

心俞穴、巨阙穴、神门穴、内关穴、通里穴、丘墟穴、丰隆穴、胆俞穴。

【速记方歌】

心悸纳呆善惊恐,丘墟胆俞定不宁。

心俞巨阙神门穴,内关通里配丰隆。

【施术提示】

本病穴位宜轻度刺激针灸治疗。宜用艾灸。

【术】

心俞穴:程氏三才法斜刺人才(0.5～0.7寸),震颤行气,平补平泻。

巨阙穴:程氏三才法斜刺人才(0.5～0.7寸),震颤行气,平补平泻。

神门穴:程氏三才法斜刺人才(0.3～0.5寸),震颤行气,平补平泻。

内关穴:程氏三才法直刺人才(0.8～1.0寸),震颤行气,平补平泻。

通里穴:程氏三才法直刺人才(0.3～0.5寸),震颤行气,平补平泻。

丘墟穴:程氏三才法直刺人才(0.8～1寸),震颤行气,平补平泻。

丰隆穴:程氏三才法直刺人才(1～1.5寸),震颤行气,平补平泻。

胆俞穴:程氏三才法斜刺人才(0.5～0.7寸),震颤行气,平补平泻。

2.气血不足证

【方】

心俞穴、巨阙穴、神门穴、内关穴、脾俞穴、胃俞穴、足三里穴。

【速记方歌】

心悸不安头目眩,面白乏力又气短。

心俞巨阙神门穴,脾胃三里及内关。

【施术提示】

本病穴位轻度刺激针灸治疗。宜用艾灸。

【术】

心俞穴:程氏三才法斜刺人才(0.5～0.7寸),震颤行气,飞旋补法。

巨阙穴:程氏三才法斜刺人才(0.5～0.8寸),震颤行气,飞旋补法。

神门穴:程氏三才法斜刺地才(0.5～0.8寸),震颤行气,平补平泻。

内关穴:程氏三才法直刺地才(1～1.2寸),震颤行气,平补平泻。

脾俞穴:程氏三才法斜刺人才(0.5～0.7寸),震颤行气,飞旋补法。

胃俞穴:程氏三才法斜刺人才(0.5～0.7寸),震颤行气,飞旋补法。

足三里穴:程氏三才法直刺地才(1.5～2寸),震颤行气,平补平泻。

3.阴虚火旺证

【方】

心俞穴、巨阙穴、神门穴、内关穴、厥阴俞穴、肾俞穴、太溪穴。

【速记方歌】

阴虚火旺又心烦,心悸首选穴内关。

心俞巨阙神门取,厥阴肾俞太溪痊。

【施术提示】

本病穴位宜用轻度刺激针灸治疗。

【术】

心俞穴:程氏三才法斜刺人才(0.5～0.7寸),震颤行气,飞旋泻法。

巨阙穴:程氏三才法斜刺人才(0.5～0.8寸),震颤行气,飞旋泻法。

神门穴:程氏三才法斜刺地才(0.5～0.7寸),震颤行气,平补平泻。

内关穴:程氏三才法直刺地才(0.5～0.8寸),震颤行气,平补平泻。

厥阴俞穴:程氏三才法斜刺人才(0.5～0.7寸),震颤行气,飞旋补法。

肾俞穴:程氏三才法直刺人才(0.8～1寸),震颤行气,飞旋补法。

太溪穴:程氏三才法直刺地才(0.8～1寸),震颤行气,飞旋补法。

4.水饮内停证

【方】

心俞穴、巨阙穴、神门穴、内关穴、水分穴、关元穴、神阙穴、阴陵泉穴。

【速记方歌】

心悸呕吐取内关,巨阙神门阴陵泉。

水分心俞神阙选,提理正气是关元。

【施术提示】

本病穴位宜用轻度刺激针灸治疗。宜用艾灸。

【术】

心俞穴:程氏三才法斜刺人才(0.5～0.7寸),震颤行气,飞旋泻法。

巨阙穴:程氏三才法斜刺人才(0.5～0.7寸),震颤行气,飞旋补法。

神门穴:程氏三才法斜刺地才(0.5～0.7寸),震颤行气,飞旋泻法。再行飞旋补法。

内关穴:程氏三才法直刺地才(0.5～0.7寸),震颤行气,飞旋泻法。再向下刺至地才(1.0～1.2寸),飞旋补法。

水分穴:取清艾条1根,点燃后悬于穴位之上,艾火距皮肤2～3cm,灸10～20分钟,灸至皮肤温热红晕,而又不致灼伤皮肤为度。

关元穴:艾灸疗法,同水分穴。

神阙穴:取生姜1块,切成0.2～0.5cm厚的姜片,可根据穴区部位和选用的艾炷大小而定,中间用针穿刺数孔。施灸时,将其放在穴区,置大或中等艾炷于其上,点燃,待局部有灼痛感时,略提起姜片,或更换艾炷再灸。灸5～10壮,以局部潮红为度。

阴陵泉穴:程氏三才法直刺地才(0.5～0.7寸),震颤行气,先飞旋泻法。再行飞旋补法。

七十六、癫 痫

1.癫证

【方】

心俞穴、肝俞穴、脾俞穴、神门穴、丰隆穴。

【速记方歌】

癫证苦闷发病缓,神志呆滞言错乱。

心俞肝俞神门取,脾俞丰隆能化痰。

【施术提示】

本病穴位宜用重度刺激针灸治疗。

【术】

心俞穴:程氏三才法斜刺人才(0.5～0.7寸),震颤行气,平补平泻。

肝俞穴:程氏三才法斜刺人才(0.5～0.7寸),震颤行气,飞旋泻法。

脾俞穴:程氏三才法直刺地才(1～1.2寸),震颤行气,平补平泻。

神门穴:程氏三才法直刺人才(0.3～0.5寸),震颤行气,平补平泻。

丰隆穴:程氏三才法直刺人才(1～1.5寸),震颤行气,平补平泻。

2.痫证

【方】

人中穴、鸠尾穴、间使穴、太冲穴、丰隆穴。

【速记方歌】

痫证仆地神不清,昏倒抽搐羊叫声。

急刺人中鸠尾穴,间使太冲及丰隆。

【施术提示】

本病穴位宜用重度刺激针灸治疗。

【术】

人中穴:程氏三才法斜刺人才(0.3～0.5寸),震颤行气,飞旋泻法。

鸠尾穴:程氏三才法向下斜刺人才(0.4～0.6寸),飞旋泻法。

间使穴:程氏三才法直刺人才(0.8～1.0寸),震颤行气,飞旋泻法。

太冲穴:程氏三才法直刺人才(0.3～0.5寸),震颤行气,飞旋泻法。

丰隆穴:程氏三才法直刺人才(1～1.5寸),震颤行气,飞旋泻法。

3.发作后病证

【方】

心俞穴、印堂穴、神门穴、三阴交穴、太溪穴、腰奇穴。

【速记方歌】

头晕心悸又多痰,面白食少腰腿软。

心俞印堂神门选,阴交太溪腰奇痊。

【施术提示】

本病穴位宜用重度刺激针灸治疗。

【术】

心俞穴:程氏三才法斜刺人才(0.5～0.7寸),震颤行气,平补平泻。

印堂穴:程氏三才法斜刺人才(0.3～0.5寸),震颤行气,飞旋泻法。

神门穴:程氏三才法直刺人才(0.3～0.5寸),震颤行气,平补平泻。

三阴交穴:程氏三才法直刺人才(1.3～1.5寸),震颤行气,平补平泻。

太溪穴:程氏三才法直刺人才(0.3～0.5寸),震颤行气,飞旋补法。

腰奇穴:程氏三才法直刺人才(0.8～1寸),震颤行气,平补平泻。

七十七、郁 证

1.肝气郁结证

【方】

膻中穴、中脘穴、足三里穴、公孙穴、太冲穴、肝俞穴。

【速记方歌】

抑郁胸闷又嗳气,膻中中脘足三里。

公孙化痰有健脾,太冲肝俞病能愈。

【施术提示】

本病穴位宜用重度刺激针灸治疗。膻中穴加拔火罐。

【术】

膻中穴:程氏三才法横刺人才 0.3 寸,飞旋泻法。

中脘穴:程氏三才法直刺人才(0.8～1.2寸),震颤行气,平补平泻。

足三里穴:程氏三才法直刺人才(1～1.5寸),震颤行气,平补平泻。

公孙穴:程氏三才法直刺人才(0.5～0.8寸),震颤行气,平补平泻。

太冲穴:程氏三才法直刺人才(0.3～0.5寸),震颤行气,飞旋泻法。

肝俞穴:程氏三才法斜刺人才(0.5～0.7寸),震颤行气,飞旋泻法。

2.气郁化火证

【方】

上脘穴、支沟穴、阳陵泉穴、行间穴、侠溪穴。

【速记方歌】

头痛口苦躁易怒,舌红苔黄脉弦数。

上脘支沟阳陵泉,行间侠溪病已除。

【施术提示】

本病穴位宜用重度刺激针灸治疗。上脘穴加拔火罐。

【术】

上脘穴:程氏三才法直刺天才(0.8～1.2寸),震颤催气,平补平泻。

支沟穴:程氏三才法直刺天才(0.3～0.5寸),震颤催气,飞旋泻法。

阳陵泉穴:程氏三才法直刺人才(0.5～0.8寸),震颤催气,飞旋泻法。

行间穴:程氏三才法斜刺天才(0.3～0.5寸),震颤催气,飞旋泻法。

侠溪穴:程氏三才法直刺天才(0.2～0.3寸),震颤催气,飞旋泻法。

3.痰气郁结证

【方】

丰隆穴、膻中穴、内关穴、太冲穴、天突穴。

【速记方歌】

喉中哽咽似有痰,咳不出来咽下难。

膻中内关天突穴,太冲丰隆痰已散。

【施术提示】

本病穴位宜用重度刺激针灸治疗。膻中穴加拔火罐。

【术】

丰隆穴:程氏三才法直刺人才(1～1.5寸),震颤催气,飞旋泻法。

膻中穴:程氏三才法横刺人才0.3寸,平补平泻。

内关穴:程氏三才法直刺人才(0.5～0.8寸),震颤催气,平补平泻。

太冲穴:程氏三才法直刺人才(0.2～0.3寸),震颤催气,飞旋泻法。

天突穴:先直刺(0.2寸),然后将针尖向下,紧靠胸骨柄后方刺入0.5～1寸。

4.阴血不足证

【方】

巨阙穴、神门穴、三阴交穴、太冲穴。胸口闷加膻中穴、内关穴;呃逆加公孙穴、天突穴;暴喑加廉泉穴、通里穴;抽搐加合谷穴、阳陵泉穴;昏厥僵仆加人中穴、涌泉穴。

【速记方歌】

无故悲伤心悸烦,兼有暴喑抽搐显。

多疑善惊眠不安,巨阙神门阴交选。

膻中太冲配内关,暴喑通里配廉泉。

抽搐合谷阳陵泉,昏仆人中配涌泉。

【施术提示】

本病穴位宜用中度刺激针灸治疗。宜用艾灸。

【术】

巨阙穴:程氏三才法直刺人才(0.3～0.5寸),震颤行气,平补平泻。

神门穴:程氏三才法直刺人才(0.3～0.5寸),震颤行气,平补平泻。

三阴交穴:程氏三才法直刺人才(0.8～1.2寸),震颤行气,平补平泻。

太冲穴:程氏三才法直刺人才(0.5～0.8寸),震颤行气,平补平泻。

膻中穴:程氏三才法横刺人才0.3寸,平补平泻。

内关穴:程氏三才法直刺人才(0.5～0.8寸),震颤催气,平补平泻。

公孙穴:程氏三才法直刺天才(0.3～0.5寸),震颤行气,飞旋泻法。

天突穴:先直刺(0.2寸),然后将针尖向下,紧靠胸骨柄后方刺入0.5～1寸。

廉泉穴:程氏三才法直刺地才(0.6～0.8寸),震颤催气,飞旋泻法。

通里穴:程氏三才法平刺人才(0.3～0.5寸),震颤催气,平补平泻。

合谷穴:程氏三才法直刺天才(0.3～0.5寸),震颤催气,飞旋泻法。

阳陵泉穴:程氏三才法直刺人才(0.5～0.8寸),震颤催气,飞旋泻法。

人中穴:程氏三才法斜刺人才(0.3～0.5寸),震颤行气,飞旋泻法。

涌泉穴:程氏三才法直刺人才(0.3～0.5寸),飞旋补法。

七十八、狂 躁 症

【方】

人中穴、鸠尾穴、风池穴、中脘穴、足三里穴、心俞穴、间使穴、神门穴、劳宫穴、少商穴、丰隆穴。

【速记方歌】

狂症人中鸠尾取,风池中脘足三里。

心俞间使与神门,劳宫少商丰隆记。

【施术提示】

本病风池穴、中脘穴、鸠尾穴用中度刺激,其余穴位宜重度刺激。

【术】

人中穴:程氏三才法斜刺人才(0.3～0.5寸),震颤行气,飞旋泻法。

鸠尾穴:程氏三才法向下斜刺人才(0.4～0.6寸),飞旋泻法。

风池穴:程氏三才法向鼻尖方向直刺人才(0.5～0.6寸),震颤催气,飞旋泻法。

中脘穴:程氏三才法直刺人才(0.5～0.8寸),震颤催气,飞旋泻法。

足三里穴:程氏三才法直刺地才(1～1.2寸),震颤催气,飞旋补法。

心俞穴:程氏三才法斜刺人才(0.5～0.7寸),震颤行气,平补平泻。

间使穴:程氏三才法直刺人才(0.8～1.0寸),震颤行气,飞旋泻法。

神门穴:程氏三才法平刺人才(0.3～0.5寸),震颤催气,平补平泻。

劳宫穴:程氏三才法直刺天才(0.3～0.4寸),震颤催气,飞旋泻法。

少商穴:程氏三才法直刺人才(0.1～0.2寸),飞旋泻法。

丰隆穴:程氏三才法直刺人才(0.8～1.2寸),震颤行气,平补平泻。

七十九、脏　躁

【方】

心俞穴、肺俞穴、三焦俞穴、膻中穴、中脘穴、关元穴、大陵穴、神门穴、三阴交穴。

【速记方歌】

脏躁心肺三焦求,膻中中脘关元灸。

大陵神门三阴交,针刺治疗疾可谋。

【施术提示】

本病宜用轻度刺激针灸治疗,膻中穴、中脘穴、关元穴宜加灸。

【术】

心俞穴:程氏三才法斜刺人才(0.5～0.7寸),震颤行气,飞旋补法。

肺俞穴:程氏三才法斜刺人才(0.5～0.7寸),震颤行气,飞旋补法。

三焦俞穴:程氏三才法斜刺人才(0.5～0.7寸),震颤行气,飞旋补法。

膻中穴:程氏三才法斜刺天才(0.3～0.5寸),震颤行气,飞旋泻法。

中脘穴:程氏三才法直刺人才(0.8～1.2寸),震颤催气,平补平泻。

关元穴:取生姜 1 块,切成 0.2～0.5cm 厚的姜片,可根据穴区部位和选用的艾炷大小而定,中间用针穿刺数孔。施灸时,将其放在穴区,置大或中等艾炷于其上,点燃,待局部有灼痛感时,略提起姜片,或更换艾炷再灸。灸 5～10 壮,以局部潮红为度。

大陵穴:程氏三才法直刺人才(0.3～0.5 寸),震颤行气,平补平泻。

神门穴:程氏三才法直刺天才(0.2～0.3 寸),震颤行气,平补平泻。

三阴交穴:程氏三才法直刺人才(0.8～1.2 寸),震颤行气,飞旋补法。

八十、精神失常(失忆症)

【方】

鸠尾穴、神门穴、肝俞穴、心俞穴、风池穴、大陵穴、合谷穴、气海穴、丰隆穴。

【速记方歌】

鸠尾神门医癫急,肝俞心俞与风池。

大陵合谷连气海,痰多丰隆即可去。

【施术提示】

本病穴位用中度刺激。

【术】

鸠尾穴:程氏三才法向下斜刺人才(0.4～0.6 寸),飞旋泻法。

神门穴:程氏三才法平刺人才(0.3～0.5 寸),震颤催气,平补平泻。

肝俞穴:程氏三才法斜刺人才(0.5～0.7 寸),震颤行气,飞旋泻法。

心俞穴:程氏三才法斜刺人才(0.5～0.7 寸),震颤行气,平补平泻。

风池穴:程氏三才法向鼻尖方向斜刺天才(0.5～0.8 寸),平补平泻。

大陵穴:程氏三才法直刺人才(0.3～0.5 寸),震颤行气,飞旋补法。

合谷穴:程氏三才法直刺人才(0.3～0.5 寸),震颤催气,飞旋泻法。

气海穴:程氏三才法直刺人才(0.8～1.2 寸),震颤行气,平补平泻。

丰隆穴:程氏三才法直刺人才(0.8～1.2 寸),震颤行气,平补平泻。

八十一、痴 呆 症

【方】

风池穴、肺俞穴、心俞穴、鸠尾穴、中脘穴、气海穴、间使穴、丰隆穴、神门穴、三阴交穴。

【速记方歌】

痴呆风池效最高,肺俞心俞鸠尾疗。

中脘气海和间使,丰隆神门三阴交。

【施术提示】

本病穴位用中度刺激。

【术】

风池穴:程氏三才法向鼻尖方向斜刺天才(0.5～0.8 寸),平补平泻。

肺俞穴:程氏三才法斜刺人才(0.5～0.7 寸),飞旋泻法。

心俞穴:程氏三才法斜刺人才(0.5～0.7 寸),震颤行气,平补平泻。

鸠尾穴:程氏三才法向下斜刺人才(0.4～0.6 寸),飞旋泻法。

中脘穴:程氏三才法直刺地才(1～1.2 寸),震颤催气,飞旋补法。取清艾条 1 根,点燃后悬于穴位之上,艾火距皮肤 2～3cm ,灸 10～20 分钟,灸至皮肤温热红晕,而又不灼伤皮肤为度。

气海穴:程氏三才法直刺人才(0.8～1.2 寸),震颤行气,平补平泻。

间使穴:程氏三才法直刺人才(0.8～1.0 寸),震颤行气,飞旋泻法。

丰隆穴:程氏三才法直刺人才(0.8～1.2 寸),震颤行气,平补平泻。

神门穴:程氏三才法平刺人才(0.3～0.5 寸),震颤催气,平补平泻。

三阴交穴:程氏三才法直刺人才(0.5～0.8 寸),震颤催气,飞旋补法。

八十二、惊 厥

【方】

风池穴、身柱穴、上脘穴、下脘穴、天枢穴、大椎穴、曲池穴、足三里穴、厉兑穴、合谷穴。

【速记方歌】

惊厥风池与身柱,上脘下脘及天枢。

大椎曲池足三里,厉兑足下配合谷。

【施术提示】

本病四肢穴位用重度刺激,其他穴位用中度刺激。

【术】

风池穴:程氏三才法向鼻尖方向斜刺天才(0.5～0.8 寸),平补平泻。

身柱穴:程氏三才法斜刺天才(0.3～0.5 寸),震颤催气,飞旋补法。

上脘穴:程氏三才法直刺天才(0.8～1.2寸),震颤催气,平补平泻。

下脘穴:程氏三才法直刺天才(0.8～1.2寸),震颤催气,平补平泻。

天枢穴:程氏三才法直刺地才(1.2～1.5寸),震颤催气,飞旋泻法。

大椎穴:程氏三才法直刺天才(0.3～0.5寸),震颤催气,飞旋泻法。

曲池穴:程氏三才法直刺天才(0.8～1寸),震颤催气,飞旋泻法。

足三里穴:程氏三才法直刺人才(1.2～1.5寸),震颤催气,飞旋泻法。

厉兑穴:程氏三才法直刺天才(0.1～0.2寸),飞旋补法。

合谷穴:程氏三才法直刺人才(0.5～0.8寸),震颤催气,飞旋泻法。

八十三、心 痛

【方】

内关穴、侠白穴、孔最穴。

【速记方歌】

心痛急性发作时,内关侠白孔最刺。

待痛缓解使出针,再改平日原因治。

【施术提示】

本病穴位用中度刺激。

【术】

内关穴:程氏三才法直刺天才(0.3～0.4寸),震颤催气,飞旋泻法。

侠白穴:程氏三才法直刺人才(0.3～0.5寸),震颤催气,平补平泻。

孔最穴:程氏三才法直刺人才(0.8～1.2寸),震颤催气,平补平泻。

八十四、无 脉 证

【方】

太渊穴、心俞穴、肾俞穴、内关穴、肺俞穴、关元穴、足三里穴、百会穴、气海穴、行间穴。

【速记方歌】

无脉证来取太渊,心俞肾俞配内关。

肺俞关元足三里,百会气海及行间。

【施术提示】

本病穴位中度刺激针灸治疗。气海穴、心俞穴、肾俞穴、关元穴、足三里穴宜用艾灸。

【术】

太渊穴：避开桡动脉，直刺(0.2～0.3寸)，飞旋补法。

心俞穴：程氏三才法斜刺人才(0.5～0.7寸)，飞旋补法。

肾俞穴：取清艾条1根，点燃后悬于穴位之上，艾火距皮肤2～3cm，灸10～20分钟，灸至皮肤温热红晕，而又不致灼伤皮肤为度。

内关穴：程氏三才法直刺人才(0.5～0.8寸)，飞旋补法。

肺俞穴：程氏三才法斜刺人才(0.5～0.7寸)，飞旋泻法。

关元穴：艾灸法治疗，同肾俞穴。

足三里穴：程氏三才法直刺地才(1.3～1.5寸)，震颤催气，飞旋补法。

百会穴：程氏三才法平刺天才(0.3～0.4寸)，震颤催气，飞旋补法。

气海穴：程氏三才法直刺地才(1.2～1.5寸)，震颤催气，飞旋补法。

行间穴：程氏三才法直刺人才(0.3～0.5寸)，飞旋泻法。

八十五、热 传 心 包

【方】

郄门穴、内关穴、三阴交穴、涌泉穴、神门穴、曲池穴。

【速记方歌】

热传心包为心热，须用泻法取穴施。

郄门内关三阴交，涌泉神门与曲池。

【施术提示】

本病穴位用重度刺激。

【术】

郄门穴：程氏三才法直刺天才(0.3～0.4寸)，震颤催气，飞旋泻法。

内关穴：程氏三才法直刺天才(0.3～0.4寸)，震颤催气，飞旋泻法。

三阴交穴：程氏三才法直刺地才(1.0～1.2寸)，震颤催气，飞旋补法。

涌泉穴：程氏三才法直刺天才(0.3～0.4寸)，震颤催气，飞旋泻法。

神门穴：程氏三才法平刺人才(0.3～0.5寸)，震颤催气，平补平泻。

曲池穴：程氏三才法向内斜刺天才(1～1.2寸)，震颤催气，飞旋泻法。

八十六、贫 血 乏 力

【方】

膈俞穴、脾俞穴、三焦俞穴、足三里穴、关元穴、血海穴、上脘穴、中脘穴、内关穴、风池穴、攒竹穴、头维穴、听会穴、翳风穴、合谷穴、肾俞穴、然谷穴、通里穴、心俞穴。

【速记方歌】

贫血乏力膈脾俞,三焦俞与足三里。

病因对症相对立,关元血海效无比。

恶心呕吐中上脘,加上内关要牢记。

头晕头痛刺风池,攒竹头维效可抵。

耳鸣听会翳风取,合谷肾俞然谷记。

心悸亢进脉细数,通里心俞功第一。

【施术提示】

本病穴位用轻度刺激,宜灸。

【术】

膈俞穴:程氏三才法直刺天才(0.3～0.5 寸),震颤催气,飞旋泻法。

脾俞穴:程氏三才法斜刺人才(0.5～0.7 寸),震颤催气,平补平泻。

三焦俞穴:程氏三才法斜刺人才(0.5～0.8 寸),震颤催气,平补平泻。

足三里穴:程氏三才法直刺人才(1～1.5 寸),震颤催气,平补平泻。

关元穴:程氏三才法直刺人才(0.8～1.2 寸),震颤行气,平补平泻。

血海穴:程氏三才法直刺天才(0.8～1 寸),震颤催气,飞旋泻法。

上脘穴:程氏三才法直刺地才(0.8～1.2 寸),震颤行气,飞旋补法。

中脘穴:程氏三才法直刺地才(1.2～1.5 寸),震颤催气,飞旋补法。

内关穴:程氏三才法平刺人才(0.5～0.8 寸),震颤催气,飞旋泻法。

风池穴:程氏三才法向鼻尖方向直刺地才(0.6～0.8 寸),震颤催气,飞旋补法。

攒竹穴:程氏三才法沿眉平刺人才(0.5～0.8 寸),震颤催气,平补平泻。

头维穴:程氏三才法平刺天才(0.5～0.8 寸),震颤催气,飞旋泻法。

听会穴:程氏三才法直刺天才(0.3～0.5 寸),震颤催气,平补平泻。

翳风穴:程氏三才法直刺天才(0.3～0.5 寸),震颤催气,平补平泻。

合谷穴:程氏三才法直刺人才(0.5～0.8寸),震颤催气,飞旋泻法。

肾俞穴:程氏三才法直刺人才(0.5～0.7寸),飞旋泻法。

然谷穴:程氏三才法直刺人才(0.3～0.5寸),震颤行气,飞旋补法。

通里穴:程氏三才法直刺人才(0.3～0.5寸),震颤行气,平补平泻。

心俞穴:程氏三才法斜刺人才(0.5～0.7寸),震颤催气,平补平泻。

八十七、胸 口 痛

【方】

内关穴、肩井穴、膻中穴、气海穴、上脘穴、足三里穴。

【速记方歌】

胸部疼痛取内关,肩井膻中气海连。

上脘再配足三里,未曾出针身已安。

【施术提示】

本病穴位用重度刺激。

【术】

内关穴:程氏三才法直刺人才(0.5～0.8寸),震颤催气,平补平泻。

肩井穴:程氏三才法斜刺人才(0.5～0.8寸),震颤催气,飞旋补法。

膻中穴:程氏三才法斜刺人才(0.3～0.5寸),平补平泻。

气海穴:程氏三才法平刺地才(1.2～1.5寸),震颤催气,平补平泻。

上脘穴:程氏三才法斜刺地才(0.5～1寸),震颤催气,飞旋补法。加灸。

足三里穴:程氏三才法直刺人才(1.2～1.5寸),飞旋补法。

八十八、多 汗

【方】

复溜穴、阴郄穴、肺俞穴、膏肓穴、肾俞穴、鱼际穴、三阴交穴。

【速记方歌】

多汗合谷配复溜,盗汗阴郄肺俞谋。

自汗膏肓肾俞理,鱼际阴交病愈由。

【施术提示】

本病穴位宜轻度刺激针灸治疗。

【术】

复溜穴:程氏三才法直刺天才(0.3～0.5 寸),震颤催气,飞旋泻法。

阴郄穴:程氏三才法直刺天才(0.3～0.5 寸),震颤催气,飞旋泻法。

肺俞穴:程氏三才法斜刺人才(0.5～0.7 寸),飞旋泻法。

膏肓穴:程氏三才法斜刺人才(0.5～0.7 寸),飞旋泻法。

肾俞穴:程氏三才法直刺人才(0.8～1.2 寸),飞旋补法。

鱼际穴:程氏三才法直刺天才(0.3～0.5 寸),震颤催气,飞旋泻法。

三阴交穴:程氏三才法直刺人才(0.8～1.2 寸),震颤行气,飞旋补法。取清艾条 1 根,点燃后悬于穴位之上,艾火距皮肤 2～3cm,灸 10～20 分钟,灸至皮肤温热红晕,而又不致灼伤皮肤为度。

八十九、无 汗

【方】

风池穴、关冲穴、合谷穴、商阳穴、大椎穴、经渠穴、鱼际穴、通里穴、足三里穴、后溪穴。

【速记方歌】

无汗风池及关冲,合谷商阳大椎用。

经渠鱼际通里选,三里后溪汗已通。

【施术提示】

本病穴位宜用中度刺激针灸治疗。

【术】

风池穴:程氏三才法斜刺天才(0.3～0.5 寸),震颤行气,平补平泻。

关冲穴:浅刺(0.1 寸),点刺出血 3 滴。

合谷穴:程氏三才法直刺人才(0.8～1.2 寸),震颤行气,平补平泻。

商阳穴:浅刺(0.1 寸),点刺出血 3 滴。

大椎穴:程氏三才法直刺人才(1～1.2 寸),震颤催气,平补平泻。

经渠穴:程氏三才法直刺天才(0.3～0.5 寸),震颤催气,飞旋泻法。

鱼际穴:程氏三才法直刺天才(0.3～0.5 寸),震颤催气,飞旋泻法。

通里穴:程氏三才法直刺人才(0.3～0.5 寸),震颤行气,平补平泻。

足三里穴:程氏三才法直刺地才(1.5～2 寸),震颤行气,飞旋补法加灸法。

后溪穴:程氏三才法直刺天才(0.3～0.5 寸),震颤催气,飞旋泻法。

九十、浮 肿

【方】

三阴交穴、阳陵泉穴、肾俞穴、脾俞穴、气海穴、次髎穴、水道穴、关元穴。

【速记方歌】

浮肿如果属肾炎,针三阴交阳陵泉。

肾俞脾俞气海俞,次髎水道与关元。

【施术提示】

本病如果属于急性宜用重度刺激针灸治疗。如果属于慢性宜用轻度刺激针灸治疗,并且加艾灸。

【术】

三阴交穴:程氏三才法直刺人才(0.5～0.8 寸),震颤催气,飞旋补法。

阳陵泉穴:程氏三才法直刺地才(1.5～2 寸),震颤催气,飞旋泻法。

肾俞穴:程氏三才法直刺人才(0.8～1.2 寸),震颤催气,飞旋补法。取清艾条 1 根,点燃后悬于穴位之上,艾火距皮肤 2～3cm,灸 10～20 分钟,灸至皮肤温热红晕,而又不致灼伤皮肤为度。

脾俞穴:程氏三才法斜刺人才(0.5～0.7 寸),飞旋泻法。

气海穴:程氏三才法直刺地才(1～1.5 寸),震颤催气,飞旋补法。

次髎穴:程氏三才法直刺地才(1.0～1.2 寸),震颤催气,飞旋泻法。

水道穴:程氏三才法直刺人才(0.8～1.2 寸),震颤行气,平补平泻。

关元穴:程氏三才法直刺人才(0.8～1.2 寸),震颤行气,平补平泻。

九十一、水 肿

【方】

列缺穴、合谷穴、偏历穴、曲池穴、委阳穴、阴陵泉穴、脾俞穴、肾俞穴、水分穴、关元穴、复溜穴、足三里穴、人中穴、足临泣穴、商丘穴。

【速记方歌】

肺脾气虚用针灸,列缺合谷偏历留。

曲池委阳阴陵泉,脾俞肾俞水分求。

人中足临泣复溜,关元三里会商丘。

【施术提示】

本病穴位宜用中度刺激针灸治疗,足三里穴、脾俞穴、肾俞穴、水分穴宜用艾灸。

【术】

列缺穴:程氏三才法斜刺天才(0.3~0.5寸),震颤催气,飞旋泻法。

合谷穴:程氏三才法直刺人才(0.5~0.8寸),震颤催气,飞旋泻法。

偏历穴:程氏三才法斜刺天才(0.3~0.5寸),震颤催气,平补平泻。

曲池穴:程氏三才法直刺天才(0.8~1寸),震颤催气,飞旋泻法。

委阳穴:程氏三才法直刺地才(1~1.5寸),震颤催气,飞旋补法。

阴陵泉穴:程氏三才法直刺人才(0.5~0.8寸),震颤催气,飞旋泻法。

脾俞穴:程氏三才法斜刺人才(0.5~0.7寸),飞旋泻法。

肾俞穴:程氏三才法直刺人才(0.5~0.7寸),飞旋补法。

水分穴:程氏三才法直刺天才(0.5~0.8寸),震颤行气,飞旋泻法。

关元穴:程氏三才法直刺人才(0.8~1.2寸),震颤行气,平补平泻。

复溜穴:程氏三才法直刺人才(0.3~0.5寸),震颤行气,飞旋补法。

足三里穴:程氏三才法直刺人才(1.2~1.5寸),震颤催气,飞旋泻法。

人中穴:程氏三才法斜刺天才(0.3~0.5寸),震颤催气,飞旋泻法。

足临泣穴:程氏三才法直刺人才(0.3~0.5寸),震颤行气,飞旋补法。

商丘穴:程氏三才法直刺天才(0.2~0.3寸),震颤催气,飞旋泻法。

九十二、面 肿

【方】

人中穴、列缺穴、合谷穴、足三里穴、水分穴、阴陵泉穴、肺俞穴、脾俞穴、水道穴、气海穴、肾俞穴。

【速记方歌】

人中列缺治面水,合谷三里水分随。

阴陵肺俞脾俞会,水道气海肾俞退。

【施术提示】

本病穴位宜用中度刺激针灸治疗。水分穴、肾俞穴、足三里穴、肺俞穴、脾俞穴宜用艾灸。

【术】

人中穴：程氏三才法向上斜刺天才（0.3～0.5寸），震颤催气，平补平泻。

列缺穴：程氏三才法斜刺天才（0.3～0.5寸），震颤催气，飞旋泻法。

合谷穴：程氏三才法直刺人才（0.5～0.8寸），震颤催气，飞旋泻法。

足三里穴：程氏三才法直刺地才（1.3～1.5寸），震颤催气，飞旋补法。

水分穴：程氏三才法直刺人才（0.8～1寸），震颤催气，飞旋泻法。

阴陵泉穴：程氏三才法直刺地才（1.5～2寸），震颤催气，飞旋泻法。

肺俞穴：程氏三才法斜刺人才（0.5～0.7寸），飞旋泻法。

脾俞穴：程氏三才法斜刺地才（0.6～0.7寸），震颤催气，飞旋补法。

水道穴：程氏三才法直刺人才（0.8～1寸），震颤催气，飞旋泻法。

气海穴：程氏三才法直刺天才（1.2～1.5寸），震颤行气，飞旋补法。

肾俞穴：程氏三才法直刺地才（0.8～1寸），震颤催气，飞旋补法。

九十三、瘿气（淋巴结核）

【方】

风池穴、浮白穴、曲池穴、天突穴、大椎穴、风门穴、肩井穴、合谷穴。

【速记方歌】

瘿气症状脖子大，风池浮白曲池加。

天突大椎风门穴，肩井合谷功效大。

【施术提示】

本病穴位宜用中度刺激针灸治疗。

【术】

风池穴：程氏三才法向鼻尖方向刺天才（0.5～0.8寸），震颤催气，飞旋泻法。

浮白穴：程氏三才法斜刺天才（0.3～0.5寸），震颤催气，飞旋补法。

曲池穴：程氏三才法向内斜刺天才（1～1.2寸），震颤催气，飞旋泻法。

天突穴：先直刺（0.2寸），然后将针尖向下，紧靠胸骨柄后方刺入0.5～1寸。

大椎穴：程氏三才法直刺地才（0.5～0.8寸），震颤催气，飞旋泻法。

风门穴：程氏三才法斜刺天才（0.3～0.5寸），震颤催气，飞旋补法。

肩井穴：程氏三才法斜刺天才（0.3～0.5寸），震颤催气，飞旋补法。

合谷穴：程氏三才法直刺地才（0.8～1寸），震颤催气，平补平泻。

九十四、肥　胖

1.肠胃积热

【方】

足三里穴、中脘穴、上巨虚穴、下巨虚穴、合谷穴、公孙穴、曲池穴。

【速记方歌】

肠胃积热小便赤，食欲旺盛喜冷食。

三里中脘二巨虚，合谷公孙及曲池。

【施术提示】

本病穴位中度刺激针灸治疗。

【术】

足三里穴：程氏三才法直刺天才（0.5～0.8寸），震颤催气，飞旋泻法。

中脘穴：程氏三才法直刺天才（0.5～0.8寸），震颤催气，飞旋泻法。

上巨虚穴：程氏三才法直刺天才（0.5～0.8寸），震颤催气，飞旋泻法。

下巨虚穴：程氏三才法直刺天才（0.5～0.8寸），震颤催气，飞旋泻法。

合谷穴：程氏三才法直刺天才（0.3～0.5寸），震颤催气，飞旋泻法。

公孙穴：程氏三才法直刺天才（0.3～0.5寸），震颤行气，飞旋泻法。

曲池穴：程氏三才法直刺天才（0.5～0.8寸），震颤行气，飞旋泻法。

2.脾虚湿阻

【方】

足三里穴、中脘穴、阴陵泉穴、三阴交穴、丰隆穴、脾俞穴。

【速记方歌】

脾虚湿阻痞多痰，形体肥胖身怠倦。

丰隆脾俞三阴交，三里中脘阴陵泉。

【施术提示】

本病穴位中度刺激针灸治疗。宜用艾灸。

【术】

足三里穴：程氏三才法直刺人才（1～1.5寸），震颤催气，飞旋泻法。

中脘穴：程氏三才法直刺人才（1～1.5寸），震颤催气，飞旋泻法。

阴陵泉穴：程氏三才法直刺人才（0.8～1.2寸），震颤催气，平补平泻。

三阴交穴：程氏三才法直刺人才（0.8～1.2寸），震颤催气，平补平泻。

丰隆穴：程氏三才法直刺人才（1～1.5寸），震颤催气，飞旋泻法。

脾俞穴：程氏三才法直刺人才（0.5～0.7寸），飞旋泻法。

3.肝郁气滞

【方】

足三里穴、中脘穴、太冲穴、行间穴、三阴交穴、阳陵泉穴、膻中穴。

【速记方歌】

肋胁胀满头目眩，肝郁气滞选行间。

三里太冲配中脘，阴交膻中阳陵泉。

【施术提示】

本病穴位中度刺激针灸治疗。加拔火罐。

【术】

足三里穴：程氏三才法直刺人才（1～1.5寸），震颤行气，平补平泻。

中脘穴：程氏三才法直刺人才（0.8～1.2寸），震颤行气，平补平泻。

太冲穴：程氏三才法直刺人才（0.3～0.5寸），震颤行气，飞旋泻法。

行间穴：程氏三才法斜刺天才（0.3～0.5寸），震颤催气，飞旋泻法。

三阴交穴：程氏三才法直刺人才（0.5～0.8寸），震颤行气，平补平泻。

阳陵泉穴：程氏三才法直刺人才（0.5～0.8寸），震颤催气，飞旋泻法。

膻中穴：程氏三才法横刺人才0.3寸，飞旋泻法。

4.脾肾阳虚

【方】

足三里穴、中脘穴、三阴交穴、阴陵泉穴、命门穴、太溪穴。

【速记方歌】

形寒肢肿又沉重，便溏喜卧又恶动。

三里中脘三阴交，陵泉命门太溪攻。

【施术提示】

本病穴位中度刺激针灸治疗。宜用艾灸。

【术】

足三里穴：程氏三才法直刺地才（1.5～2寸），震颤催气，飞旋补法。

中脘穴：程氏三才法直刺地才（1.2～1.5寸），震颤催气，飞旋补法。

三阴交穴：程氏三才法直刺地才（1.2～1.5寸），震颤催气，飞旋补法。

阴陵泉穴：程氏三才法直刺地才（1.2～1.5寸），震颤催气，飞旋补法。

命门穴：程氏三才法直刺地才（0.8～1寸），震颤催气，飞旋补法。

太溪穴：程氏三才法直刺地才（0.8～1寸），震颤催气，飞旋补法。

九十五、阴 虚 低 热

【方】

百会穴、神庭穴、风池穴、身柱穴、肾俞穴、心俞穴、足三里穴、关元穴、内关穴、通里穴。

【速记方歌】

阴虚针灸选百会,神庭风池身柱配。

肾俞心俞足三里,关元内关通里随。

【施术提示】

本病穴位宜用轻度刺激针灸治疗,肾俞穴、心俞穴、足三里穴、关元穴宜加灸。

【术】

百会穴:程氏三才法向后头方向平刺人才(0.5~0.8寸),飞旋泻法。

神庭穴:程氏三才法平刺天才(0.3~0.4寸),震颤催气,飞旋补法。

风池穴:程氏三才法向鼻尖方向直刺人才(0.5~0.8寸),飞旋泻法。

身柱穴:程氏三才法斜刺天才(0.3~0.5寸),震颤催气,飞旋补法。

肾俞穴:程氏三才法直刺人才(0.8~1.2寸),震颤催气,飞旋补法。

心俞穴:程氏三才法斜刺人才(0.5~0.7寸),飞旋补法。

足三里穴:程氏三才法直刺地才(1.0~1.2寸),震颤催气,飞旋补法。

关元穴:取清艾条1根,点燃后悬于穴位之上,艾火距皮肤2~3cm,灸10~20分钟,灸至皮肤温热红晕,而又不致灼伤皮肤为度。

内关穴:程氏三才法直刺人才(0.3~0.5寸),震颤催气,飞旋泻法。

通里穴:程氏三才法直刺人才(0.3~0.5寸),震颤催气,飞旋补法。

九十六、瘰 疬

【方】

曲池穴、外关穴、合谷穴、肾俞穴、脾俞穴。

【速记方歌】

瘰疬颈部不一般,合谷曲池与外关。

肾俞脾俞天井选,针灸以后踪无边。

【施术提示】

本病穴位宜用轻度刺激针灸治疗,可单用曲池穴。宜用艾灸。

【术】

曲池穴:程氏三才法向内斜刺天才(1～1.2 寸),震颤催气,飞旋泻法。

外关穴:程氏三才法向内斜刺人才(0.5～0.8 寸),震颤催气,飞旋泻法。

合谷穴:程氏三才法直刺人才(0.5～0.8 寸),震颤催气,飞旋泻法。

肾俞穴:取清艾条 1 根,点燃后悬于穴位之上,艾火距皮肤 2～3cm,灸 10～20 分钟,灸至皮肤温热红晕,而又不致灼伤皮肤为度。

脾俞穴:程氏三才法直刺地才(1～1.2 寸),震颤行气,平补平泻。

九十七、甲 亢

【方】

三阴交穴、内关穴、神门穴、太冲穴、肾俞穴、人迎穴、天突穴、阴陵泉穴。

【速记方歌】

甲亢烦躁易失眠,三阴交穴配内关。

神门太冲肾俞理,人迎天突阴陵泉。

【施术提示】

本病穴位中度刺激针灸治疗。三阴交穴、肾俞穴宜用艾灸。

【术】

三阴交穴:程氏三才法直刺地才(1～1.2 寸),震颤催气,飞旋补法。

内关穴:程氏三才法斜刺地才(0.3～0.5 寸),震颤催气,飞旋泻法。

神门穴:程氏三才法直刺人才(0.3～0.5 寸),震颤行气,平补平泻。

太冲穴:程氏三才法直刺人才(0.3～0.5 寸),震颤催气,飞旋泻法。

肾俞穴:取清艾条 1 根,点燃后悬于穴位之上,艾火距皮肤 2～3cm,灸 10～20 分钟,灸至皮肤温热红晕,而又不致灼伤皮肤为度。

人迎穴:程氏三才法直刺人才(0.3～0.5 寸),震颤行气,平补平泻。

天突穴:先直刺(0.2 寸),再将针尖向下紧贴胸骨柄后再刺(0.5～0.8 寸)。

阴陵泉穴:程氏三才法直刺天才(0.5～0.8 寸),震颤行气,飞旋泻法。

九十八、消 渴

1.上消证

【方】

肺俞穴、脾俞穴、胃俞穴、肾俞穴、足三里穴、三阴交穴、太溪穴、太渊穴、少

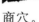
商穴。

【速记方歌】

口干多饮脉洪数,少商太渊配肺俞。

三里阴交太溪刺,脾俞胃俞及肾俞。

【施术提示】

本病穴位宜用中度刺激针灸治疗。宜用艾灸。

【术】

肺俞穴:程氏三才法斜刺人才(0.5～0.7 寸),飞旋补法。

脾俞穴:程氏三才法斜刺人才(0.5～0.7 寸),飞旋补法。

胃俞穴:程氏三才法斜刺人才(0.5～0.7 寸),飞旋补法。

肾俞穴:程氏三才法直刺人才(0.8～1.2 寸),震颤行气,飞旋补法。

足三里穴:程氏三才法直刺人才(1～1.5 寸),震颤行气,飞旋补法。

三阴交穴:程氏三才法直刺人才(0.8～1.2 寸),震颤行气,飞旋补法。

太溪穴:程氏三才法直刺人才(0.3～0.5 寸),震颤行气,飞旋补法。

太渊穴:程氏三才法直刺人才(0.3～0.5 寸),飞旋泻法。

少商穴:程氏三才法直刺人才(0.1～0.2 寸),飞旋泻法。

2.中消证

【方】

肺俞穴、脾俞穴、胃俞穴、肾俞穴、足三里穴、三阴交穴、太溪穴、中脘穴、内庭穴。

【速记方歌】

胃中善饥尿浑黄,烦热汗多消瘦样。

阴交太脘足三里,肺脾胃肾内庭康。

【施术提示】

本病穴位宜用中度刺激针灸治疗。宜用艾灸。

【术】

肺俞穴:程氏三才法斜刺人才(0.5～0.7 寸),飞旋补法。

脾俞穴:程氏三才法斜刺人才(0.5～0.7 寸),飞旋补法。

胃俞穴:程氏三才法斜刺人才(0.5～0.7 寸),飞旋补法。

肾俞穴:程氏三才法直刺人才(0.8～1.5 寸),震颤行气,飞旋补法。

足三里穴:程氏三才法直刺人才(1～1.5 寸),震颤行气,飞旋补法。

三阴交穴:程氏三才法直刺人才(0.8～1.2 寸),震颤行气,飞旋补法。

太溪穴:程氏三才法直刺人才(0.3～0.5 寸),震颤行气,飞旋补法。

中脘穴:程氏三才法直刺人才(0.8～1.2 寸),震颤行气,飞旋补法。

内庭穴:程氏三才法直刺人才(0.3～0.5 寸),震颤行气,飞旋泻法。

3.下消证

【方】

肺俞穴、脾俞穴、胃俞穴、肾俞穴、足三里穴、三阴交穴、太溪穴、太冲穴、照海穴、血海穴。

【速记方歌】

多饮尿频又遗精,肾俞三里配太冲。

阴交太溪及照海,肺脾胃俞血海功。

【施术提示】

本病穴位宜用中度刺激针灸治疗。宜用艾灸。

【术】

肺俞穴:程氏三才法直刺人才(0.3～0.5 寸),震颤行气,飞旋补法。

脾俞穴:程氏三才法斜刺人才(0.5～0.7 寸),飞旋补法。

胃俞穴:程氏三才法斜刺人才(0.5～0.7 寸),飞旋补法。

肾俞穴:程氏三才法直刺人才(0.8～1.5 寸),震颤行气,飞旋补法。

足三里穴:程氏三才法直刺人才(1～1.5 寸),震颤行气,飞旋补法。

三阴交穴:程氏三才法直刺人才(0.8～1.2 寸),震颤行气,飞旋补法。

太溪穴:程氏三才法直刺人才(0.3～0.5 寸),震颤行气,飞旋补法。

太冲穴:程氏三才法直刺人才(0.2～0.3 寸),震颤催气,飞旋泻法。

照海穴:程氏三才法直刺人才(0.3～0.5 寸),震颤行气,飞旋补法。

血海穴:程氏三才法直刺人才(0.8～1.2 寸),震颤行气,飞旋补法。

4.阴阳两虚

【方】

肺俞穴、脾俞穴、胃俞穴、肾俞穴、足三里穴、三阴交穴、太溪穴、气海穴、命门穴。

【速记方歌】

面黧尿频浑如膏,腰膝酸软耳轮焦。

肺脾胃肾足三里,太溪气海命阴交。

【施术提示】

本病穴位宜用中度刺激针灸治疗。宜用艾灸。

【术】

肺俞穴:程氏三才法斜刺人才(0.5～0.7寸),飞旋补法。

脾俞穴:程氏三才法斜刺人才(0.5～0.7寸),飞旋补法。

胃俞穴:程氏三才法斜刺人才(0.5～0.7寸),飞旋补法。

肾俞穴:程氏三才法直刺人才(0.8～1.5寸),震颤行气,飞旋补法。

足三里穴:程氏三才法直刺人才(1～1.5寸),震颤行气,飞旋补法。

三阴交穴:程氏三才法直刺人才(0.8～1.2寸),震颤行气,飞旋补法。

太溪穴:程氏三才法直刺人才(0.3～0.5寸),震颤行气,飞旋补法。

气海穴:程氏三才法直刺人才(0.8～1.2寸),震颤行气,飞旋补法。

命门穴:程氏三才法斜刺人才(0.5～0.7寸),飞旋补法。

九十九、腰痛(内科)

1.寒湿证

【方】

肾俞穴、腰阳关穴、大肠俞穴、关元穴、委中穴。

【速记方歌】

寒湿腰痛灸肾俞,阳关大肠关元俞。

直刺委中手法当,腰痛医治病可除。

【施术提示】

本病穴位中度刺激针灸治疗。宜用艾灸。

【术】

肾俞穴:取清艾条1根,点燃后悬于穴位之上,艾火距皮肤2～3cm,灸10～20分钟,灸至皮肤温热红晕,而又不致灼伤皮肤为度。

腰阳关穴:程氏三才法直刺地才(1～1.5寸),震颤催气,飞旋补法。

大肠俞穴:程氏三才法直刺地才(1～1.5寸),震颤催气,飞旋补法。

关元穴:程氏三才法直刺地才(1～1.5寸),震颤催气,飞旋补法。

委中穴:程氏三才法直刺地才(1～1.5寸),震颤催气,飞旋补法。

2.肾虚证

【方】

肾俞穴、腰阳关穴、委中穴。

【速记方歌】

隐隐腰痛为肾虚,先取肾俞来补气。

腰阳关穴针后灸,委中一穴功效奇。

【施术提示】

本病穴位宜用中度刺激针灸治疗。宜用艾灸。

【术】

肾俞穴:取清艾条1根,点燃后悬于穴位之上,艾火距皮肤2～3cm,灸10～20分钟,灸至皮肤温热红晕,而又不致灼伤皮肤为度。

腰阳关穴:程氏三才法直刺地才(1～1.5寸),震颤催气,飞旋补法。加灸法。

委中穴:程氏三才法直刺地才(1～1.5寸),震颤催气,飞旋补法。

3.外伤证

【方】

肾俞穴、腰阳关穴、委中穴、人中穴、腰痛穴、阿是穴。

【速记方歌】

外伤腰痛针人中,阳关阿是委中求。

奇穴手背腰痛穴,还有肾俞不可丢。

【施术提示】

本病穴位宜用中度刺激针灸治疗。宜用艾灸,加拔火罐。

【术】

肾俞穴:取清艾条1根,点燃后悬于穴位之上,艾火距皮肤2～3cm,灸10～20分钟,灸至皮肤温热红晕,而又不致灼伤皮肤为度。

腰阳关穴:程氏三才法直刺地才(1～1.5寸),震颤催气,飞旋补法。

委中穴:程氏三才法直刺地才(1～1.5寸),震颤催气,飞旋补法。

人中穴:程氏三才法向上斜刺天才(0.3～0.5寸),震颤催气,平补平泻。

腰痛穴:程氏三才法斜刺地才(0.5～1寸),震颤催气,飞旋泻法。

阿是穴:程氏三才法向掌中斜刺人才(0.3～0.5寸),震颤催气,飞旋泻法。

一〇〇、痿　证

【方】

上肢:肩髃穴、曲池穴、合谷穴、外关穴、尺泽穴。

下肢:髀关穴、环跳穴、血海穴、梁丘穴、足三里穴、阳陵泉穴、解溪穴、悬钟穴、肺俞穴。

【速记方歌】

痿证中药针法着,首选肩髃曲池合。

血海外关会尺泽,髀关环跳梁丘数。

阳陵解溪足三里,肺俞悬钟效力多。

【施术提示】

本病穴位中度刺激针灸治疗。宜用艾灸。

【术】

肩髃穴:程氏三才法直刺天才(0.8～1.2寸),震颤催气,飞旋泻法。

曲池穴:程氏三才法直刺天才(0.8～1.2寸),震颤催气,飞旋泻法。

合谷穴:程氏三才法直刺天才(0.8～1.2寸),震颤催气,飞旋泻法。

外关穴:程氏三才法直刺人才(0.5～0.8寸),震颤催气,飞旋泻法。

尺泽穴:程氏三才法直刺人才(0.8～1寸),震颤催气,飞旋泻法。

髀关穴:程氏三才法直刺天才(0.8～1.2寸),震颤催气,飞旋泻法。

环跳穴:程氏三才法直刺地才(2～2.5寸),震颤催气,飞旋泻法。

血海穴:程氏三才法直刺天才(0.8～1.2寸),震颤催气,飞旋泻法。

梁丘穴:程氏三才法直刺天才(0.8～1.2寸),震颤催气,飞旋泻法。

足三里穴:程氏三才法直刺人才(1.2～1.5寸),震颤催气,飞旋泻法。

阳陵泉穴:程氏三才法直刺地才(1.5～2寸),震颤催气,飞旋泻法。

解溪穴:程氏三才法直刺人才(0.5～0.8寸),震颤催气,飞旋泻法。

悬钟穴:程氏三才法直刺人才(0.5～0.8寸),震颤催气,飞旋泻法。

肺俞穴:程氏三才法斜刺人才(0.5～0.7寸),飞旋泻法。

一○一、书痉(书写痉挛症)

【方】

曲池穴、合谷穴、鱼际穴、腕骨穴、阳谷穴、阳池穴、肩髃穴、百会穴、后溪穴。

【速记方歌】

书痉指腕不如意,曲池合谷配鱼际。

腕骨阳谷会阳池,肩髃百会并后溪。

【施术提示】

本病穴位宜中度刺激针灸治疗。百会穴宜用艾灸。

【术】

曲池穴:程氏三才法直刺天才(0.8~1寸),震颤催气,飞旋泻法。

合谷穴:程氏三才法斜刺人才(0.5~0.8寸),震颤催气,飞旋泻法。

鱼际穴:程氏三才法直刺天才(0.3~0.5寸),震颤催气,飞旋泻法。

腕骨穴:程氏三才法直刺天才(0.3~0.5寸),震颤催气,飞旋泻法。

阳谷穴:程氏三才法直刺天才(0.3~0.5寸),震颤催气,飞旋泻法。

阳池穴:程氏三才法直刺天才(0.3~0.5寸),震颤催气,飞旋泻法。

肩髃穴:程氏三才法向内斜刺地才(1.2~1.5寸),震颤催气,飞旋泻法。

百会穴:程氏三才法平刺人才(0.5~0.8寸),飞旋补法。

后溪穴:程氏三才法向内斜刺人才(0.5~0.6寸),震颤催气,飞旋泻法。

一〇二、眼皮瞤动(眼肌痉挛)

【方】

风池穴、翳风穴、天柱穴、攒竹穴、阳白穴、丝竹空穴、地仓、颊车穴、合谷穴、手三里穴。

【速记方歌】

眼肌瞤动属痉挛,风池翳风天柱安。

攒竹阳白丝竹空,地仓一穴嘴角边。

颊车合谷相配合,手三里上无刺偏。

【施术提示】

本病穴位宜用中度刺激针灸治疗。

【术】

风池穴:程氏三才法向鼻尖方向刺天才(0.5~0.8寸),震颤催气,飞旋泻法。

翳风穴:程氏三才法直刺天才(0.3~0.5寸),震颤催气,平补平泻。

天柱穴:程氏三才法直刺天才(0.3~0.5寸),震颤催气,飞旋泻法。

攒竹穴:程氏三才法沿眉平刺人才(0.5~0.8寸),震颤催气,平补平泻。

阳白穴:程氏三才法向下平刺人才(0.3~0.5寸),平补平泻。

丝竹空穴:程氏三才法直刺天才(0.3~0.5寸),震颤催气,平补平泻。

地仓穴:程氏三才法向颊车穴横刺人才(0.5~0.8寸),震颤催气,平补平泻。

颊车穴:程氏三才法直刺天才(0.3~0.5寸),平补平泻。

合谷穴:程氏三才法直刺天才(0.3~0.5寸),震颤催气,平补平泻。

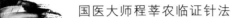
手三里穴:程氏三才法直刺天才(0.5~0.8寸),震颤行气,飞旋泻法。

一○三、面 肌 痉 挛

【方】

翳风穴、下关穴、风池穴、太冲穴、百会穴、天柱穴、筋缩穴、昆仑穴、后溪穴。

【速记方歌】

面肌痉挛针翳风,下关风池配太冲。

百会天柱筋缩穴,昆仑后溪能止痉。

【施术提示】

本病穴位中度刺激针灸治疗。百会穴宜用艾灸。

【术】

翳风穴:程氏三才法直刺天才(0.3~0.5寸),震颤催气,平补平泻。

下关穴:程氏三才法直刺天才(0.3~0.5寸),震颤催气,飞旋泻法。

风池穴:程氏三才法向鼻尖方向直刺人才(0.5~0.8寸),飞旋泻法。

太冲穴:程氏三才法直刺人才(0.3~0.5寸),震颤催气,飞旋泻法。

百会穴:程氏三才法向后头方向平刺人才(0.5~0.8寸),飞旋泻法。

天柱穴:程氏三才法直刺天才(0.3~0.5寸),震颤催气,飞旋泻法。

筋缩穴:程氏三才法直刺人才(0.5~0.8寸),飞旋泻法。

昆仑穴:程氏三才法直刺天才(0.3~0.5寸),震颤催气,飞旋泻法。

后溪穴:程氏三才法直刺天才(0.3~0.5寸),震颤催气,飞旋泻法。

一○四、面 瘫

【方】

合谷穴、翳风穴、阳白穴、太阳穴、颧髎穴、下关穴、地仓穴、颊车穴。

随症配穴如下。

头痛:风池穴。

皱额、蹙眉差:攒竹穴、丝竹空穴。

眼睑闭合不全:攒竹穴、睛明穴、瞳子髎穴、鱼腰穴、丝竹空穴。

耸鼻不能:迎香穴。

人中沟歪斜:人中穴。

示齿不能:巨髎穴。

耳鸣、耳聋:听会穴。

乳突部压痛:完骨穴、外关穴。

【速记方歌】

面部瘫痪受风气,风池完骨外关记。

合谷翳风把病祛,阳白太阳颧髎理。

下关地仓颊车愈,眼闭不全攒竹取。

睛明鱼腰瞳子髎,丝竹空穴眼角觅。

人中沟歪取人中,不能耸鼻迎香据。

示齿不能巨髎取,耳鸣耳聋听会愈。

【施术提示】

本病穴位宜用中度刺激针灸治疗。下关穴宜用艾灸,颊车穴加拔火罐。

【术】

合谷穴:程氏三才法直刺天才(0.3~0.5寸),震颤催气,平补平泻。

外关穴:程氏三才法直刺天才(0.3~0.5寸),震颤催气,平补平泻。

翳风穴:程氏三才法直刺天才(0.3~0.5寸),震颤催气,平补平泻。

阳白穴:程氏三才法向下平刺人才(0.3~0.5寸),平补平泻。

太阳穴:程氏三才法直刺天才(0.3~0.5寸),震颤催气,平补平泻。

颧髎穴:程氏三才法平刺天才(0.3~0.5寸),震颤催气,平补平泻。

下关穴:程氏三才法直刺人才(0.5~0.8寸),震颤催气,平补平泻。

地仓穴:程氏三才法向颊车穴横刺人才(0.5~0.8寸),震颤催气,平补平泻。

颊车穴:程氏三才法直刺天才(0.3~0.5寸),平补平泻。

听会穴:程氏三才法直刺天才(0.3~0.5寸),震颤催气,平补平泻。

完骨穴:程氏三才法直刺人才(0.5~0.8寸),震颤催气,平补平泻。

攒竹穴:程氏三才法沿眉平刺人才(0.5~0.8寸),震颤催气,平补平泻。

丝竹空穴:程氏三才法直刺天才(0.3~0.5寸),震颤催气,平补平泻。

瞳子髎穴:程氏三才法横刺天才(0.3~0.5寸),震颤催气,平补平泻。

鱼腰穴:程氏三才法直刺天才(0.3~0.5寸),震颤催气,平补平泻。

巨髎穴:程氏三才法直刺天才(0.3~0.5寸),震颤催气,平补平泻。

人中穴:程氏三才法向上斜刺天才(0.3~0.5寸),震颤催气,平补平泻。

睛明穴:嘱患者闭目,医生左手轻推眼球向外侧固定,右手缓慢进针,紧靠眶缘,沿眼眶边缘直刺0.3~0.5寸,不捻转,不提插。

风池穴:程氏三才法向鼻尖方向斜刺人才(0.5~0.8寸),震颤催气,平补平泻。

迎香穴:程氏三才法斜刺天才(0.3~0.5寸),震颤催气,平补平泻。

一○五、尿频(肾虚夜溺)

【方】

肾俞穴、腰阳关穴、三阴交穴、气海穴、足三里穴、昆仑穴。

【速记方歌】

肾亏夜溺肾俞寻,阳关上面取命门。

三阴交与气海俞,三里关元配昆仑。

【施术提示】

本病腿足部穴位宜中度刺激针灸治疗。腰腹部穴位宜艾灸。

【术】

肾俞穴:程氏三才法直刺地才(1.0~1.2寸),飞旋补法。

腰阳关穴:程氏三才法直刺地才(1~1.5寸),震颤催气,飞旋补法。

三阴交穴:程氏三才法直刺人才(0.5~0.8寸),震颤催气,飞旋补法。

气海穴:程氏三才法直刺地才(1~1.5寸),震颤催气,飞旋补法。

足三里穴:程氏三才法直刺人才(1~1.5寸),震颤催气,平补平泻。

昆仑穴:程氏三才法向内斜刺人才(0.5~0.6寸),震颤催气,飞旋泻法。

一○六、热 淋

【方】

血海穴、阴陵泉穴、三阴交穴、足三里穴、小肠俞穴、膀胱俞穴、肾俞穴、中极穴、气海穴、上髎穴、次髎穴、中髎穴、下髎穴。

【速记方歌】

热淋之症有两般,急性血海阴陵泉。

三阴交配足三里,小肠膀胱俞相连。

慢性热淋取肾俞,中极气海四髎验。

【施术提示】

本病如果属于急性,宜用重度刺激针灸治疗。如果属于慢性,宜用轻度刺激针灸治疗,并且加艾灸。

【术】

血海穴:程氏三才法直刺天才(0.8～1寸),震颤催气,飞旋泻法。

阴陵泉穴:程氏三才法直刺人才(0.5～0.8寸),震颤催气,飞旋泻法。

三阴交穴:程氏三才法直刺人才(0.5～0.8寸),震颤催气,飞旋补法。

足三里穴:程氏三才法直刺人才(1～1.5寸),震颤催气,平补平泻。

小肠俞穴:程氏三才法直刺人才(0.8～1.2寸),震颤催气,飞旋泻法。

膀胱俞穴:程氏三才法直刺人才(0.8～1.2寸),震颤催气,飞旋泻法。

肾俞穴:程氏三才法直刺地才(1.0～1.2寸),飞旋补法。

中极穴:程氏三才法直刺人才(0.5～0.8寸),震颤催气,飞旋泻法。

气海穴:程氏三才法直刺人才(0.8～1.2寸),震颤催气,飞旋补法。

上髎穴:程氏三才法直刺地才(1.0～1.2寸),震颤催气,飞旋泻法。

次髎穴:程氏三才法直刺地才(1.0～1.2寸),震颤催气,飞旋泻法。

中髎穴:程氏三才法直刺地才(1.0～1.2寸),震颤催气,飞旋泻法。

下髎穴:程氏三才法直刺地才(1.0～1.2寸),震颤催气,飞旋泻法。

一〇七、气 淋

【方】

次髎穴、中髎穴、小肠俞穴、大肠俞穴、三阴交穴、中极穴、气海穴、曲泉穴、阴谷穴、太冲穴。

【速记方歌】

气淋先选次中髎,大小肠俞三阴交。

中极气海与曲泉,阴谷太冲疾能疗。

【施术提示】

本病穴位宜用重度刺激针灸治疗。

【术】

次髎穴:程氏三才法直刺地才(1.0～1.2寸),震颤催气,飞旋泻法。

中髎穴:程氏三才法直刺地才(1.0～1.2寸),震颤催气,飞旋泻法。

小肠俞穴:程氏三才法直刺人才(0.8～1.2寸),震颤催气,飞旋泻法。

大肠俞穴:程氏三才法直刺人才(0.8～1.2寸),震颤催气,飞旋泻法。

三阴交穴:程氏三才法直刺人才(0.5～0.8寸),震颤催气,飞旋补法。

中极穴:程氏三才法直刺人才(0.5～0.8寸),震颤催气,飞旋泻法。

气海穴:程氏三才法直刺地才(1.2～1.5寸),震颤催气,飞旋补法。

曲泉穴:程氏三才法向内斜刺人才(0.8～1寸),震颤催气,飞旋泻法。

阴谷穴:程氏三才法直刺天才(0.3～0.5寸),震颤催气,飞旋泻法。

太冲穴:程氏三才法直刺人才(0.3～0.4寸),震颤催气,飞旋泻法。

一〇八、砂 淋

【方】

肾俞穴、中极穴、气海穴、关元穴、三阴交穴、阴陵泉穴、复溜穴、然谷穴、长强穴、膀胱俞穴。

【速记方歌】

砂淋症状不一般,还须先把肾俞选。

中极气海连关元,三阴交上阴陵泉。

复溜然谷和长强,膀胱俞穴功最长。

【施术提示】

本病穴位宜用轻度刺激针灸治疗,并且加艾灸。

【术】

肾俞穴:程氏三才法直刺地才(1.0～1.2寸),飞旋补法。

中极穴:程氏三才法直刺天才(0.5～0.8寸),震颤行气,飞旋泻法。

气海穴:程氏三才法直刺地才(1.2～1.5寸),震颤催气,飞旋补法。

关元穴:程氏三才法直刺地才(1.2～1.5寸),震颤催气,飞旋补法。

三阴交穴:程氏三才法直刺人才(0.8～1.2寸),震颤行气,飞旋补法。

阴陵泉穴:程氏三才法直刺地才(1.2～1.5寸),震颤行气,飞旋泻法。

复溜穴:程氏三才法直刺人才(0.4～0.5寸),震颤催气,飞旋补法。

然谷穴:程氏三才法直刺天才(0.3～0.5寸),震颤催气,飞旋补法。

长强穴:程氏三才法直刺人才(0.8～1.2寸),震颤行气,飞旋补法。

膀胱俞穴:程氏三才法直刺天才(0.5～0.8寸),震颤行气,飞旋泻法。

一〇九、溺 沥

【方】

关元穴、肾俞穴、命门穴、行间穴、气海穴、百会穴、涌泉穴、大敦穴。

【速记方歌】

溺沥之症尿失禁,关元肾俞与命门。

行间气海灸七壮,百会涌泉和大敦。

【施术提示】

本病穴位宜用艾灸治疗。

【术】

关元穴:程氏三才法直刺地才(1.2~1.5 寸),震颤催气,飞旋补法。

肾俞穴:程氏三才法直刺地才(1.0~1.2 寸),飞旋补法。

命门穴:程氏三才法直刺地才(0.8~1 寸),震颤催气,飞旋补法。

行间穴:程氏三才法直刺人才(0.3~0.5 寸),飞旋泻法。

气海穴:程氏三才法直刺地才(1.2~1.5 寸),震颤催气,飞旋补法。

百会穴:程氏三才法平刺天才(0.5~0.8 寸),震颤催气,飞旋补法。

涌泉穴:程氏三才法直刺人才(0.5~0.8 寸),震颤行气,平补平泻。

大敦穴:程氏三才法直刺天才(0.1~0.2 寸),飞旋补法。

一一〇、癃 疝

【方】

关元穴、三阴交穴、曲泉穴、列缺穴、照海穴、中封穴、绝骨穴、蠡沟穴、行间穴。

【速记方歌】

癃疝首先刺关元,三阴交上循曲泉。

列缺照海与中封,绝骨蠡沟和行间。

【施术提示】

本病穴位宜用中度刺激针灸治疗。

【术】

关元穴:程氏三才法直刺地才(1.2~1.5 寸),震颤催气,飞旋补法。

三阴交穴:程氏三才法直刺地才(1.2~1.5 寸),震颤催气,飞旋补法。

曲泉穴:程氏三才法直刺地才(1~1.2 寸),震颤催气,飞旋补法。

列缺穴:程氏三才法斜刺天才(0.3~0.5 寸),震颤催气,飞旋泻法。

照海穴:程氏三才法向内斜刺天才(0.3~0.4 寸),震颤催气,飞旋泻法。

中封穴:程氏三才法直刺人才(0.5~0.8 寸),震颤催气,飞旋泻法。

绝骨穴:程氏三才法向内斜刺天才(0.3~0.4 寸),震颤催气,飞旋泻法。

蠡沟穴:程氏三才法斜刺人才(0.3~0.5 寸),震颤催气,平补平泻。

行间穴:程氏三才法斜刺天才(0.3~0.5 寸),震颤催气,飞旋泻法。

一一一、狐　疝

【方】

曲泉穴、中封穴、大敦穴、合谷穴、三阴交穴、腰俞穴、关元穴、膏肓穴、大巨穴、太冲穴。

【速记方歌】

狐疝睾丸多肿痛,急性曲泉与中封。

大敦合谷三阴交,频频艾灸自有应。

慢性腰俞与关元,膏肓大巨和太冲。

【施术提示】

本病如果属于急性,宜用重度刺激针灸治疗。如果属于慢性,宜用轻度刺激针灸治疗。腰俞穴、关元穴与三阴交穴宜加艾灸。

【术】

曲泉穴:程氏三才法直刺地才(1～1.2寸),震颤催气,飞旋补法。

中封穴:程氏三才法直刺人才(0.5～0.8寸),震颤催气,飞旋泻法。

大敦穴:程氏三才法直刺天才(0.1～0.2寸),飞旋补法。

合谷穴:程氏三才法向内斜刺地才(0.8～1寸),震颤催气,飞旋泻法。

三阴交穴:程氏三才法直刺人才(0.5～0.8寸),震颤催气,飞旋补法。

腰俞穴:程氏三才法斜刺人才(0.5～0.7寸),震颤催气,平补平泻。

关元穴:程氏三才法直刺地才(1～1.2寸),震颤催气,飞旋补法。

膏肓穴:程氏三才法斜刺天才(0.3～0.5寸),震颤催气,飞旋泻法。

大巨穴:程氏三才法直刺地才(1～1.2寸),震颤催气,飞旋补法。

太冲穴:程氏三才法向内斜刺天才(0.3～0.4寸),震颤催气,飞旋泻法。

一一二、瘕　疝

【方】

气海穴、阴陵泉穴、太溪穴、照海穴、三阴交穴、水道穴、金门穴、肾俞穴、中极穴、曲骨穴。

【速记方歌】

瘕疝气海配阴陵,太溪照海把其行。

三阴交穴能留针,水道金门不虚行。

慢性还须取肾俞,中极曲骨功最灵。

【施术提示】

本病如果属于急性,宜用重度刺激针灸治疗。如果属于慢性,宜用轻度刺激针灸治疗,加灸。

【术】

气海穴:程氏三才法直刺地才(1.2～1.5 寸),震颤催气,飞旋补法。

阴陵泉穴:程氏三才法直刺天才(0.8～1.2 寸),震颤催气,飞旋泻法。

太溪穴:程氏三才法直刺天才(0.3～0.5 寸),震颤催气,飞旋泻法。

照海穴:程氏三才法向内斜刺天才(0.3～0.4 寸),震颤催气,飞旋泻法。

三阴交穴:程氏三才法直刺地才(1.0～1.2 寸),震颤催气,飞旋补法。

水道穴:程氏三才法直刺地才(1.0～1.2 寸),震颤催气,飞旋泻法。

金门穴:程氏三才法向内斜刺天才(0.3～0.4 寸),震颤催气,飞旋泻法。

肾俞穴:程氏三才法直刺地才(1.2～1.5 寸),震颤催气,飞旋补法。

中极穴:程氏三才法直刺人才(0.5～0.8 寸),震颤催气,飞旋泻法。

曲骨穴:程氏三才法直刺地才(1.2～1.5 寸),震颤催气,飞旋补法。

一一三、血　精

【方】

三阴交穴、阴陵泉穴、心俞穴、膈俞穴、血海穴、关元穴、中极穴、小肠俞穴、次髎穴、照海穴、大陵穴。

【速记方歌】

血精阴交配阴陵,心俞膈俞中极通。

血海关元小肠俞,次髎照海配大陵。

【施术提示】

本病穴位中度刺激针灸治疗。

【术】

三阴交穴:程氏三才法直刺人才(0.8～1.2 寸),震颤行气,飞旋补法。

阴陵泉穴:程氏三才法直刺天才(0.5～0.8 寸),震颤行气,飞旋泻法。

心俞穴:取清艾条 1 根,点燃后悬于穴位之上,艾火距皮肤 2～3cm,灸 10～20 分钟,灸至皮肤温热红晕,而又不致灼伤皮肤为度。

膈俞穴:程氏三才法斜刺人才(0.5～0.7 寸),震颤行气,平补平泻。

血海穴:程氏三才法直刺天才(0.8~1.2寸),震颤催气,飞旋泻法。

关元穴:程氏三才法直刺天才(0.5~0.8寸),震颤行气,飞旋补法。

中极穴:程氏三才法直刺人才(0.8~1寸),震颤催气,飞旋泻法。

小肠俞穴:程氏三才法直刺人才(0.8~1.2寸),震颤催气,飞旋泻法。

次髎穴:程氏三才法直刺人才(1~1.5寸),震颤催气,飞旋泻法。

照海穴:程氏三才法直刺天才(0.3~0.4寸),震颤催气,飞旋泻法。

大陵穴:程氏三才法直刺天才(0.3~0.4寸),震颤催气,飞旋泻法。

一一四、滑 精

【方】

膏肓穴、心俞穴、肾俞穴、志室穴、命门穴、腰阳关穴、白环俞穴、三阴交穴、中封穴。

【速记方歌】

滑精之症膏肓治,心俞肾俞与志室。

命门阳关白环俞,阴交中封补法施。

【施术提示】

本病穴位宜用轻度刺激针灸治疗,加灸。

【术】

膏肓穴:程氏三才法斜刺天才(0.3~0.5寸),震颤催气,飞旋泻法。

心俞穴:程氏三才法斜刺人才(0.5~0.7寸),飞旋泻法。

肾俞穴:程氏三才法直刺人才(0.8~1.2寸),震颤催气,飞旋补法。

志室穴:程氏三才法直刺人才(0.8~1.2寸),震颤催气,飞旋补法。

命门穴:取清艾条1根,点燃后悬于穴位之上,艾火距皮肤2~3cm,灸10~20分钟,灸至皮肤温热红晕,而又不致灼伤皮肤为度。

腰阳关穴:程氏三才法直刺地才(1~1.5寸),震颤催气,飞旋补法。

白环俞穴:程氏三才法直刺地才(1~1.5寸),震颤催气,飞旋补法。

三阴交穴:程氏三才法直刺天才(0.8~1.2寸),震颤催气,飞旋补法。

中封穴:程氏三才法直刺人才(0.5~0.8寸),震颤催气,飞旋泻法。

一一五、遗 精

【方】

心俞穴、志室穴、中极穴、下髎穴、然谷穴、行间穴、神门穴、三阴交穴、中脘穴、百会穴、曲骨穴、厉兑穴、关元穴、气海穴。

【速记方歌】

心俞志室疗遗精,中极下髎然谷应。

行间神门三阴交,中脘百会曲骨停。

梦魇不宁厉兑取,关元气海能固精。

【施术提示】

本病穴位中度刺激针灸治疗。百会穴、关元穴、气海穴宜用艾灸。

【术】

心俞穴:程氏三才法斜刺人才(0.5～0.7 寸),飞旋泻法。

志室穴:程氏三才法斜刺人才(0.5～0.7 寸),飞旋泻法。

中极穴:程氏三才法直刺人才(0.8～1 寸),震颤催气,飞旋泻法。

下髎穴:程氏三才法直刺人才(1～1.5 寸),震颤催气,飞旋泻法。

然谷穴:程氏三才法直刺人才(0.4～0.5 寸),震颤催气,飞旋补法。

行间穴:程氏三才法直刺人才(0.3～0.5 寸),震颤催气,飞旋泻法。

神门穴:程氏三才法直刺人才(0.3～0.5 寸),震颤催气,飞旋补法。

三阴交穴:程氏三才法直刺人才(0.8～1.2 寸),震颤催气,飞旋泻法。

中脘穴:程氏三才法直刺人才(0.8～1.2 寸),震颤催气,飞旋补法。

百会穴:取生姜 1 块,切成 0.2～0.5cm 厚的姜片,可根据穴区部位和选用的艾炷大小而定,中间用针穿刺数孔。施灸时,将其放在穴区,置大或中等艾炷于其上,点燃,待局部有灼痛感时,略提起姜片,或更换艾炷再灸。灸 5～10 壮,以局部潮红为度。

曲骨穴:程氏三才法直刺天才(0.5～0.8 寸),震颤行气,飞旋泻法。

厉兑穴:程氏三才法直刺天才(0.1～0.2 寸),震颤催气,飞旋泻法。

关元穴:程氏三才法直刺地才(1.0～1.2 寸),飞旋补法。针后加灸,取艾条 1 根,点燃后悬于穴位之上,艾火距皮肤 2～3cm,灸 10～20 分钟,灸至皮肤温热红晕,而又不致灼伤皮肤为度。

气海穴:程氏三才法直刺人才(0.8～1.2 寸),震颤催气,飞旋补法。

一一六、阳 痿

【方】

命门穴、肾俞穴、膏肓穴、曲骨穴、百会穴、志室穴、腰阳关穴、神门穴、关元穴、中极穴。

【速记方歌】

命门肾俞治阳痿,膏肓曲骨和百会。

志室阳关与神门,关元中极效可贵。

【施术提示】

本病穴位宜用轻度刺激针灸治疗,命门穴宜用艾灸。

【术】

命门穴:取艾条 1 根,点燃后悬于穴位之上,艾火距皮肤 2～3cm,灸 10～20 分钟,灸至皮肤温热红晕,而又不致灼伤皮肤为度。

肾俞穴:程氏三才法直刺人才(0.8～1.2 寸),震颤催气,飞旋补法。

膏肓穴:程氏三才法斜刺天才(0.3～0.5 寸),震颤催气,飞旋补法。

曲骨穴:程氏三才法直刺人才(0.5～0.8 寸),震颤催气,平补平泻。

百会穴:程氏三才法向后头方向平刺人才(0.5～0.8 寸),飞旋泻法。

志室穴:程氏三才法直刺人才(0.8～1.2 寸),震颤催气,飞旋补法。

腰阳关穴:程氏三才法直刺地才(1～1.5 寸),震颤催气,飞旋补法。

神门穴:程氏三才法平刺人才(0.3～0.5 寸),震颤催气,平补平泻。

关元穴:程氏三才法直刺地才(1.0～1.2 寸),飞旋补法。针后加灸。

中极穴:程氏三才法直刺人才(0.5～0.8 寸),震颤催气,飞旋泻法。

一一七、阳　强

【方】

肝俞穴、阳陵泉穴、气海穴、心俞穴、脾俞穴、太冲穴、神门穴、三阴交穴、次髎穴、下髎穴、涌泉穴。

【速记方歌】

阳强肝俞太冲选,气海心俞阳陵泉。

神门脾俞三阴交,次髎下髎泻涌泉。

【施术提示】

本病穴位宜用中度刺激针灸治疗。

【术】

肝俞穴:程氏三才法直刺人才(0.3～0.4 寸),震颤催气,飞旋补法。

阳陵泉穴:程氏三才法直刺地才(0.8～1 寸),震颤催气,飞旋泻法。

气海穴:取生姜1块,切成0.2～0.5cm厚的姜片,可根据穴区部位和选用的艾炷大小而定,中间用针穿刺数孔。施灸时,将其放在穴区,置大或中等艾炷于其上,点燃,待局部有灼痛感时,略提起姜片,或更换艾炷再灸。灸5～10壮,以局部潮红为度。

心俞穴:程氏三才法直刺天才(0.3～0.4寸),震颤催气,飞旋补法。

脾俞穴:程氏三才法斜刺天才(0.3～0.4寸),震颤催气,飞旋补法。

太冲穴:程氏三才法直刺人才(0.3～0.4寸),震颤催气,飞旋泻法。

神门穴:程氏三才法直刺人才(0.3～0.5寸),震颤催气,飞旋补法。

三阴交穴:程氏三才法直刺人才(0.8～1.2寸),震颤催气,飞旋泻法。

次髎穴:程氏三才法直刺人才(1～1.5寸),震颤催气,飞旋泻法。

下髎穴:程氏三才法直刺人才(1～1.5寸),震颤催气,飞旋泻法。

涌泉穴:程氏三才法直刺人才(0.3～0.5寸),飞旋泻法。

一一八、癃 闭

1.热积膀胱

【方】

膀胱俞穴、中极穴、三阴交穴、委阳穴。

【速记方歌】

量少热赤小腹胀,大便不畅舌苔黄。

膀胱中极三阴交,另加一穴是委阳。

【施术提示】

本病穴位宜用中度刺激针灸治疗。

【术】

膀胱俞穴:程氏三才法直刺天才(0.5～0.8寸),震颤行气,飞旋泻法。

中极穴:程氏三才法直刺天才(0.5～0.8寸),震颤行气,飞旋泻法。

三阴交穴:程氏三才法直刺天才(0.5～0.8寸),震颤行气,飞旋泻法。

委阳穴:程氏三才法直刺天才(0.5～0.8寸),震颤行气,飞旋泻法。

2.命门火衰

【方】

命门穴、肾俞穴、百会穴、关元穴、阳池穴。

【速记方歌】

小便点滴排无力,面色㿠白无神气。

肾俞关元命门理,百会阳池病自愈。

【施术提示】

本病穴位宜用中度刺激针灸治疗。命门穴、肾俞穴、百会穴、关元穴宜用艾灸。

【术】

命门穴:取艾条 1 根,点燃后悬于穴位之上,艾火距皮肤 2～3cm,灸 10～20 分钟,灸至皮肤温热红晕,而又不致灼伤皮肤为度。

肾俞穴:艾灸疗法,同命门穴。

百会穴:将艾条的一端点燃后,在距头顶 3～5cm 的地方进行熏灼,连续灸 5～10 分钟,局部感到有温热感或发红为止。

关元穴:艾灸疗法,同命门穴。

阳池穴:程氏三才法直刺天才(0.3～0.5 寸),震颤行气,飞旋补法。

3.经气受损

【方】

中极穴、三阴交穴、水道穴、水泉穴。

【速记方歌】

小便滴沥不畅通,小腹胀满隐隐痛。

中极水泉三阴交,再添水道水自行。

【施术提示】

本病穴位宜用中度刺激针灸治疗。

【术】

中极穴:程氏三才法直刺人才(0.8～1.2 寸),震颤行气,平补平泻。

三阴交穴:程氏三才法直刺人才(0.8～1.2 寸),震颤行气,飞旋补法。

水道穴:程氏三才法直刺人才(0.8～1.2 寸),震颤行气,平补平泻。

水泉穴:程氏三才法直刺人才(0.3～0.5 寸),震颤行气,飞旋补法。

一一九、尿 崩

【方】

肾俞穴、命门穴、三焦俞穴、气海穴、中极穴、关元穴。

【速记方歌】

尿崩症状不一般,先把肾俞命门选。

三焦俞和气海俞,艾灸中极与关元。

【施术提示】

本病穴位宜用中度刺激针灸治疗,并且加艾灸。

【术】

肾俞穴:程氏三才法直刺人才(0.8～1.2 寸),震颤催气,飞旋补法。

命门穴:取艾条 1 根,点燃后悬于穴位之上,艾火距皮肤 2～3cm,灸 10～20 分钟,灸至皮肤温热红晕,而又不致灼伤皮肤为度。

三焦俞穴:程氏三才法直刺地才(1.2～1.5 寸),震颤行气,飞旋泻法。

气海穴:程氏三才法直刺地才(1.2～1.5 寸),震颤行气,飞旋泻法。

中极穴:程氏三才法直刺人才(0.8～1.2 寸),震颤行气,平补平泻。

关元穴:程氏三才法直刺地才(1.2～1.5 寸),震颤催气,飞旋补法。

一二○、血　尿

【方】

小肠俞穴、肾俞穴、气海穴、关元穴、大陵穴、列缺穴、膈俞穴、内关穴、三阴交穴。

【速记方歌】

血尿小肠肾俞求,再把气海关元留。

大陵列缺与膈俞,内关阴交定能谋。

【施术提示】

本病穴位宜用重度刺激针灸治疗。

【术】

小肠俞穴:程氏三才法直刺人才(0.8～1.2 寸),震颤催气,飞旋泻法。

肾俞穴:程氏三才法直刺地才(1.0～1.2 寸),飞旋补法。

气海穴:程氏三才法直刺地才(1.2～1.5 寸),震颤催气,飞旋补法。

关元穴:程氏三才法直刺地才(1.2～1.5 寸),震颤催气,飞旋补法。

大陵穴:程氏三才法直刺人才(0.3～0.5 寸),震颤行气,飞旋补法。

列缺穴:程氏三才法向上斜刺天才(0.3～0.4 寸),震颤催气,平补平泻。

膈俞穴:程氏三才法斜刺(0.5～0.7 寸),平补平泻,可针上加灸。

内关穴:程氏三才法直刺人才(0.8～1.2 寸),震颤行气,平补平泻。

三阴交穴:程氏三才法直刺人才(0.8～1.2寸),震颤行气,飞旋补法。

一二一、遗 尿

【方】

肾俞穴、膀胱俞穴、中极穴、三阴交穴、大敦穴,有梦遗尿加神门穴;食欲不振加脾俞穴、足三里穴。

【速记方歌】

肾俞中极治遗尿,大敦膀胱三阴交。

有梦遗尿神门穴,食少脾俞三里疗。

【施术提示】

本病穴位宜用中度刺激针灸治疗。脾俞穴、肾俞穴宜用艾灸。

【术】

膀胱俞穴:程氏三才法直刺天才(0.5～0.8寸),震颤行气,飞旋泻法。

中极穴:程氏三才法直刺天才(0.5～0.8寸),震颤行气,飞旋泻法。

三阴交穴:程氏三才法直刺人才(0.8～1.2寸),飞旋补法。

大敦穴:程氏三才法直刺人才(0.1～0.2寸),飞旋补法。

神门穴:程氏三才法直刺人才(0.3～0.5寸),飞旋补法。

足三里穴:程氏三才法直刺人才(1～1.5寸),飞旋补法。

脾俞穴:取艾条1根,点燃后悬于穴位之上,艾火距皮肤2～3cm,灸10～20分钟,灸至皮肤温热红晕,而又不致灼伤皮肤为度。

肾俞穴:艾灸疗法,同脾俞穴。

一二二、晕动症(晕车、晕机、晕船)

【方】

列缺穴、合谷穴、内关穴、人中穴、肺俞穴、足三里穴、脾俞穴、关元穴。

【速记方歌】

晕车晕机又晕船,列缺合谷配内关。

人中肺俞足三里,脾俞关元灸自安。

【施术提示】

本病穴位宜用中度刺激针灸治疗。肺俞穴、脾俞穴、关元穴宜用艾灸。

【术】

列缺穴:向上斜刺(0.3～0.5 寸),平补平泻。

合谷穴:程氏三才法直刺天才(0.3～0.5 寸),震颤催气,飞旋泻法。

内关穴:程氏三才法直刺人才(0.5～0.8 寸),飞旋补法。

人中穴:程氏三才法斜刺天才(0.3～0.5 寸),平补平泻。

肺俞穴:程氏三才法斜刺人才(0.5～0.7 寸),飞旋补法,可针上加灸。

足三里穴:程氏三才法直刺人才(1～1.5 寸),震颤催气,飞旋泻法。

脾俞穴:程氏三才法斜刺人才(0.5～0.7 寸),飞旋补法,可针上加灸。

关元穴:取生姜 1 块,切成 0.2～0.5cm 厚的姜片,可根据穴区部位和选用的艾炷大小而定,中间用针穿刺数孔。施灸时,将其放在穴区,置大或中等艾炷于其上,点燃,待局部有灼痛感时,略提起姜片,或更换艾炷再灸。灸 5～10 壮,以局部潮红为度。

一二三、休　克

【方】

人中穴、十宣穴、内关穴、足三里穴、四神聪穴、百会穴、膏肓穴、涌泉穴、关元穴、合谷穴。

【速记方歌】

休克人中重刺激,十宣内关足三里。

神聪百会膏肓灸,涌泉关元合谷宜。

【施术提示】

本病穴位宜用中度刺激针灸治疗。

【术】

人中穴:程氏三才法斜刺人才(0.3～0.5 寸),震颤行气,飞旋泻法。

十宣穴:程氏三才法斜刺人才(0.2～0.3 寸),震颤行气,飞旋泻法。

内关穴:程氏三才法直刺人才(0.5～0.8 寸),飞旋补法。

足三里穴:程氏三才法直刺地才(1～1.2 寸),震颤催气,飞旋补法。

四神聪穴:程氏三才法斜刺人才(0.3～0.5 寸),震颤行气,飞旋泻法。三棱针放血。

百会穴:程氏三才法平刺天才(0.3～0.4 寸),震颤催气,飞旋补法。

膏肓穴:程氏三才法斜刺人才(0.5～0.7 寸),飞旋补法,可针上加灸。

涌泉穴:程氏三才法直刺人才(0.3～0.5 寸),震颤行气,飞旋补法。

关元穴:程氏三才法直刺天才(0.5～0.8 寸),震颤行气,飞旋补法。加灸法。

合谷穴:程氏三才法直刺人才(0.8～1.2 寸),震颤行气,平补平泻。

一二四、溺 水

【方】

涌泉穴、素髎穴、中冲穴、内关穴、气海穴、三阴交穴、足三里穴、太渊穴、百会穴、关元穴。

【速记方歌】

溺水首先刺涌泉,素髎中冲配内关。

气海阴交足三里,太渊百会配关元。

【施术提示】

本病穴位宜用中度刺激针灸治疗。

【术】

涌泉穴:程氏三才法直刺人才(0.3～0.5 寸),震颤行气,飞旋补法。

素髎穴:程氏三才法斜刺人才(0.2～0.3 寸),震颤行气,飞旋泻法。

中冲穴:三棱针放血 3 滴。

内关穴:程氏三才法直刺人才(0.5～0.8 寸),飞旋补法。

气海穴:程氏三才法直刺天才(1.2～1.5 寸),震颤行气,飞旋补法。

三阴交穴:程氏三才法直刺地才(0.8～1 寸),震颤催气,飞旋补法。

足三里穴:程氏三才法直刺地才(1～1.2 寸),震颤催气,飞旋补法。

太渊穴:避开桡动脉,直刺(0.2～0.3 寸),飞旋补法。

百会穴:程氏三才法平刺天才(0.3～0.4 寸),震颤催气,飞旋补法。

关元穴:程氏三才法直刺天才(0.5～0.8 寸),震颤行气,飞旋补法。加灸法。

一二五、一氧化碳中毒

【方】

十宣穴、素髎穴、人中穴、合谷穴、涌泉穴、百会穴。

【速记方歌】

无色无味易中毒,首选十宣刺血出。

素髎人中配合谷,涌泉百会把病除。

【施术提示】

本病穴位宜用中度刺激针灸治疗。

【术】

十宣穴:程氏三才法斜刺人才(0.2～0.3 寸),震颤行气,飞旋泻法。

素髎穴:程氏三才法斜刺人才(0.2～0.3 寸),震颤行气,飞旋泻法。

人中穴:程氏三才法斜刺人才(0.3～0.5 寸),震颤行气,飞旋泻法。

合谷穴:程氏三才法直刺地才(0.8～1.2 寸),震颤行气,飞旋泻法。

涌泉穴:程氏三才法直刺人才(0.3～0.5 寸),震颤行气,飞旋补法。

百会穴:程氏三才法斜刺人才(0.3～0.5 寸),震颤行气,平补平泻。

一二六、食 物 中 毒

【方】

内关穴、中脘穴、天枢穴、关元穴、神阙穴。

【速记方歌】

重刺内关先呕吐,再选中脘与天枢。

大椎委中足三里,关元神阙灸病除。

【施术提示】

本病穴位宜用中度刺激针灸治疗。

【术】

内关穴:程氏三才法直刺人才(0.5～0.8 寸),飞旋补法。

中脘穴:程氏三才法直刺人才(1～1.2 寸),震颤催气,飞旋泻法。

天枢穴:程氏三才法直刺天才(0.5～0.8 寸),震颤行气,飞旋泻法。

关元穴:取生姜 1 块,切成 0.2～0.5cm 厚的姜片,可根据穴区部位和选用的艾炷大小而定,中间用针穿刺数孔。施灸时,将其放在穴区,置大或中等艾炷于其上,点燃,待局部有灼痛感时,略提起姜片,或更换艾炷再灸。灸 5～10 壮,以局部潮红为度。

神阙穴:隔盐灸,5～10 分钟。

一二七、电 击 急 救

【方】

人中穴、合谷穴、内关穴、太冲穴、耳尖穴、趾尖穴。

【速记方歌】

电击受伤刺人中,合谷内关配太冲。

双耳尖端刺出血,足趾尖端刺出声。

【施术提示】

本病穴位宜用中度刺激针灸治疗。耳尖穴为经外奇穴,有清风祛热、解痉止痛的作用。趾尖穴为经外奇穴,有清风祛热、止痉镇痛的作用。

【术】

人中穴:程氏三才法向上斜刺(0.3～0.5寸),震颤催气,平补平泻。

合谷穴:程氏三才法直刺天才(0.3～0.5寸),震颤催气,飞旋泻法。

内关穴:程氏三才法直刺人才(0.5～0.8寸),飞旋补法。

太冲穴:程氏三才法直刺人才(0.3～0.4寸),震颤催气,飞旋泻法。

耳尖穴:浅刺(0.1寸),点刺出血3滴。

趾尖穴:浅刺(0.1寸),点刺出血3滴。

第四章 骨 伤 科

一、失 枕（落 枕）

【方】

风池穴、后溪穴、天柱穴、完骨穴、昆仑穴、大椎穴、上廉穴、合谷穴。

【速记方歌】

失枕颈项不能转,风池后溪天柱安。

完骨昆仑大椎选,上廉合谷病自痊。

【施术提示】

本病穴位宜用中度刺激针灸治疗。

【术】

风池穴:程氏三才法向鼻尖方向刺天才(0.5~0.8寸),震颤催气,飞旋泻法。

后溪穴:程氏三才法向内斜刺人才(0.5~0.6寸),震颤催气,飞旋泻法。

天柱穴:程氏三才法直刺天才(0.3~0.5寸),震颤催气,飞旋泻法。

完骨穴:程氏三才法斜刺天才(0.3~0.5寸),震颤催气,飞旋补法。

昆仑穴:程氏三才法向内斜刺人才(0.5~0.6寸),震颤催气,飞旋泻法。

大椎穴:程氏三才法向内斜刺人才(0.5~0.8寸),震颤催气,飞旋泻法。

上廉穴:程氏三才法向内斜刺人才(0.5~0.8寸),震颤催气,飞旋泻法。

合谷穴:程氏三才法向内斜刺人才(0.5~0.8寸),震颤催气,飞旋泻法。

二、脊 髓 痨

【方】

肾俞穴、委中穴、关元穴、气海穴、腰阳关穴。

【速记方歌】

有病莫延脊髓痨,肾俞委中专治腰。

关元气海腰阳关,脊椎之间用灸疗。

【施术提示】

本病穴位宜用轻度刺激针灸治疗,督脉腰部穴位宜用艾灸。

【术】

肾俞穴:程氏三才法直刺人才(0.5～0.7寸),飞旋泻法。

委中穴:程氏三才法向内斜刺人才(0.8～1寸),震颤催气,飞旋泻法。

关元穴:程氏三才法直刺地才(1.0～1.2寸),飞旋补法。针后加灸,取清艾条1根,点燃后悬于穴位之上,艾火距皮肤2～3cm,灸10～20分钟,灸至皮肤温热红晕,而又不致灼伤皮肤为度。

气海穴:程氏三才法直刺人才(0.8～1.2寸),震颤催气,飞旋补法。

腰阳关穴:程氏三才法直刺天才(0.3～0.5寸),震颤催气,飞旋泻法。

三、佝偻病

【方】

风池穴、身柱穴、三阴交穴、手三里穴、足三里穴、心俞穴、脾俞穴、肺俞穴、中枢穴、至阳穴、三焦俞穴。

【速记方歌】

佝偻患者个不高,先天不足是根苗。

风池身柱三阴交,手足三里不能少。

心脾肺俞中枢穴,至阳三焦俞自妙。

【施术提示】

本病穴位宜用轻度刺激针灸治疗,宜用艾灸。

【术】

风池穴:程氏三才法向鼻尖方向刺天才(0.5～0.8寸),震颤催气,飞旋泻法。

身柱穴:程氏三才法斜刺天才(0.3～0.5寸),震颤催气,飞旋补法。

三阴交穴:程氏三才法直刺人才(0.8～1.2寸),震颤催气,飞旋泻法。

手三里穴:程氏三才法直刺天才(0.8～1.2寸),震颤催气,飞旋泻法。

足三里穴:程氏三才法直刺人才(1.2～1.5寸),震颤催气,飞旋泻法。

心俞穴:程氏三才法斜刺人才(0.5～0.7寸),飞旋泻法。

脾俞穴:程氏三才法斜刺人才(0.5～0.7寸),飞旋泻法。

肺俞穴:程氏三才法斜刺人才(0.5～0.7寸),飞旋泻法。

中枢穴:程氏三才法斜刺天才(0.3～0.5寸),震颤催气,飞旋补法。

至阳穴：程氏三才法斜刺天才(0.3～0.5寸)，震颤催气，飞旋补法。

三焦俞穴：程氏三才法斜刺人才(0.5～0.7寸)，飞旋泻法。

四、肌　肉　痛

【方】

天柱穴、风池穴、肩井穴、肩髃穴、肩外俞穴、附分穴、心俞穴、魄户穴、膏肓穴、膈俞穴、肾俞穴、大肠俞穴、上髎穴、委中穴、腰阳关穴、肝俞穴、脾俞穴、胃俞穴、气户穴、手三里穴、屋翳穴、辄筋穴、胸乡穴、天鼎穴、天宗穴、巨骨穴、肩髎穴、臑会穴、臂臑穴、曲池穴。

【速记方歌】

肌肉作痛有风湿，颈项天柱与风池。

肩井肩髃肩外俞，背部附分心俞刺。

魄户膏肓膈俞施，腰肌肾俞大肠俞。

上髎委中阳关治，背部腧穴轮流取。

肝俞脾俞胃俞知，胸部气户手三里。

屋翳辄筋胸乡止，肩臂手部取天鼎。

天宗巨骨莫延迟，肩髎臑会与臂臑。

还有一穴名曲池，合穴止痛又祛湿。

【施术提示】

本病穴位宜用中度刺激针灸治疗，宜用艾灸。

【术】

天柱穴：程氏三才法直刺天才(0.3～0.5寸)，震颤催气，飞旋泻法。

风池穴：程氏三才法向鼻尖方向刺天才(0.5～0.8寸)，震颤催气，飞旋泻法。

肩井穴：程氏三才法斜刺天才(0.3～0.5寸)，震颤催气，飞旋泻法。

肩髃穴：程氏三才法直刺天才(0.3～0.5寸)，震颤催气，飞旋泻法。

肩外俞穴：程氏三才法直刺天才(0.3～0.5寸)，震颤催气，飞旋泻法。

附分穴：程氏三才法斜刺天才(0.3～0.5寸)，震颤催气，飞旋泻法。

心俞穴：程氏三才法斜刺天才(0.3～0.5寸)，震颤催气，飞旋泻法。

魄户穴：程氏三才法斜刺天才(0.3～0.5寸)，震颤催气，飞旋泻法。

膏肓穴：程氏三才法斜刺天才(0.3～0.5寸)，震颤催气，飞旋泻法。

膈俞穴：程氏三才法斜刺人才(0.5～0.7寸)，震颤催气，飞旋泻法。

肾俞穴:程氏三才法直刺地才(1.2~1.5寸),震颤催气,飞旋补法。

大肠俞穴:程氏三才法直刺人才(0.8~1.2寸),震颤催气,飞旋泻法。

上髎穴:程氏三才法直刺人才(1~1.5寸),震颤催气,飞旋泻法。

委中穴:程氏三才法直刺地才(1~1.5寸),震颤催气,飞旋补法。

腰阳关穴:程氏三才法直刺地才(1~1.5寸),震颤催气,飞旋补法。

肝俞穴:程氏三才法斜刺人才(0.5~0.7寸),震颤催气,飞旋泻法。

脾俞穴:程氏三才法斜刺人才(0.5~0.7寸),震颤催气,平补平泻。

胃俞穴:程氏三才法斜刺人才(0.5~0.7寸),震颤催气,飞旋泻法。

气户穴:程氏三才法斜刺人才(0.5~0.7寸),震颤催气,飞旋泻法。

手三里穴:程氏三才法直刺天才(0.8~1寸),震颤催气,飞旋泻法。

屋翳穴:程氏三才法斜刺人才(0.5~0.7寸),震颤催气,飞旋泻法。

辄筋穴:程氏三才法斜刺天才(0.3~0.5寸),震颤催气,飞旋泻法。

胸乡穴:程氏三才法斜刺天才(0.3~0.5寸),震颤催气,飞旋泻法。

天鼎穴:程氏三才法直刺人才(0.5~0.8寸),震颤催气,飞旋泻法。

天宗穴:程氏三才法直刺人才(0.5~0.8寸),震颤催气,飞旋泻法。

巨骨穴:程氏三才法平刺天才(0.5~0.8寸),震颤催气,飞旋补法。

肩髎穴:程氏三才法直刺人才(0.5~0.8寸),震颤催气,飞旋泻法。

臑俞穴:取清艾条1根,点燃后悬于穴位之上,艾火距皮肤2~3cm,灸10~20分钟,灸至皮肤温热红晕,而又不致灼伤皮肤为度。

臂臑穴:程氏三才法直刺天才(0.8~1寸),震颤催气,飞旋泻法。

曲池穴:程氏三才法直刺天才(0.8~1寸),震颤催气,飞旋泻法。

五、肩 背 痛

【方】

风池穴、大杼穴、曲垣穴、曲池穴、肩髃穴、肩外俞穴。

【速记方歌】

肩背痛来用针灸,风池大杼曲垣留。

曲池肩髃肩外俞,痛处加针疾可除。

【施术提示】

本病穴位宜用中度刺激针灸治疗,宜用艾灸。

【术】

风池穴：程氏三才法向鼻尖方向刺天才(0.5～0.8寸)，震颤催气，飞旋泻法。

大杼穴：程氏三才法斜刺天才(0.3～0.5寸)，震颤催气，飞旋补法。

曲垣穴：程氏三才法斜刺天才(0.3～0.5寸)，震颤催气，飞旋补法。

曲池穴：程氏三才法直刺天才(0.8～1寸)，震颤催气，飞旋泻法。

肩髃穴：程氏三才法直刺天才(0.3～0.5寸)，震颤催气，飞旋泻法。

肩外俞穴：程氏三才法直刺天才(0.3～0.5寸)，震颤催气，飞旋泻法。

六、肩 胛 痛

【方】

大杼穴、曲垣穴、秉风穴、肩中俞穴、肩外俞穴、肩髃穴、臑俞穴、天宗穴。

【速记方歌】

肩胛之处有疼痛，大杼曲垣与秉风。

肩中俞和肩外俞，肩髃臑俞及天宗。

【施术提示】

本病穴位宜用中度刺激针灸治疗，宜用艾灸。

【术】

大杼穴：程氏三才法斜刺天才(0.3～0.5寸)，震颤催气，飞旋补法。

曲垣穴：程氏三才法斜刺天才(0.3～0.5寸)，震颤催气，飞旋补法。

秉风穴：程氏三才法直刺天才(0.3～0.5寸)，震颤催气，飞旋泻法。

肩中俞穴：程氏三才法直刺天才(0.3～0.5寸)，震颤催气，飞旋泻法。

肩外俞穴：程氏三才法直刺天才(0.3～0.5寸)，震颤催气，飞旋泻法。

肩髃穴：程氏三才法直刺天才(0.3～0.5寸)，震颤催气，飞旋泻法。

臑俞穴：取清艾条1根，点燃后悬于穴位之上，艾火距皮肤2～3cm，灸10～20分钟，灸至皮肤温热红晕，而又不致灼伤皮肤为度。

天宗穴：程氏三才法直刺人才(0.5～0.8寸)，震颤催气，飞旋泻法。

七、膺 胸 痛

【方】

内关穴、膺窗穴、库房穴、曲垣穴、郄门穴、神门穴、足三里穴、气户穴。

【速记方歌】

膺胸痛来取内关,膺窗库房与曲垣。

郄门神门足三里,气户一穴效力专。

【施术提示】

本病穴位宜用中度刺激针灸治疗。

【术】

内关穴:程氏三才法直刺天才(0.3～0.5 寸),震颤催气,飞旋泻法。

膺窗穴:程氏三才法向内斜刺人才(0.5～0.6 寸),震颤催气,飞旋泻法。

库房穴:程氏三才法向内斜刺人才(0.5～0.6 寸),震颤催气,飞旋泻法。

曲垣穴:程氏三才法向内斜刺人才(0.5～0.6 寸),震颤催气,飞旋泻法。

郄门穴:程氏三才法直刺天才(0.3～0.5 寸),震颤催气,飞旋泻法。

神门穴:程氏三才法直刺天才(0.3～0.5 寸),震颤催气,飞旋泻法。

足三里穴:程氏三才法直刺地才(1.0～1.2 寸),震颤催气,飞旋补法。

气户穴:程氏三才法向内斜刺人才(0.5～0.6 寸),震颤催气,飞旋泻法。

八、腋 窝 痛

【方】

少海穴、青灵穴、肩髎穴、肩贞穴、臑俞穴、尺泽穴、间使穴、极泉穴。

【速记方歌】

腋窝痛时少海针,青灵肩髎连肩贞。

臑俞尺泽和间使,极泉一穴效如神。

【施术提示】

本病穴位宜用中度刺激针灸治疗。

【术】

少海穴:程氏三才法向内斜刺人才(0.5～0.6 寸),震颤催气,飞旋泻法。

青灵穴:程氏三才法直刺天才(0.3～0.5 寸),震颤催气,飞旋泻法。

肩髎穴:程氏三才法直刺人才(0.5～0.8 寸),震颤催气,飞旋泻法。

肩贞穴:程氏三才法直刺人才(0.5～0.8 寸),震颤催气,飞旋泻法。

臑俞穴:取清艾条 1 根,点燃后悬于穴位之上,艾火距皮肤 2～3cm,灸 10～20 分钟,灸至皮肤温热红晕,而又不致灼伤皮肤为度。

尺泽穴:程氏三才法直刺人才(0.8～1 寸),震颤催气,飞旋泻法。

间使穴:程氏三才法直刺天才(0.3～0.5寸),震颤催气,飞旋泻法。

极泉穴:程氏三才法直刺地才(1.0～1.2寸),震颤催气,飞旋补法。

九、肋软骨痛(肋软骨炎)

【方】

期门穴、内关穴、太冲穴、步廊穴、太渊穴、尺泽穴、阳陵泉穴、肝俞穴、支沟穴、神藏穴。

【速记方歌】

胁痛胀闷期门上,内关太冲与步廊。

太渊尺泽阳陵泉,肝俞支沟配神藏。

【施术提示】

本病穴位宜用中度刺激针灸治疗,宜用艾灸。

【术】

期门穴:程氏三才法斜刺地才(0.5～0.7寸),震颤行气,飞旋泻法。

内关穴:程氏三才法直刺人才(0.5～0.8寸),震颤催气,平补平泻。

太冲穴:程氏三才法直刺人才(0.2～0.3寸),震颤催气,飞旋泻法。

步廊穴:程氏三才法斜刺地才(0.5～0.7寸),震颤行气,飞旋泻法。

太渊穴:程氏三才法直刺人才(0.3～0.5寸),飞旋泻法。

尺泽穴:程氏三才法直刺人才(0.8～1寸),震颤催气,飞旋泻法。

阳陵泉穴:程氏三才法直刺人才(0.5～0.8寸),震颤催气,飞旋泻法。

肝俞穴:程氏三才法斜刺地才(0.5～0.7寸),震颤行气,飞旋泻法。

支沟穴:程氏三才法直刺天才(0.3～0.5寸),震颤催气,飞旋泻法。

神藏穴:程氏三才法斜刺地才(0.5～0.7寸),震颤行气,飞旋泻法。

十、肌 肉 抽 搐

【方】

曲池穴、尺泽穴、合谷穴、大陵穴、承山穴、足临泣穴、昆仑穴、解溪穴、陷谷穴。

【速记方歌】

抽搐在手刺曲池,尺泽合谷大陵施。

足部承山足临泣,昆仑解溪陷谷治。

【施术提示】

本病穴位宜用重度刺激针灸治疗。

【术】

曲池穴:程氏三才法直刺天才(0.8~1寸),震颤催气,飞旋泻法。

尺泽穴:程氏三才法直刺人才(0.8~1寸),震颤催气,飞旋泻法。

合谷穴:程氏三才法直刺天才(0.3~0.5寸),震颤催气,平补平泻。

大陵穴:程氏三才法直刺人才(0.3~0.5寸),震颤行气,飞旋补法。

承山穴:程氏三才法直刺天才(0.5~0.8寸),震颤催气,飞旋泻法。

足临泣穴:程氏三才法直刺天才(0.3~0.4寸),震颤催气,飞旋泻法。

昆仑穴:程氏三才法直刺天才(0.3~0.5寸),震颤催气,飞旋泻法。

解溪穴:程氏三才法直刺人才(0.5~0.8寸),震颤催气,飞旋泻法。

陷谷穴:程氏三才法斜刺天才(0.3~0.5寸),震颤催气,飞旋泻法。

十一、腰尻强直

【方】

命门穴、腰阳关穴、气海穴、肾俞穴、脾俞穴、三焦俞穴、大肠俞穴、中脘穴、足三里穴。

【速记方歌】

腰尻强直命门挡,阳关气海肾俞良。

脾俞三焦大肠俞,中脘三里自安康。

【施术提示】

本病穴位宜用中度刺激针灸治疗,宜用艾灸。

【术】

命门穴:程氏三才法直刺地才(0.8~1寸),震颤催气,飞旋补法。

腰阳关穴:程氏三才法直刺地才(1~1.5寸),震颤催气,飞旋补法。

气海穴:程氏三才法直刺地才(1~1.5寸),震颤催气,飞旋补法。

肾俞穴:程氏三才法直刺人才(0.8~1.2寸),震颤催气,飞旋补法。取清艾条1根,点燃后悬于穴位之上,艾火距皮肤2~3cm,灸10~20分钟,灸至皮肤温热红晕,而又不致灼伤皮肤为度。

脾俞穴:程氏三才法斜刺人才(0.5~0.7寸),飞旋补法。

三焦俞穴:程氏三才法直刺地才(1~1.5寸),震颤催气,飞旋补法。

大肠俞穴：程氏三才法直刺地才(1～1.5寸)，震颤催气，飞旋补法。

中脘穴：程氏三才法直刺地才(1.2～1.5寸)，震颤催气，飞旋补法。

足三里穴：程氏三才法直刺地才(1.5～2寸)，震颤催气，飞旋补法。

十二、手 臂 痛

1.外侧

【方】

手三里穴、曲池穴、合谷穴、阳溪穴、天柱穴、肩髃穴、肩外俞穴、肘髎穴、曲垣穴。

【速记方歌】

手桡侧痛手三里，曲池合谷与阳溪。

天柱肩髃肩外俞，肘髎曲垣功效奇。

【施术提示】

本病穴位宜用中度刺激针灸治疗。

【术】

手三里穴：程氏三才法直刺天才(0.8～1寸)，震颤催气，飞旋泻法。

曲池穴：程氏三才法直刺天才(0.8～1寸)，震颤催气，飞旋泻法。

合谷穴：程氏三才法直刺人才(0.5～0.8寸)，震颤催气，飞旋泻法。

阳溪穴：程氏三才法直刺天才(0.3～0.5寸)，震颤催气，飞旋泻法。

天柱穴：程氏三才法直刺天才(0.3～0.5寸)，震颤催气，飞旋泻法。

肩髃穴：程氏三才法直刺天才(0.3～0.5寸)，震颤催气，飞旋泻法。

肩外俞穴：程氏三才法直刺天才(0.3～0.5寸)，震颤催气，飞旋泻法。

肘髎穴：程氏三才法直刺天才(0.3～0.5寸)，震颤催气，飞旋泻法。

曲垣穴：程氏三才法直刺天才(0.3～0.5寸)，震颤催气，飞旋泻法。

2.正中间

【方】

天柱穴、大杼穴、曲垣穴、曲泽穴、郄门穴、内关穴、天泉穴。

【速记方歌】

手臂疼痛在中间，天柱大杼连曲垣。

曲泽郄门和内关，还有一穴是天泉。

【施术提示】

本病穴位宜用中度刺激针灸治疗。

【术】

天柱穴：程氏三才法直刺天才(0.3～0.5寸)，震颤催气，飞旋泻法。

大杼穴：程氏三才法直刺天才(0.3～0.5寸)，震颤催气，飞旋泻法。

曲垣穴：程氏三才法直刺天才(0.3～0.5寸)，震颤催气，飞旋泻法。

曲泽穴：程氏三才法直刺天才(0.8～1寸)，震颤催气，飞旋泻法。

郄门穴：程氏三才法直刺天才(0.3～0.4寸)，震颤催气，飞旋泻法。

内关穴：程氏三才法直刺天才(0.3～0.4寸)，震颤催气，飞旋泻法。

天泉穴：程氏三才法直刺人才(0.5～0.8寸)，震颤催气，飞旋泻法。

3.内侧

【方】

肩外俞穴、曲垣穴、大杼穴、少海穴、灵道穴、后溪穴、腕骨穴。

【速记方歌】

尺侧痛取肩外俞，再针曲垣和大杼。

少海灵道心经属，后溪腕骨疾病除。

【施术提示】

本病穴位宜用中度刺激针灸治疗。

【术】

肩外俞穴：程氏三才法直刺天才(0.3～0.5寸)，震颤催气，飞旋泻法。

曲垣穴：程氏三才法直刺天才(0.3～0.5寸)，震颤催气，飞旋泻法。

大杼穴：程氏三才法直刺天才(0.3～0.5寸)，震颤催气，飞旋泻法。

少海穴：程氏三才法向内斜刺人才(0.5～0.6寸)，震颤催气，飞旋泻法。

灵道穴：程氏三才法直刺人才(0.3～0.5寸)，震颤行气，飞旋补法。

后溪穴：程氏三才法直刺天才(0.3～0.5寸)，震颤催气，飞旋泻法。

腕骨穴：程氏三才法直刺天才(0.3～0.5寸)，震颤催气，飞旋泻法。

十三、手不能举(手臂不举)

【方】

肩井穴、肩髃穴、肩贞穴、曲池穴、天柱穴、臑俞穴、肩外俞穴、周荣穴、天池穴、胸乡穴。

【速记方歌】

手不能举肩井选,肩髃肩贞曲池添。

天柱臑俞肩外俞,周荣天池胸乡连。

【施术提示】

本病穴位宜用中度刺激针灸治疗,臑俞穴宜用艾灸。

【术】

肩井穴:程氏三才法斜刺天才(0.3～0.5 寸),震颤催气,飞旋泻法。

肩髃穴:程氏三才法直刺天才(0.8～1.2 寸),震颤催气,飞旋泻法。

肩贞穴:程氏三才法直刺人才(0.5～0.8 寸),震颤催气,飞旋泻法。

曲池穴:程氏三才法直刺天才(0.8～1 寸),震颤催气,飞旋泻法。

天柱穴:程氏三才法直刺天才(0.3～0.5 寸),震颤催气,飞旋泻法。

臑俞穴:取清艾条 1 根,点燃后悬于穴位之上,艾火距皮肤 2～3cm,灸 10～20 分钟,灸至皮肤温热红晕,而又不致灼伤皮肤为度。

肩外俞穴:程氏三才法直刺天才(0.3～0.5 寸),震颤催气,飞旋泻法。

周荣穴:程氏三才法斜刺天才(0.3～0.5 寸),震颤催气,飞旋泻法。

天池穴:程氏三才法斜刺天才(0.3～0.5 寸),震颤催气,飞旋泻法。

胸乡穴:程氏三才法斜刺天才(0.3～0.5 寸),震颤催气,飞旋泻法。

十四、手不能后转

【方】

附分穴、肩中俞穴、肩外俞穴、风门穴、秉风穴、肩髎穴、曲池穴、肩髃穴。

【速记方歌】

手臂后转痛欲哭,附分肩中肩外俞。

风门秉风和肩髎,曲池肩髃手自如。

【施术提示】

本病穴位宜用中度刺激针灸治疗,肩背部穴宜用艾灸。

【术】

附分穴:程氏三才法斜刺天才(0.3～0.5 寸),震颤催气,飞旋泻法。

肩中俞穴:程氏三才法直刺天才(0.3～0.5 寸),震颤催气,飞旋泻法。

肩外俞穴:程氏三才法直刺天才(0.3～0.5 寸),震颤催气,飞旋泻法。

风门穴:程氏三才法斜刺天才(0.3～0.5 寸),震颤催气,飞旋泻法。

秉风穴:程氏三才法直刺天才(0.3～0.5寸),震颤催气,飞旋泻法。

肩髎穴:程氏三才法直刺人才(0.5～0.8寸),震颤催气,飞旋泻法。

曲池穴:程氏三才法直刺天才(0.8～1寸),震颤催气,飞旋泻法。

肩髃穴:程氏三才法直刺天才(0.8～1.2寸),震颤催气,飞旋泻法。

十五、手不能反转

【方】

曲池穴、肩髃穴、肩贞穴、天宗穴、曲垣穴。

【速记方歌】

手不能反真困难,曲池效果不一般。

肩髃肩贞天宗穴,曲垣一刺手能反。

【施术提示】

本病穴位宜用中度刺激针灸治疗,肩部穴宜用艾灸。

【术】

曲池穴:程氏三才法直刺天才(0.8～1寸),震颤催气,飞旋泻法。

肩髃穴:程氏三才法直刺天才(0.8～1.2寸),震颤催气,飞旋泻法。

肩贞穴:程氏三才法直刺人才(0.5～0.8寸),震颤催气,飞旋泻法。

天宗穴:程氏三才法直刺人才(0.5～0.8寸),震颤催气,飞旋泻法。

曲垣穴:程氏三才法直刺天才(0.3～0.5寸),震颤催气,飞旋泻法。

十六、手不能抱肩

【方】

天柱穴、大杼穴、肩井穴、俞府穴、神藏穴、肩中俞穴、库房穴、神封穴、膺窗穴。

【速记方歌】

两手不能互抱肩,天柱大杼肩井选。

俞府神藏肩中俞,库房神封膺窗连。

【施术提示】

本病穴位宜用中度刺激针灸治疗,肩背部穴宜用艾灸。

【术】

天柱穴:程氏三才法直刺天才(0.3～0.5寸),震颤催气,飞旋泻法。

大杼穴:程氏三才法直刺天才(0.3～0.5 寸),震颤催气,飞旋泻法。

肩井穴:程氏三才法斜刺天才(0.3～0.5 寸),震颤催气,飞旋泻法。

俞府穴:程氏三才法斜刺天才(0.3～0.5 寸),震颤催气,飞旋泻法。

神藏穴:程氏三才法斜刺天才(0.3～0.5 寸),震颤催气,飞旋泻法。

肩中俞穴:程氏三才法直刺天才(0.3～0.5 寸),震颤催气,飞旋泻法。

库房穴:程氏三才法斜刺天才(0.3～0.5 寸),震颤催气,飞旋泻法。

神封穴:程氏三才法斜刺天才(0.3～0.5 寸),震颤催气,飞旋泻法。

膺窗穴:程氏三才法斜刺天才(0.3～0.5 寸),震颤催气,飞旋泻法。

十七、手 腕 无 力

【方】

阳池穴、阳谷穴、阳溪穴、肩髃穴、曲池穴、手三里穴、合谷穴、鱼际穴。

【速记方歌】

如果手腕感无力,阳池阳谷与阳溪。

肩髃曲池连合谷,先针三里再鱼际。

【施术提示】

本病穴位宜用中度刺激针灸治疗,肘部曲池穴、手三里穴宜用艾灸。

【术】

阳池穴:程氏三才法直刺天才(0.3～0.5 寸),震颤催气,飞旋泻法。

阳谷穴:程氏三才法直刺天才(0.3～0.5 寸),震颤催气,飞旋泻法。

阳溪穴:程氏三才法向内斜刺天才(0.3～0.5 寸),震颤催气,飞旋泻法。

肩髃穴:程氏三才法直刺天才(0.8～1.2 寸),震颤催气,平补平泻。

曲池穴:程氏三才法直刺人才(0.3～0.5 寸),震颤催气,飞旋泻法,刺出血。

手三里穴:程氏三才法直刺天才(0.3～0.5 寸),震颤催气,飞旋泻法。

合谷穴:程氏三才法直刺天才(0.5～0.8 寸),震颤催气,飞旋泻法。

鱼际穴:程氏三才法直刺天才(0.3～0.5 寸),震颤催气,飞旋泻法。

十八、猴爪风(手麻痹)

【方】

肩井穴、天府穴、曲泽穴、郄门穴、大陵穴、劳宫穴、后溪穴。

【速记方歌】

猴爪风属麻痹疾,肩井天府功无比。

曲泽郄门大陵宜,劳宫后溪疗效奇。

【施术提示】

本病穴位宜用中度刺激针灸治疗,肩背部穴宜用艾灸。

【术】

肩井穴:程氏三才法向内斜刺天才(0.3～0.5寸),震颤催气,飞旋泻法。

天府穴:程氏三才法向内斜刺天才(0.3～0.5寸),震颤催气,飞旋泻法。

曲泽穴:点刺放血。

郄门穴:程氏三才法直刺人才(0.3～0.5寸),震颤行气,飞旋补法。

大陵穴:程氏三才法直刺人才(0.3～0.5寸),震颤行气,飞旋补法。

劳宫穴:程氏三才法直刺天才(0.3～0.4寸),震颤催气,飞旋泻法。

后溪穴:程氏三才法直刺天才(0.3～0.5寸),震颤催气,飞旋泻法。

十九、拳手(手指不能屈伸)

【方】

肩髃穴、合谷穴、曲池穴、小海穴、少海穴、神门穴、腕骨穴、后溪穴、外关穴。

【速记方歌】

拳手五指难伸直,肩髃合谷和曲池。

小海少海配神门,腕骨后溪外关刺。

【施术提示】

本病穴位宜用轻度刺激针灸治疗。

【术】

肩髃穴:程氏三才法直刺天才(0.8～1.2寸),震颤催气,平补平泻。

合谷穴:程氏三才法直刺天才(0.5～0.8寸),震颤催气,飞旋泻法。

曲池穴:程氏三才法直刺人才(0.3～0.5寸),震颤催气,飞旋泻法,刺出血。

小海穴:程氏三才法直刺天才(0.3～0.5寸),震颤催气,飞旋泻法。

少海穴:程氏三才法向内斜刺人才(0.5～0.6寸),震颤催气,飞旋泻法。

神门穴:程氏三才法直刺人才(0.3～0.5寸),震颤行气,飞旋补法。

腕骨穴:程氏三才法直刺天才(0.3～0.5寸),震颤催气,飞旋泻法。

后溪穴:程氏三才法直刺天才(0.3～0.5寸),震颤催气,飞旋泻法。

外关穴:程氏三才法直刺天才(0.3～0.5寸),平补平泻。

二十、腿股风(坐骨神经痛)

【方】

委中穴、秩边穴、次髎穴、天应穴、承扶穴、环跳穴、殷门穴、阳陵泉穴、足三里穴、承山穴、昆仑穴、三阴交穴。

【速记方歌】

腿股风症痛难熬,如裂如绞似火烧。

腘窝委中先重刺,再取秩边与次髎。

天应穴上莫放过,再把承扶环跳找。

殷门阳陵足三里,承山昆仑三阴交。

【施术提示】

本病穴位宜中度刺激针灸治疗。天应穴即压痛点处,重度刺激针灸治疗,并宜用艾灸。

【术】

委中穴:程氏三才法直刺人才(0.8~1寸),震颤催气,飞旋泻法。

秩边穴:程氏三才法直刺人才(1.5~1.8寸),震颤催气,飞旋泻法。

次髎穴:程氏三才法直刺地才(1.0~1.2寸),震颤催气,飞旋泻法。

天应穴:程氏三才法直刺人才(0.3~0.5寸),震颤催气,飞旋泻法。

承扶穴:程氏三才法直刺地才(1.3~1.5寸),震颤催气,飞旋泻法。

环跳穴:程氏三才法直刺地才(2~2.5寸),震颤催气,飞旋泻法。

殷门穴:程氏三才法直刺地才(1.5~2寸),震颤催气,飞旋泻法。

阳陵泉穴:程氏三才法直刺地才(0.8~1寸),震颤催气,飞旋泻法。

足三里穴:程氏三才法直刺人才(1~1.5寸),震颤催气,飞旋补法。

承山穴:程氏三才法直刺地才(1~1.2寸),震颤催气,飞旋补法。

昆仑穴:程氏三才法直刺人才(0.5~0.6寸),震颤催气,飞旋泻法。

三阴交穴:程氏三才法向内斜刺天才(0.5~0.8寸),震颤催气,飞旋泻法。

二十一、胯 痛

【方】

太溪穴、阴廉穴、阴陵泉穴、阴包穴、血海穴、三阴交穴、曲泉穴、伏兔穴。

【速记方歌】

跨痛两足步难行,太溪阴廉会阴陵。

阴包血海三阴交,曲泉伏兔立大功。

【施术提示】

本病穴位宜中度刺激针灸治疗,宜用艾灸。

【术】

太溪穴:程氏三才法直刺天才(0.3~0.5寸),震颤催气,飞旋泻法。

阴廉穴:程氏三才法直刺地才(0.8~1寸),震颤催气,飞旋补法。

阴陵泉穴:程氏三才法直刺人才(0.5~0.8寸),震颤催气,飞旋泻法。

阴包穴:程氏三才法直刺地才(0.8~1寸),震颤催气,飞旋补法。

血海穴:程氏三才法直刺天才(0.8~1.2寸),震颤催气,飞旋泻法。

三阴交穴:程氏三才法直刺人才(0.8~1.2寸),震颤催气,飞旋泻法。

曲泉穴:程氏三才法直刺人才(1~1.5寸),震颤催气,平补平泻。

伏兔穴:程氏三才法直刺天才(0.8~1.2寸),震颤催气,飞旋泻法。

二十二、股痛(大腿痛)

【方】

阴包穴、肾俞穴、大肠俞穴、三阴交穴、阴陵泉穴、阴谷穴、水泉穴、中都穴。

【速记方歌】

股痛首先刺阴包,肾俞大肠三阴交。

阴陵阴谷功效大,水泉中都把病疗。

【施术提示】

本病穴位宜中度刺激针灸治疗,并宜用艾灸。

【术】

阴包穴:程氏三才法直刺地才(0.8~1寸),震颤催气,飞旋补法。

肾俞穴:程氏三才法直刺地才(0.8~1寸),震颤催气,飞旋补法。

大肠俞穴:程氏三才法直刺人才(0.8~1.2寸),震颤催气,飞旋泻法。

三阴交穴:程氏三才法直刺地才(1.0~1.2寸),震颤催气,飞旋补法。

阳陵泉穴:程氏三才法向内斜刺地才(0.8~1寸),震颤催气,飞旋泻法。

阴谷穴:程氏三才法直刺地才(1.2~1.5寸),震颤催气,飞旋补法。

水泉穴:程氏三才法直刺人才(0.3~0.5寸),震颤催气,飞旋泻法。

中都穴:程氏三才法直刺天才(0.5~0.8寸),飞旋泻法。

二十三、腿　痛

【方】

环跳穴、风市穴、绝骨穴、中渎穴、阳陵泉穴。

【速记方歌】

腿痛之疾苦难立,环跳风市功第一。

绝骨中渎阳陵泉,相互配合把病去。

【施术提示】

本病穴位宜中度刺激针灸治疗,并宜用艾灸。

【术】

环跳穴:程氏三才法向内斜刺地才(2～2.5 寸),震颤催气,飞旋泻法。

风市穴:程氏三才法向内斜刺地才(1～1.2 寸),震颤催气,飞旋泻法。

绝骨穴:程氏三才法向内斜刺天才(0.3～0.4 寸),震颤催气,飞旋泻法。

中渎穴:程氏三才法直刺天才(0.8～1 寸),震颤催气,飞旋泻法。

阳陵泉穴:程氏三才法向内斜刺人才(0.8～1 寸),震颤催气,飞旋泻法。

二十四、人体骨节痛(十二刺)

(一)颌关节痛(颌关节炎)

【方】

合谷穴、列缺穴、下关穴、翳风穴、颊车穴。

【速记方歌】

颌关节痛针下关,合谷列缺紧相连。

翳风颊车来相配,定除下颌关节炎。

【施术提示】

本病穴位宜中度刺激针灸治疗。

【术】

合谷穴:程氏三才法直刺天才(0.8～1.2 寸),震颤催气,飞旋泻法。

列缺穴:程氏三才法斜刺天才(0.3～0.5 寸),震颤催气,飞旋泻法。

下关穴:程氏三才法直刺天才(0.3～0.5 寸),震颤催气,飞旋泻法。

翳风穴:程氏三才法直刺天才(0.3～0.5 寸),震颤催气,平补平泻。

颊车穴:程氏三才法直刺天才(0.3~0.5寸),震颤催气,飞旋泻法。

(二)颈椎骨节痛

【方】

天柱穴、风池穴、大椎穴、列缺穴、合谷穴。

【速记方歌】

颈椎骨痛天柱刺,祛风除湿风池施。

大椎列缺连合谷,颈部七节痛自止。

【施术提示】

本病穴位宜中度刺激针灸治疗。宜用艾灸。

【术】

天柱穴:程氏三才法直刺天才(0.3~0.5寸),震颤催气,飞旋泻法。

风池穴:程氏三才法斜刺天才(0.3~0.5寸),震颤行气,平补平泻。

大椎穴:程氏三才法直刺天才(0.3~0.5寸),震颤催气,飞旋泻法。

列缺穴:程氏三才法斜刺天才(0.3~0.5寸),震颤催气,飞旋泻法。

合谷穴:程氏三才法直刺天才(0.8~1.2寸),震颤催气,飞旋泻法。

(三)肩周关节炎

【方】

合谷穴、天柱穴、肩髃穴、肩髎穴、肩贞穴、肩外俞穴、后溪穴、阳陵泉穴。

【速记方歌】

肩关节炎抬臂难,合谷天柱肩髎选。

肩贞肩髃阳陵泉,肩俞后溪病已痊。

【施术提示】

本病穴位宜中度刺激针灸治疗。

【术】

合谷穴:程氏三才法直刺人才(0.5~0.8寸),震颤催气,飞旋泻法。

天柱穴:程氏三才法直刺天才(0.3~0.5寸),震颤催气,飞旋泻法。

肩髃穴:程氏三才法直刺天才(0.8~1.2寸),震颤催气,飞旋泻法。

肩髎穴:程氏三才法直刺人才(0.5~0.8寸),震颤催气,飞旋泻法。

肩贞穴:程氏三才法直刺人才(0.5~0.8寸),震颤催气,飞旋泻法。

肩外俞穴:程氏三才法直刺天才(0.3~0.5寸),震颤催气,飞旋泻法。

后溪穴:程氏三才法直刺天才(0.3~0.5寸),震颤催气,飞旋泻法。

阳陵泉穴:程氏三才法直刺地才(1.5～2寸),震颤催气,飞旋泻法。

(四)肘关节痛

【方】
曲池穴、曲泽穴、少海穴、肘髎穴、小海穴、手三里穴、合谷穴。

【速记方歌】
肘关节痛选曲池,曲泽尺泽少海施。

肘髎小海手三里,还有合谷定当知。

【施术提示】
本病穴位宜中度刺激针灸治疗。宜用艾灸。

【术】
曲池穴:程氏三才法直刺天才(0.8～1寸),震颤催气,飞旋泻法。

曲泽穴:点刺放血。

少海穴:程氏三才法向内斜刺人才(0.5～0.6寸),震颤催气,飞旋泻法。

肘髎穴:程氏三才法直刺天才(0.3～0.5寸),震颤催气,飞旋泻法。

小海穴:程氏三才法直刺天才(0.3～0.5寸),震颤催气,飞旋泻法。

手三里穴:程氏三才法直刺天才(0.3～0.5寸),震颤催气,飞旋泻法。

合谷穴:程氏三才法直刺人才(0.5～0.8寸),震颤催气,飞旋泻法。

(五)腕关节痛

【方】
外关穴、阳谷穴、阳池穴、阳溪穴、合谷穴、腕骨穴、大陵穴。

【速记方歌】
腕关节痛选外关,阳谷阳池阳溪选。

合谷腕骨来相配,莫把大陵等闲看。

【施术提示】
本病穴位宜轻度刺激针灸治疗。宜用艾灸。

【术】
外关穴:程氏三才法直刺人才(0.5～0.8寸),震颤催气,飞旋泻法。

阳谷穴:程氏三才法直刺天才(0.3～0.5寸),震颤催气,飞旋泻法。

阳池穴:程氏三才法直刺天才(0.3～0.5寸),震颤催气,飞旋泻法。

阳溪穴:程氏三才法向内斜刺天才(0.3～0.5寸),震颤催气,飞旋泻法。

合谷穴:程氏三才法直刺天才(0.8～1.2寸),震颤催气,飞旋泻法。

腕骨穴:程氏三才法直刺天才(0.3～0.5寸),震颤催气,飞旋泻法。

大陵穴:程氏三才法直刺人才(0.3～0.5寸),震颤行气,飞旋补法。

(六)手指关节痛

【方】

八邪穴、合谷穴、后溪穴、外关穴、曲池穴、肩髃穴。

【速记方歌】

手指关节痛十宣,八邪合谷后溪连。

外关曲池配肩髃,刺血加灸功效显。

【施术提示】

本病穴位宜中度刺激针灸治疗。宜用艾灸。

【术】

八邪穴:程氏三才法斜刺天才(0.3～0.5寸),震颤催气,飞旋泻法。

合谷穴:程氏三才法直刺天才(0.8～1.2寸),震颤催气,飞旋泻法。

后溪穴:程氏三才法直刺天才(0.3～0.5寸),震颤催气,飞旋泻法。

外关穴:程氏三才法直刺天才(0.3～0.5寸),震颤催气,飞旋泻法。

曲池穴:程氏三才法直刺天才(0.5～0.8寸),震颤催气,飞旋泻法。

肩髃穴:程氏三才法直刺天才(0.8～1.2寸),震颤催气,飞旋泻法。

(七)胸椎骨节痛(脊椎炎)

【方】

大椎穴、脊中穴、华佗夹脊穴、悬钟穴、委中穴。

【速记方歌】

胸椎骨节常疼痛,先刺大椎与脊中。

华佗夹脊配悬钟,还有一穴是委中。

【施术提示】

本病穴位宜中度刺激针灸治疗,颈部、腰部宜用艾灸。

【术】

大椎穴:程氏三才法直刺人才(1～1.2寸),震颤催气,平补平泻。

脊中穴:程氏三才法斜刺天才(0.3～0.5寸),震颤催气,飞旋补法。

华佗夹脊穴:程氏三才法直刺人才(0.5～0.8寸),震颤催气,飞旋泻法。

悬钟穴:程氏三才法直刺人才(0.5～0.8寸),震颤催气,飞旋泻法。

委中穴:程氏三才法直刺人才(0.5～0.8寸),震颤催气,飞旋泻法。

（八）骶髂关节痛

【方】

秩边穴、白环俞穴、小肠俞穴、关元穴、天应穴。

【速记方歌】

骶髂关节选秩边，白环小肠俞关元。

天应一穴要重刺，立刻止痛神态安。

【施术提示】

本病穴位宜中度刺激针灸治疗。宜用艾灸。

【术】

秩边穴：程氏三才法直刺人才（1.5～1.8 寸），震颤催气，飞旋泻法。

白环俞穴：程氏三才法直刺人才（0.8～1.2 寸），震颤催气，飞旋泻法。

小肠俞穴：程氏三才法直刺人才（0.8～1.2 寸），震颤催气，飞旋泻法。

关元穴：程氏三才法向内斜刺地才（1～1.2 寸），震颤催气，飞旋补法。

天应穴：程氏三才法斜刺人才（0.3～0.5 寸），震颤催气，飞旋泻法。

（九）腰骶疼痛

【方】

上髎穴、次髎穴、中髎穴、下髎穴、秩边穴、腰阳关穴、后溪穴、人中穴、十七椎穴。

【速记方歌】

腰骶疼痛泪涟涟，八髎秩边腰阳关。

后溪人中搭配选，十七椎穴病自痊。

【施术提示】

本病穴位宜重度刺激针灸治疗。宜用艾灸。

【术】

上髎穴：程氏三才法直刺地才（1.0～1.2 寸），震颤催气，飞旋泻法。

次髎穴：程氏三才法直刺地才（1.0～1.2 寸），震颤催气，飞旋泻法。

中髎穴：程氏三才法直刺地才（1.0～1.2 寸），震颤催气，飞旋泻法。

下髎穴：程氏三才法直刺地才（1.0～1.2 寸），震颤催气，飞旋泻法。

秩边穴：程氏三才法向内斜刺地才（2～2.5 寸），震颤催气，平补平泻。

腰阳关穴：程氏三才法直刺地才（1～1.5 寸），震颤催气，飞旋补法。

后溪穴：程氏三才法直刺天才（0.3～0.5 寸），震颤催气，飞旋泻法。

人中穴:程氏三才法向上斜刺天才(0.3～0.5寸),震颤催气,平补平泻。

十七椎穴:程氏三才法直刺天才(0.3～0.5寸),震颤催气,飞旋泻法。

(十)尾骨疼痛(尾骨挫伤)

【方】
百会穴、命门穴、长强穴、天应穴、人中穴、秩边穴。

【速记方歌】
尾骨疼痛坐不安,百会命门长强选。

天应穴及人中刺,还有一穴是秩边。

【施术提示】
骨节痛中穴位宜中度刺激针灸治疗,颈部、腰部、尾骨宜用艾灸。

【术】
百会穴:程氏三才法向后头方向平刺人才(0.5～0.8寸),飞旋泻法。

命门穴:程氏三才法直刺地才(0.8～1寸),震颤催气,飞旋补法。

长强穴:程氏三才法向内斜刺地才(0.8～1寸),震颤催气,飞旋泻法。

天应穴:程氏三才法斜刺人才(0.3～0.5寸),震颤催气,飞旋泻法。

人中穴:程氏三才法向上斜刺天才(0.3～0.5寸),震颤催气,平补平泻。

秩边穴:程氏三才法直刺人才(1.5～1.8寸),震颤催气,飞旋泻法。

(十一)股难屈伸(大腿屈伸不利)

【方】
殷门穴、环跳穴、承扶穴、昆仑穴、白环俞穴、三阴交穴、居髎穴、阳陵泉穴、委中穴。

【速记方歌】
股难屈伸选殷门,环跳承扶连昆仑。

白环俞配三阴交,居髎阳陵委中针。

【施术提示】
本病穴位宜中度刺激针灸治疗。

【术】
殷门穴:程氏三才法直刺人才(1.5～1.8寸),震颤催气,飞旋泻法。

环跳穴:程氏三才法向内斜刺地才(2～2.5寸),震颤催气,飞旋泻法。

承扶穴:程氏三才法向内斜刺地才(1.3～1.5寸),震颤催气,飞旋泻法。

昆仑穴:程氏三才法向内斜刺人才(0.5～0.6寸),震颤催气,飞旋泻法。

白环俞穴:程氏三才法直刺人才(0.8～1.2寸),震颤催气,飞旋泻法。

三阴交穴:程氏三才法直刺人才(0.5～0.8寸),震颤催气,飞旋补法。

居髎穴:程氏三才法向内斜刺地才(1.3～1.5寸),震颤催气,飞旋泻法。

阳陵泉穴:程氏三才法向内斜刺地才(0.8～1寸),震颤催气,飞旋泻法。

委中穴:程氏三才法直刺地才(0.8～1寸),震颤催气,飞旋泻法。

(十二)膝关节痛

【方】

阳陵泉穴、梁丘穴、犊鼻穴、阴陵泉穴、委中穴、三阴交穴、曲泉穴、足三里穴。

【速记方歌】

膝关节痛阳陵泉,梁丘犊鼻不一般。

阴陵委中三阴交,曲泉三里病愈痊。

【施术提示】

本病穴位宜中度刺激针灸治疗。宜用艾灸。

【术】

阳陵泉穴:程氏三才法直刺地才(1.5～2寸),震颤催气,飞旋泻法。

梁丘穴:程氏三才法直刺天才(0.8～1寸),震颤催气,飞旋泻法。

犊鼻穴:程氏三才法直刺天才(0.3～0.5寸),震颤催气,飞旋泻法。

阴陵泉穴:程氏三才法直刺天才(0.8～1.2寸),震颤催气,飞旋泻法。

委中穴:程氏三才法直刺地才(1～1.5寸),震颤催气,飞旋补法。

三阴交穴:程氏三才法直刺人才(0.8～1.2寸),震颤催气,飞旋泻法。

曲泉穴:程氏三才法直刺人才(1～1.5寸),震颤催气,平补平泻。

足三里穴:程氏三才法直刺人才(1～1.5寸),震颤催气,平补平泻。

二十五、鹤　膝　风

【方】

膝阳关穴、犊鼻穴、曲泉穴、阴市穴、阴陵泉穴、足三里穴、三阴交穴、委中穴。

【速记方歌】

鹤膝风症取膝关,犊鼻阴市连曲泉。

阴陵三里三阴交,再针委中膝腘弯。

【施术提示】

本病穴位宜轻度刺激针灸治疗,宜用艾灸。

【术】

膝阳关穴：程氏三才法直刺地才(1～1.5寸)，震颤催气，飞旋补法。

犊鼻穴：程氏三才法直刺天才(0.3～0.5寸)，震颤催气，飞旋泻法。

曲泉穴：程氏三才法向内斜刺人才(0.8～1寸)，震颤催气，飞旋泻法。

阴市穴：程氏三才法向内斜刺人才(0.8～1寸)，震颤催气，飞旋泻法。

阴陵泉穴：程氏三才法直刺地才(1.5～2寸)，震颤催气，飞旋泻法。

足三里穴：程氏三才法直刺人才(1.2～1.5寸)，震颤催气，飞旋泻法。

三阴交穴：程氏三才法直刺天才(0.8～1.2寸)，震颤催气，飞旋补法。

委中穴：程氏三才法直刺地才(1～1.5寸)，震颤催气，飞旋补法。

二十六、踝关节僵硬

【方】

丘墟穴、商丘穴、照海穴、太溪穴、昆仑穴、解溪穴。

【速记方歌】

踝关节硬步履难，丘墟商丘照海选。

太溪昆仑很重要，平分秋色解溪添。

【施术提示】

本病穴位宜中度刺激针灸治疗。

【术】

丘墟穴：程氏三才法向内斜刺人才(0.5～0.6寸)，震颤催气，飞旋泻法。

商丘穴：程氏三才法向内斜刺人才(0.5～0.6寸)，震颤催气，飞旋泻法。

照海穴：程氏三才法向内斜刺天才(0.3～0.4寸)，震颤催气，飞旋泻法。

太溪穴：程氏三才法平刺地才(0.8～1寸)，震颤催气，飞旋补法。

昆仑穴：程氏三才法向内斜刺人才(0.5～0.6寸)，震颤催气，飞旋泻法。

解溪穴：程氏三才法向内斜刺人才(0.5～0.6寸)，震颤催气，飞旋泻法。

二十七、足外翻

【方】

足三里穴、三阴交穴、阴陵泉穴、中髎穴、承扶穴、足临泣穴、承山穴、商丘穴、太溪穴。

【速记方歌】

足外翻取足三里,三阴交与阴陵取。

中髎承扶足临泣,承山商丘连太溪。

【施术提示】

本病穴位宜轻度刺激针灸治疗。

【术】

足三里穴:程氏三才法直刺地才(1~1.2 寸),震颤催气,飞旋补法。

三阴交穴:程氏三才法直刺地才(0.8~1 寸),震颤催气,飞旋补法。

阴陵泉穴:程氏三才法直刺地才(1.3~1.5 寸),震颤催气,飞旋补法。

中髎穴:程氏三才法直刺人才(1~1.5 寸),震颤催气,飞旋泻法。

承扶穴:程氏三才法向内斜刺地才(1.3~1.5 寸),震颤催气,飞旋泻法。

足临泣穴:程氏三才法直刺天才(0.3~0.4 寸),震颤催气,飞旋泻法。

承山穴:程氏三才法向内斜刺地才(1~1.2 寸),震颤催气,飞旋补法。

商丘穴:程氏三才法直刺天才(0.3~0.5 寸),震颤催气,飞旋泻法。

太溪穴:程氏三才法向内斜刺天才(0.3~0.4 寸),震颤催气,飞旋补法。

二十八、足 内 翻

【方】

次髎穴、环跳穴、足三里穴、昆仑穴、申脉穴、束骨穴、绝骨穴。

【速记方歌】

足内翻疾步难履,次髎环跳足三里。

昆仑申脉和束骨,绝骨一针效真奇。

【施术提示】

本病穴位宜轻度刺激针灸治疗。

【术】

次髎穴:程氏三才法直刺地才(1.0~1.2 寸),震颤催气,飞旋泻法。

环跳穴:程氏三才法直刺地才(2~2.5 寸),震颤催气,飞旋泻法。

足三里穴:程氏三才法直刺人才(1~1.5 寸),飞旋补法。

昆仑穴:程氏三才法直刺天才(0.3~0.5 寸),震颤催气,飞旋泻法。

申脉穴:程氏三才法直刺天才(0.3~0.5 寸),震颤催气,飞旋泻法。

束骨穴:程氏三才法直刺天才(0.3~0.5 寸),震颤催气,飞旋泻法。

绝骨穴：程氏三才法直刺人才(0.5～0.8寸)，震颤催气，飞旋泻法。

二十九、足不能提(脚不能抬)

【方】

阴谷穴、阴包穴、血海穴、肾俞穴、气海穴、大肠俞穴、风市穴、阴市穴、曲泉穴。

【速记方歌】

疾患在足不能提，阴谷阴包血海记。

肾俞气海大肠俞，风市阴市曲泉理。

【施术提示】

本病穴位宜中度刺激针灸治疗。

【术】

阴谷穴：程氏三才法直刺地才(1.2～1.5寸)，震颤催气，飞旋补法。

阴包穴：程氏三才法向内斜刺人才(0.5～0.6寸)，震颤催气，飞旋泻法。

血海穴：程氏三才法直刺地才(1～1.2寸)，震颤催气，飞旋泻法。

肾俞穴：程氏三才法直刺地才(1.0～1.2寸)，飞旋泻法。

气海穴：程氏三才法直刺地才(1.2～1.5寸)，震颤催气，飞旋补法。

大肠俞穴：程氏三才法直刺人才(0.8～1.2寸)，震颤催气，飞旋泻法。

风市穴：程氏三才法向内斜刺地才(1～1.2寸)，震颤催气，飞旋泻法。

阴市穴：程氏三才法向内斜刺人才(0.8～1寸)，震颤催气，飞旋泻法。

曲泉穴：程氏三才法向内斜刺人才(0.8～1寸)，震颤催气，飞旋泻法。

三十、转筋(小腿抽筋)

【方】

承山穴、昆仑穴、委中穴、阳陵泉穴。

【速记方歌】

转筋疾患小腿间，僵硬疼痛苦难言。

先取承山与昆仑，再取委中阳陵泉。

【施术提示】

本病穴位宜重度刺激或中度刺激针灸治疗。

【术】

承山穴：程氏三才法直刺天才(0.5～0.8寸)，震颤催气，飞旋泻法。

昆仑穴:程氏三才法直刺天才(0.3～0.5 寸),震颤催气,飞旋泻法。

委中穴:程氏三才法直刺地才(1～1.5 寸),震颤催气,飞旋补法。

阳陵泉穴:程氏三才法直刺天才(0.5～0.8 寸),震颤催气,飞旋泻法。

三十一、痹 证

1.痛痹

【方】

颌部痛:下关穴、颊车穴、合谷穴。

颈部痛:大椎穴、风池穴、天柱穴、列缺穴。

肩关节痛:肩髃穴、肩髎穴、肩贞穴、臑俞穴。

肩胛痛:天宗穴、秉风穴、肩外俞穴、膏肓穴。

肘臂痛:曲池穴、尺泽穴、天井穴、外关穴、合谷穴。

手腕痛:阳池穴、阳溪穴、阳谷穴、外关穴。

手指拘挛:阳谷穴、合谷穴、后溪穴。

手指麻痛:后溪穴、三间穴、八邪穴。

髋关节痛:环跳穴、居髎穴、悬钟穴。

腰脊痛:人中穴、身柱穴、腰阳关穴。

股部痛:秩边穴、承扶穴、阳陵泉穴。

膝关节痛:鹤顶穴、犊鼻穴、内膝眼穴、阳陵泉穴、阴陵泉穴。

小腿麻痛:承山穴、飞扬穴。

踝部痛:解溪穴、商丘穴、丘墟穴、昆仑穴、太溪穴。

足趾部:公孙穴、束骨穴、八风穴。

全身痛:后溪穴、申脉穴、大包穴、膈俞穴、肩髃穴、曲池穴、合谷穴、阳池穴、环跳穴、阳陵泉穴、悬钟穴、解溪穴。

【速记方歌】

身患痹证不安宁,先取大椎要分明。

下关颊车及合谷,风池天柱列缺应。

肩髃髎贞臑天宗,外俞膏肓和秉风。

曲池尺泽连天井,三阳后溪外关应。

三间八邪治麻痛,环跳居髎配悬钟。

人中身柱腰阳关,秩边承扶及鹤顶。

犊鼻二泉合承山,飞扬解溪医踝痛。

丘墟商丘昆仑行,太溪公孙配八风。

束骨申脉大包挺,环跳合谷配悬钟。

【施术提示】

本病穴位宜中度刺激针灸治疗。宜用艾灸。

【术】

下关穴:程氏三才法直刺天才(0.3~0.5寸),震颤催气,飞旋泻法。

颊车穴:程氏三才法直刺天才(0.3~0.5寸),震颤催气,飞旋泻法。

合谷穴:程氏三才法直刺人才(0.5~0.8寸),震颤催气,飞旋泻法。

大椎穴:程氏三才法直刺天才(0.3~0.5寸),震颤催气,飞旋泻法。

风池穴:程氏三才法向鼻尖方向刺天才(0.5~0.8寸),震颤催气,飞旋泻法。

天柱穴:程氏三才法直刺天才(0.3~0.5寸),震颤催气,飞旋泻法。

列缺穴:程氏三才法斜刺天才(0.3~0.5寸),震颤催气,飞旋泻法。

肩髃穴:程氏三才法直刺天才(0.8~1.2寸),震颤催气,飞旋泻法。

肩髎穴:程氏三才法直刺人才(0.5~0.8寸),震颤催气,飞旋泻法。

肩贞穴:程氏三才法直刺人才(0.5~0.8寸),震颤催气,飞旋泻法。

臑俞穴:取清艾条1根,点燃后悬于穴位之上,艾火距皮肤2~3cm,灸10~20分钟,灸至皮肤温热红晕,而又不致灼伤皮肤为度。

天宗穴:程氏三才法直刺人才(0.5~0.8寸),震颤催气,飞旋泻法。

秉风穴:程氏三才法直刺天才(0.3~0.5寸),震颤催气,飞旋泻法。

肩外俞穴:程氏三才法直刺天才(0.3~0.5寸),震颤催气,飞旋泻法。

膏肓穴:程氏三才法斜刺天才(0.3~0.5寸),震颤催气,飞旋泻法。

鹤顶穴:程氏三才法直刺天才(0.3~0.5寸),震颤催气,飞旋泻法。

犊鼻穴:程氏三才法直刺天才(0.3~0.5寸),震颤催气,飞旋泻法。

阳陵泉穴:程氏三才法直刺天才(0.5~0.8寸),震颤催气,飞旋泻法。

阴陵泉穴:程氏三才法直刺人才(0.5~0.8寸),震颤催气,飞旋泻法。

承山穴:程氏三才法直刺天才(0.5~0.8寸),震颤催气,飞旋泻法。

飞扬穴:程氏三才法直刺天才(0.5~0.8寸),震颤催气,飞旋泻法。

解溪穴:程氏三才法直刺人才(0.5~0.8寸),震颤催气,飞旋泻法。

商丘穴:程氏三才法直刺天才(0.2~0.3寸),震颤催气,飞旋泻法。

丘墟穴:程氏三才法直刺天才(0.3~0.5寸),震颤催气,飞旋泻法。

昆仑穴:程氏三才法直刺天才(0.3~0.5寸),震颤催气,飞旋泻法。

公孙穴：程氏三才法直刺地才（0.5～0.8 寸），震颤催气，飞旋泻法。

八风穴：程氏三才法直刺天才（0.3～0.5 寸），震颤催气，飞旋泻法。

太溪穴：程氏三才法直刺天才（0.3～0.5 寸），震颤催气，飞旋泻法。

束骨穴：程氏三才法直刺天才（0.3～0.5 寸），震颤催气，飞旋泻法。

后溪穴：程氏三才法直刺天才（0.3～0.5 寸），震颤催气，飞旋泻法。

申脉穴：程氏三才法直刺天才（0.3～0.5 寸），震颤催气，飞旋泻法。

大包穴：程氏三才法斜刺天才（0.3～0.5 寸），震颤催气，飞旋泻法。

膈俞穴：程氏三才法斜刺人才（0.5～0.7 寸），震颤催气，飞旋泻法。

曲池穴：程氏三才法直刺天才（0.8～1 寸），震颤催气，飞旋泻法。

外关穴：程氏三才法斜刺天才（0.3～0.5 寸），震颤催气，飞旋补法。

尺泽穴：程氏三才法斜刺天才（0.3～0.5 寸），震颤催气，飞旋补法。

阳池穴：程氏三才法直刺天才（0.3～0.5 寸），震颤催气，飞旋泻法。

阳溪穴：程氏三才法直刺天才（0.3～0.5 寸），震颤催气，飞旋泻法。

阳谷穴：程氏三才法直刺天才（0.3～0.5 寸），震颤催气，飞旋泻法。

三间穴：程氏三才法斜刺天才（0.3～0.5 寸），震颤催气，飞旋补法。

八邪穴：程氏三才法斜刺天才（0.3～0.5 寸），震颤催气，飞旋补法。

环跳穴：程氏三才法直刺天才（1.5～1.8 寸），震颤催气，飞旋泻法。

悬钟穴：程氏三才法直刺人才（0.5～0.8 寸），震颤催气，飞旋泻法。

人中穴：程氏三才法斜刺天才（0.3～0.5 寸），震颤催气，飞旋补法。

身柱穴：程氏三才法斜刺天才（0.3～0.5 寸），震颤催气，飞旋补法。

腰阳关穴：程氏三才法斜刺天才（0.3～0.5 寸），震颤催气，飞旋补法。

秩边穴：程氏三才法直刺人才（1.5～1.8 寸），震颤催气，飞旋泻法。

承扶穴：程氏三才法直刺天才（0.8～1 寸），震颤催气，飞旋泻法。

天井穴：程氏三才法直刺人才（0.5～0.8 寸），震颤催气，平补平泻。

内膝眼穴：程氏三才法斜刺天才（0.8～1.2 寸），震颤催气，飞旋补法。

居髎穴：程氏三才法直刺人才（1.5～1.8 寸），震颤催气，飞旋补法。

2.风痹

【方】

大椎穴、天柱穴、肩髃穴、曲池穴、尺泽穴、外关穴、阳池穴、合谷穴、后溪穴、环跳穴、风市穴、阳陵泉穴、梁丘穴、血海穴、足三里穴、绝骨穴、昆仑穴、太溪穴。

【速记方歌】

风痹在身不安宁，先取大椎要记清。

大柱身柱和肩髃,曲池尺泽外关应。

阳池合谷和后溪,环跳风市与阳陵。

梁丘血海足三里,绝骨昆仑太溪行。

【施术提示】

本病穴位宜重度刺激针灸治疗,如为慢性,则中度刺激针灸治疗。并宜用艾灸。

【术】

大椎穴:程氏三才法直刺地才(0.5～0.8寸),震颤催气,飞旋泻法。

天柱穴:程氏三才法向内斜刺地才(0.5～0.8寸),震颤催气,飞旋泻法。

肩髃穴:程氏三才法向内斜刺地才(1.2～1.5寸),震颤催气,飞旋泻法。

曲池穴:程氏三才法直刺地才(1.3～1.5寸),震颤催气,飞旋泻法。

尺泽穴:程氏三才法直刺天才(0.3～0.5寸),震颤催气,飞旋泻法。

外关穴:程氏三才法直刺天才(0.3～0.5寸),震颤催气,飞旋泻法。

阳池穴:程氏三才法直刺天才(0.3～0.5寸),震颤催气,飞旋泻法。

合谷穴:程氏三才法直刺人才(0.5～0.8寸),震颤催气,飞旋泻法。

后溪穴:程氏三才法直刺天才(0.3～0.5寸),震颤催气,飞旋泻法。

环跳穴:程氏三才法直刺地才(2～2.5寸),震颤催气,飞旋泻法。

风市穴:程氏三才法向内斜刺地才(1～1.2寸),震颤催气,飞旋泻法。

阳陵泉穴:程氏三才法向内斜刺地才(0.8～1寸),震颤催气,飞旋泻法。

梁丘穴:程氏三才法直刺天才(0.8～1寸),震颤催气,飞旋泻法。

血海穴:程氏三才法向内斜刺地才(0.8～1寸),震颤催气,飞旋泻法。

足三里穴:程氏三才法直刺人才(1～1.5寸),飞旋补法。

绝骨穴:程氏三才法直刺人才(0.5～0.8寸),震颤催气,飞旋泻法。

昆仑穴:程氏三才法直刺天才(0.3～0.5寸),震颤催气,飞旋泻法。

太溪穴:程氏三才法直刺天才(0.3～0.5寸),震颤催气,飞旋泻法。

3.湿痹

【方】

大椎穴、脾俞穴、肾俞穴、足三里穴、阴交穴、风市穴、外关穴。

【速记方歌】

湿痹疾患取大椎,脾俞肾俞三里随。

三里曲池连合谷,阴交风市外关配。

【施术提示】

本病穴位宜中度刺激针灸治疗。并宜用艾灸。

【术】

大椎穴:程氏三才法直刺地才(0.5～0.8 寸),震颤催气,飞旋泻法。

脾俞穴:程氏三才法斜刺人才(0.5～0.7 寸),飞旋补法。

肾俞穴:程氏三才法直刺人才(0.8～1.2 寸),震颤行气,飞旋补法。

足三里穴:程氏三才法直刺人才(1～1.5 寸),飞旋补法。

阴交穴:程氏三才法斜刺人才(0.5～0.7 寸),飞旋补法。

风市穴:程氏三才法向内斜刺地才(1～1.2 寸),震颤催气,飞旋泻法。

外关穴:程氏三才法直刺地才(0.8～1 寸),震颤催气,平补平泻。

三十二、脚 气

【方】

脾俞穴、肾俞穴、心俞穴、风市穴、伏兔穴、犊鼻穴、阴陵泉穴、复溜穴、绝骨穴、肩井穴、水分穴、足三里穴、大肠俞穴、小肠俞穴、风池穴、列缺穴、合谷穴、鱼际穴。

【速记方歌】

脾肾心俞治脚气,风市伏兔连犊鼻。

阴陵复溜绝骨穴,肩井水分足三里。

便秘天枢与大横,大小肠俞也相宜。

呼吸困难针风池,列缺合谷并鱼际。

【施术提示】

本病穴位宜中度刺激针灸治疗。并宜用艾灸。

【术】

脾俞穴:程氏三才法斜刺人才(0.5～0.7 寸),飞旋补法。

肾俞穴:程氏三才法直刺人才(0.8～1.2 寸),震颤行气,飞旋补法。

心俞穴:程氏三才法斜刺人才(0.5～0.7 寸),震颤行气,平补平泻。

风市穴:程氏三才法向内斜刺地才(1～1.2 寸),震颤催气,飞旋泻法。

伏兔穴:程氏三才法向内斜刺人才(0.5～0.8 寸),震颤催气,飞旋泻法。

犊鼻穴:程氏三才法直刺天才(0.3～0.5 寸),震颤催气,飞旋泻法。

阴陵泉穴:程氏三才法直刺人才(0.5～0.8 寸),震颤催气,飞旋泻法。

复溜穴:程氏三才法直刺天才(0.3～0.4 寸),震颤催气,飞旋泻法。

绝骨穴：程氏三才法直刺人才(0.5～0.8寸)，震颤催气，飞旋泻法。

肩井穴：程氏三才法斜刺天才(0.3～0.5寸)，震颤催气，飞旋泻法。

水分穴：程氏三才法直刺人才(0.5～0.8寸)，震颤催气，飞旋泻法。

足三里穴：程氏三才法直刺人才(1～1.5寸)，飞旋补法。

大肠俞穴：程氏三才法直刺人才(0.8～1.2寸)，震颤行气，飞旋泻法。

小肠俞穴：程氏三才法直刺人才(0.8～1.2寸)，震颤行气，飞旋泻法。

风池穴：程氏三才法斜刺天才(0.3～0.5寸)，震颤行气，平补平泻。

列缺穴：向上斜刺(0.3～0.5寸)，飞旋泻法。

合谷穴：程氏三才法直刺人才(0.8～1寸)，震颤行气，飞旋泻法。

鱼际穴：程氏三才法直刺天才(0.3～0.5寸)，震颤催气，飞旋泻法。

第五章　妇　　科

一、阴　痛

【方】

上髎穴、次髎穴、中髎穴、下髎穴、中极穴、大赫穴、三阴交穴、曲骨穴、大陵穴、阴谷穴、血海穴。

【速记方歌】

阴部作痛取四髎,中极大赫三阴交。

曲骨横骨大陵穴,阴谷血海功亦高。

【施术提示】

本病穴位宜中度刺激针灸治疗。四髎(上髎穴、次髎穴、中髎穴、下髎穴)宜用艾灸。

【术】

上髎穴:程氏三才法直刺地才(1.0～1.2寸),震颤催气,飞旋泻法。

次髎穴:程氏三才法直刺地才(1.0～1.2寸),震颤催气,飞旋泻法。

中髎穴:程氏三才法直刺地才(1.0～1.2寸),震颤催气,飞旋泻法。

下髎穴:程氏三才法直刺地才(1.0～1.2寸),震颤催气,飞旋泻法。

中极穴:程氏三才法直刺天才(0.5～0.8寸),震颤行气,飞旋泻法。

大赫穴:程氏三才法直刺天才(0.5～0.8寸),震颤行气,飞旋泻法。

三阴交穴:程氏三才法直刺人才(0.8～1.2寸),震颤催气,飞旋泻法。

曲骨穴:程氏三才法直刺天才(0.5～1寸),震颤行气,飞旋泻法。

大陵穴:程氏三才法直刺人才(0.3～0.5寸),震颤行气,飞旋补法。

阴谷穴:程氏三才法直刺地才(1.2～1.5寸),震颤催气,飞旋补法。

血海穴:程氏三才法直刺地才(1～1.2寸),震颤催气,飞旋泻法。

二、阴　痒

【方】

上髎穴、次髎穴、中髎穴、下髎穴、大陵穴、长强穴、中极穴、蠡沟穴、大赫穴、三阴交穴、血海穴。

【速记方歌】

四髎擅长治阴痒，须配大陵及长强。

中极蠡沟连大赫，三阴交上血海良。

【施术提示】

本病穴位宜中度刺激针灸治疗。四髎（上髎穴、次髎穴、中髎穴、下髎穴）宜用艾灸。

【术】

上髎穴：程氏三才法直刺地才（1.0～1.2寸），震颤催气，飞旋泻法。

次髎穴：程氏三才法直刺地才（1.0～1.2寸），震颤催气，飞旋泻法。

中髎穴：程氏三才法直刺地才（1.0～1.2寸），震颤催气，飞旋泻法。

下髎穴：程氏三才法直刺地才（1.0～1.2寸），震颤催气，飞旋泻法。

大陵穴：程氏三才法直刺人才（0.3～0.5寸），震颤催气，飞旋补法。

长强穴：程氏三才法直刺天才（0.5～1寸），震颤催气，飞旋泻法。

中极穴：程氏三才法直刺天才（0.5～0.8寸），震颤行气，飞旋泻法。

蠡沟穴：程氏三才法直刺天才（0.5～0.8寸），震颤行气，飞旋泻法。

大赫穴：程氏三才法直刺天才（0.5～0.8寸），震颤行气，飞旋泻法。

三阴交穴：程氏三才法直刺地才（1～1.2寸），震颤催气，飞旋补法。

血海穴：程氏三才法直刺地才（1～1.2寸），震颤催气，飞旋泻法。

三、乳汁不下（缺乳）

【方】

膻中穴、少泽穴、气海穴、太冲穴、足三里穴、神门穴、前谷穴。

【速记方歌】

妇人缺乳取膻中，还有少泽妙无穷。

气海太冲足三里，神门前谷效亦宏。

【施术提示】

本病穴位宜中度刺激针灸治疗。

【术】

膻中穴：程氏三才法横刺人才 0.3 寸,飞旋泻法。

少泽穴：取清艾条 1 根,点燃后悬于穴位之上,艾火距皮肤 2～3cm,灸 10～20 分钟,灸至皮肤温热红晕,而又不致灼伤皮肤为度。

气海穴：程氏三才法直刺天才(1.2～1.5 寸),震颤行气,飞旋补法。

太冲穴：程氏三才法直刺人才(0.3～0.5 寸),震颤行气,飞旋泻法。

足三里穴：程氏三才法直刺人才(1～1.5 寸),震颤行气,平补平泻。

神门穴：程氏三才法直刺人才(0.3～0.5 寸),震颤行气,平补平泻。

前谷穴：程氏三才法直刺天才(0.2～0.3 寸),震颤催气,飞旋泻法。

四、不 孕 症

气血虚弱证

【方】

关元穴、气户穴、足三里穴、脾俞穴、血海穴、三阴交穴、然谷穴、内关穴、气海穴、命门穴、阴交穴、气冲穴、丰隆穴、中极穴、曲骨穴、次髎穴。

【速记方歌】

气血虚弱是病因,关元气户三里针。

脾俞血海三阴交,补气补血效如神。

肾气不足然谷寻,内关气海与命门。

阴交气冲丰隆配,中极曲骨次髎准。

【施术提示】

本病穴位宜中度刺激针灸治疗,且宜艾灸。

【术】

关元穴：取清艾条 1 根,点燃后悬于穴位之上,艾火距皮肤 2～3cm,灸 10～20 分钟,灸至皮肤温热红晕,而又不致灼伤皮肤为度。

气户穴：程氏三才法直刺人才(0.5～0.8 寸),震颤行气,飞旋泻法。

足三里穴：程氏三才法直刺地才(0.8～1.2 寸),震颤催气,飞旋补法。

脾俞穴：艾灸疗法,同关元穴。

血海穴：程氏三才法直刺人才(1～1.5 寸),震颤行气,飞旋补法。

三阴交穴:程氏三才法直刺地才(0.8～1.2寸),震颤催气,飞旋补法。

然谷穴:程氏三才法直刺地才(0.5～0.8寸),震颤催气,飞旋补法。

内关穴:程氏三才法直刺人才(0.5～1寸),震颤行气,飞旋补法。

气海穴:艾灸疗法,同关元穴。

命门穴:艾灸疗法,同关元穴。

阴交穴:艾灸疗法,同关元穴。

气冲穴:程氏三才法直刺地才(0.5～0.8寸),震颤催气,飞旋补法。

丰隆穴:程氏三才法直刺地才(0.8～1.2寸),震颤催气,飞旋泻法。

中极穴:程氏三才法直刺地才(0.8～1.2寸),震颤催气,飞旋泻法。

曲骨穴:程氏三才法直刺地才(0.8～1.2寸),震颤催气,飞旋泻法。

次髎穴:程氏三才法直刺地才(1～1.5寸),震颤催气,飞旋泻法。

五、乳 痛

【方】

肝俞穴、天池穴、膺窗穴、膻中穴、太冲穴、合谷穴、肩井穴、天宗穴、库房穴。

【速记方歌】

乳房疼痛亦难当,肝俞天池连膺窗。

膻中太冲合谷穴,肩井天宗及库房。

【施术提示】

本病穴位宜中度刺激针灸治疗。膻中穴宜加艾灸。

【术】

肝俞穴:程氏三才法斜刺人才(0.5～0.7寸),飞旋泻法。

天池穴:程氏三才法向内斜刺天才(0.3～0.4寸),震颤催气,飞旋泻法。

膺窗穴:程氏三才法向内斜刺天才(0.3～0.4寸),震颤催气,飞旋泻法。

膻中穴:程氏三才法横刺人才0.3寸,飞旋泻法。

太冲穴:程氏三才法直刺人才(0.3～0.4寸),震颤催气,飞旋泻法。

合谷穴:程氏三才法直刺地才(0.8～1寸),震颤催气,平补平泻。

肩井穴:程氏三才法向内斜刺天才(0.3～0.4寸),震颤催气,飞旋泻法。

天宗穴:程氏三才法直刺人才(0.5～0.8寸),震颤催气,飞旋泻法。

库房穴:程氏三才法向内斜刺天才(0.3～0.4寸),震颤催气,飞旋泻法。

六、乳 痈

【方】

乳根穴、脾俞穴、肩井穴、膺窗穴、内关穴、曲泽穴、太冲穴、足三里穴、期门穴、后溪穴。

【速记方歌】

乳痈乳根脾俞选,肩井膺窗与内关。

曲泽太冲足三里,期门后溪刺得安。

【施术提示】

本病穴位宜重度刺激针灸治疗。

【术】

乳根穴:取清艾条1根,点燃后悬于穴位之上,艾火距皮肤2～3cm,灸10～20分钟,灸至皮肤温热红晕,而又不致灼伤皮肤为度。

脾俞穴:程氏三才法斜刺天才(0.3～0.5寸),震颤行气,飞旋补法。

肩井穴:程氏三才法向内斜刺天才(0.3～0.4寸),震颤催气,飞旋泻法。

膺窗穴:程氏三才法向内斜刺天才(0.3～0.4寸),震颤催气,飞旋泻法。

内关穴:程氏三才法平刺人才(0.5～0.8寸),震颤催气,平补平泻。

曲泽穴:点刺放血。

太冲穴:程氏三才法平刺天才(0.3～0.5寸),震颤催气,平补平泻。

足三里穴:程氏三才法直刺地才(1.5～2寸),震颤行气,飞旋补法加灸法。

期门穴:程氏三才法直刺人才(0.3～0.5寸),震颤催气,飞旋泻法。

后溪穴:程氏三才法直刺天才(0.3～0.5寸),震颤催气,飞旋泻法。

七、恶 阻

【方】

风池穴、上脘穴、中庭穴、不容穴、肝俞穴、内关穴、足三里穴、尺泽穴、大陵穴。

【速记方歌】

孕妇恶阻刺风池,上脘中庭不容施。

肝俞内关足三里,尺泽大陵应当知。

【施术提示】

本病穴位宜中度刺激针灸治疗。

【术】

风池穴：程氏三才法斜刺天才(0.3～0.5寸)，震颤行气，平补平泻。

上脘穴：程氏三才法直刺天才(0.8～1.2寸)，震颤催气，平补平泻。

中庭穴：程氏三才法斜刺人才(0.5～0.7寸)，震颤行气，平补平泻。

不容穴：程氏三才法斜刺人才(0.5～0.7寸)，震颤行气，平补平泻。

肝俞穴：程氏三才法斜刺人才(0.5～0.7寸)，飞旋泻法。

内关穴：程氏三才法直刺人才(0.3～0.5寸)，震颤催气，飞旋泻法。

足三里穴：程氏三才法直刺人才(1～1.5寸)，震颤催气，平补平泻。

尺泽穴：程氏三才法直刺人才(0.8～1寸)，震颤催气，飞旋泻法。

大陵穴：程氏三才法直刺人才(0.3～0.5寸)，震颤行气，平补平泻。

八、小 产（流 产）

【方】

气海穴、水道穴、关元穴、血海穴、足三里穴、三阴交穴、肾俞穴、命门穴、腰阳关穴。

【速记方歌】

小产调治不宜缓，气海水道及关元。

血海三里三阴交，肾俞命门阳关选。

【施术提示】

本病穴位宜轻度刺激针灸治疗。宜用艾灸。

【术】

气海穴：程氏三才法直刺地才(1.2～1.5寸)，震颤催气，飞旋补法。

水道穴：程氏三才法直刺人才(0.8～1.2寸)，震颤行气，平补平泻。

关元穴：取清艾条1根，点燃后悬于穴位之上，艾火距皮肤2～3cm，灸10～20分钟，灸至皮肤温热红晕，而又不致灼伤皮肤为度。

血海穴：程氏三才法直刺天才(0.8～1.2寸)，震颤催气，飞旋泻法。

足三里穴：程氏三才法直刺地才(1.0～1.2寸)，震颤催气，飞旋补法。

三阴交穴：程氏三才法直刺地才(1.0～1.2寸)，震颤催气，飞旋补法。

肾俞穴：程氏三才法直刺人才(0.8～1.2寸)，震颤催气，飞旋补法。

命门穴:艾灸疗法,同关元穴。

腰阳关穴:程氏三才法直刺地才(0.8～1寸),震颤催气,平补平泻。

九、难 产（滞 产）

【方】

肩井穴、期门穴、合谷穴、至阴穴、昆仑穴、足三里穴、太冲穴、三阴交穴、行间穴、大敦穴。

【速记方歌】

难产肩井与期门,合谷至阴及昆仑。

三里太冲三阴交,更加行间与大敦。

【施术提示】

本病穴位宜重度刺激针灸治疗。至阴穴、肩井穴宜用艾灸。

【术】

肩井穴:取清艾条1根,点燃后悬于穴位之上,艾火距皮肤2～3cm,灸10～20分钟,灸至皮肤温热红晕,而又不致灼伤皮肤为度。

期门穴:程氏三才法斜刺天才(0.3～0.4寸),震颤催气,飞旋泻法。

合谷穴:程氏三才法直刺人才(0.5～0.8寸),震颤催气,飞旋泻法。

至阴穴:艾灸疗法,同肩井穴。

昆仑穴:程氏三才法向内斜刺人才(0.5～0.6寸),震颤催气,飞旋泻法。

足三里穴:程氏三才法直刺地才(1.0～1.2寸),震颤催气,飞旋补法。

太冲穴:程氏三才法直刺天才(0.3～0.4寸),震颤催气,飞旋泻法。

三阴交穴:程氏三才法直刺地才(1.0～1.2寸),震颤催气,飞旋泻法。

行间穴:程氏三才法直刺天才(0.3～0.4寸),震颤催气,飞旋泻法。

大敦穴:程氏三才法直刺人才(0.1～0.2寸),飞旋补法。

十、血 崩

【方】

隐白穴、关元穴、膈俞穴、气海穴、交信穴、阴谷穴、三阴交穴、血海穴。

【速记方歌】

血崩主穴取隐白,关元膈俞及气海。

交信阴谷三阴交,理血养血选血海。

【施术提示】

本病用中度刺激针灸治疗,针后宜用艾灸。

【术】

隐白穴:程氏三才法直刺人才(0.5～1寸),震颤行气,飞旋补法。加灸。

关元穴:程氏三才法直刺人才(0.8～1.2寸),震颤行气,飞旋补法。

膈俞穴:程氏三才法斜刺人才(0.5～0.7寸),震颤行气,飞旋补法。

气海穴:程氏三才法直刺地才(1.2～1.5寸),震颤催气,飞旋补法。

交信穴:程氏三才法直刺地才(1.2～1.5寸),震颤催气,飞旋补法。

阴谷穴:程氏三才法直刺人才(0.3～0.5寸),震颤催气,平补平泻。

三阴交穴:程氏三才法直刺人才(0.8～1.2寸),震颤催气,飞旋泻法。

血海穴:程氏三才法直刺天才(0.8～1.2寸),震颤催气,飞旋泻法。

十一、卵巢痛(卵巢囊肿、卵巢积液)

【方】

地机穴、外陵穴、天枢穴、中极穴、三阴交穴、阴陵泉穴、带脉穴、次髎穴、然谷穴。

【速记方歌】

卵巢痛时取地机,外陵天枢和中极。

阴交带脉阴陵泉,次髎然谷止痛奇。

【施术提示】

本病发作时宜重度刺激针灸治疗,慢性期时宜中度刺激针灸治疗。且宜用艾灸。

【术】

地机穴:程氏三才法直刺地才(1.0～1.2寸),震颤催气,飞旋泻法。

外陵穴:程氏三才法直刺地才(1.0～1.2寸),震颤催气,飞旋泻法。

天枢穴:程氏三才法向内斜刺地才(0.7～1寸),震颤催气,飞旋泻法。

中极穴:程氏三才法直刺天才(0.5～0.8寸),震颤行气,飞旋泻法。

三阴交穴:程氏三才法直刺人才(0.8～1.2寸),震颤行气,飞旋补法。

阴陵泉穴:程氏三才法直刺天才(0.8～1.2寸),震颤催气,飞旋泻法。

带脉穴:程氏三才法向内斜刺人才(0.5～0.6寸),震颤催气,飞旋泻法。

次髎穴:程氏三才法直刺地才(1.0～1.2寸),震颤催气,飞旋泻法。

然谷穴:程氏三才法直刺天才(0.3～0.5寸),震颤催气,飞旋泻法。

十二、白 带 量 多

【方】

脾俞穴、三阴交穴、肾俞穴、然谷穴、带脉穴、中极穴、阴陵泉穴、中都穴、气海穴、血海穴、上髎穴、次髎穴、中髎穴、下髎穴。

【速记方歌】

白带脾俞三阴交,肾俞然谷带脉疗。

中极阴陵中都穴,气海血海及四髎。

【施术提示】

本病穴位中度刺激针灸治疗。脾俞穴、三阴交穴、肾俞穴、次髎穴宜用艾灸。

【术】

脾俞穴:程氏三才法斜刺地才(0.6～0.7 寸),震颤催气,飞旋补法。

三阴交穴:程氏三才法直刺人才(0.8～1.2 寸),震颤催气,飞旋泻法。

肾俞穴:程氏三才法直刺地才(0.8～1 寸),震颤催气,飞旋补法。

然谷穴:程氏三才法直刺人才(0.4～0.5 寸),震颤催气,飞旋补法。

带脉穴:程氏三才法直刺地才(0.6～0.8 寸),震颤催气,飞旋补法。

中极穴:程氏三才法直刺人才(0.8～1 寸),震颤催气,飞旋泻法。

阴陵泉穴:程氏三才法直刺地才(1.5～2 寸),震颤催气,飞旋泻法。

中都穴:程氏三才法直刺地才(0.6～0.8 寸),震颤催气,飞旋补法。

气海穴:程氏三才法直刺人才(0.8～1.2 寸),震颤催气,飞旋补法。

血海穴:程氏三才法直刺天才(0.8～1.2 寸),震颤催气,飞旋泻法。

上髎穴:程氏三才法直刺人才(1～1.5 寸),震颤催气,飞旋泻法。

次髎穴:程氏三才法直刺人才(1～1.5 寸),震颤催气,飞旋泻法。

中髎穴:程氏三才法直刺人才(1～1.5 寸),震颤催气,飞旋泻法。

下髎穴:程氏三才法直刺人才(1～1.5 寸),震颤催气,飞旋泻法。

十三、黄 带

【方】

支沟穴、三阴交穴、次髎穴、白环俞穴、下髎穴、血海穴、太冲穴、肾俞穴、中极穴、带脉穴、阴包穴。

【速记方歌】

带下支沟三阴交,次髎白环和下髎。

血海太冲肾俞妙,中极带脉和阴包。

【施术提示】

本病穴位宜中度刺激针灸治疗,且宜用艾灸。

【术】

支沟穴:程氏三才法直刺人才(0.5～0.8寸),震颤催气,飞旋泻法。

三阴交穴:程氏三才法直刺人才(0.8～1.2寸),震颤行气,飞旋补法。

次髎穴:程氏三才法直刺地才(1.0～1.2寸),震颤催气,飞旋泻法。

白环俞穴:取清艾条1根,点燃后悬于穴位之上,艾火距皮肤2～3cm,灸10～20分钟,灸至皮肤温热红晕,而又不致灼伤皮肤为度。

下髎穴:程氏三才法直刺地才(1.0～1.2寸),震颤催气,飞旋泻法。

血海穴:程氏三才法直刺地才(1.0～1.2寸),震颤催气,飞旋泻法。

太冲穴:程氏三才法直刺天才(0.3～0.5寸),震颤催气,飞旋补法。

肾俞穴:艾灸疗法,同白环俞穴。

中极穴:程氏三才法直刺天才(0.5～0.8寸),震颤行气,飞旋泻法。

带脉穴:程氏三才法向内斜刺人才(0.5～0.6寸),震颤催气,飞旋泻法。

阴包穴:程氏三才法向内斜刺人才(0.5～0.6寸),震颤催气,飞旋泻法。

十四、月 经 不 调

1.血热证

【方】

曲池穴、血海穴、中极穴、水泉穴。

【速记方歌】

经行先期血热先,血海中极配水泉。

月经不调血气治,祛热凉血曲池选。

【施术提示】

本病穴位宜中度刺激针灸治疗。加火罐。

【术】

曲池穴:程氏三才法直刺天才(0.5～0.8寸),震颤催气,飞旋泻法。

血海穴:程氏三才法直刺人才(0.8～1.2寸),震颤催气,飞旋泻法。

中极穴:程氏三才法直刺人才(0.5～0.8寸),震颤催气,飞旋泻法。

水泉穴:程氏三才法直刺人才(0.3～0.5寸),震颤催气,飞旋泻法。

2.气虚证

【方】

气海穴、三阴交穴、中脘穴、足三里穴。

【速记方歌】

经行先期气虚先,先把阴交气海选。

足三里穴配中脘,补益脾胃方安然。

【施术提示】

本病穴位宜中度刺激针灸治疗。宜用艾灸。

【术】

气海穴:程氏三才法直刺人才(0.8～1.2寸),震颤催气,飞旋补法。

三阴交穴:程氏三才法直刺地才(1.2～1.5寸),震颤催气,飞旋补法。

中脘穴:程氏三才法直刺人才(0.8～1.2寸),震颤催气,飞旋补法。

足三里穴:程氏三才法直刺人才(1～1.5寸),震颤催气,飞旋补法。

3.血寒证

【方】

关元穴、气海穴、三阴交穴。

【速记方歌】

月经不调因血寒,灸补气海是当然。

再调脾胃三阴交,重灸一穴是关元。

【施术提示】

本病穴位宜中度刺激针灸治疗。宜用艾灸。

【术】

关元穴:取清艾条1根,点燃后悬于穴位之上,艾火距皮肤2～3cm,灸10～20分钟,灸至皮肤温热红晕,而又不致灼伤皮肤为度。

气海穴:程氏三才法直刺人才(0.8～1.2寸),震颤催气,飞旋补法。

三阴交穴:程氏三才法直刺地才(1.2～1.5寸),震颤催气,飞旋补法。

4.气滞证

【方】

天枢穴、气穴、地机穴、太冲穴。

【速记方歌】

经行先期因气滞,调理气穴理当知。

还有地机配太冲,下针重刺泻法施。

【施术提示】

本病穴位宜中度刺激针灸治疗。宜用艾灸。

【术】

天枢穴:程氏三才法直刺地才(1.2～1.5寸),震颤催气,飞旋泻法。

气穴:程氏三才法直刺地才(0.8～1寸),震颤催气,飞旋泻法。

地机穴:程氏三才法直刺地才(1.2～1.5寸),震颤催气,飞旋泻法。

太冲穴:程氏三才法直刺人才(0.3～0.5寸),震颤催气,飞旋泻法。

十五、月经紊乱(经行先后不定期)

1.肝郁证

【方】

气海穴、四满穴、间使穴、蠡沟穴。

胸胁乳房胀痛:膻中穴、期门穴。

抑郁不乐者:神门穴、太冲穴。

【速记方歌】

月经不调因肝郁,气海四满间使宜。

蠡沟膻中期门会,神门太冲当有济。

【施术提示】

本病穴位宜中度刺激针灸治疗。加拔火罐。

【术】

气海穴:程氏三才法平刺地才(1.2～1.5寸),震颤催气,平补平泻。

四满穴:程氏三才法直刺地才(0.8～1寸),震颤催气,平补平泻。

间使穴:程氏三才法直刺地才(0.5～0.8寸),震颤催气,平补平泻。

蠡沟穴:程氏三才法斜刺人才(0.3～0.5寸),震颤催气,平补平泻。

膻中穴:程氏三才法平刺人才(0.3～0.5寸),平补平泻。

期门穴:程氏三才法斜刺人才(0.3～0.5寸),平补平泻。

神门穴:程氏三才法平刺人才(0.3～0.5寸),震颤催气,平补平泻。

太冲穴:程氏三才法平刺人才(0.3～0.5寸),震颤催气,平补平泻。

2.肾虚证

【方】

关元穴、肾俞穴、交信穴。

腰膝酸软:腰眼穴、阴谷穴。

头晕耳鸣:百会穴、太溪穴。

【速记方歌】

月经不调因肾虚,关元肾俞配太溪。

腰酸腰眼阴谷取,百会交信能守义。

【施术提示】

本病穴位宜中度刺激针灸治疗。宜用艾灸。

【术】

关元穴:取清艾条1根,点燃后悬于穴位之上,艾火距皮肤2～3cm,灸10～20分钟,灸至皮肤温热红晕,而又不致灼伤皮肤为度。

肾俞穴:程氏三才法直刺地才(1.2～1.5寸),震颤催气,飞旋补法。

交信穴:程氏三才法直刺地才(1.2～1.5寸),震颤催气,飞旋补法。

腰眼穴:程氏三才法直刺地才(1.2～1.5寸),震颤催气,飞旋补法。

阴谷穴:程氏三才法直刺地才(1.2～1.5寸),震颤催气,飞旋补法。

百会穴:程氏三才法平刺天才(0.5～0.8寸),震颤催气,飞旋补法。

太溪穴:程氏三才法平刺地才(0.8～1寸),震颤催气,飞旋补法。

十六、痛 经

1.实证

【方】

中极穴、次髎穴、血海穴、地机穴、合谷穴、太冲穴。

小腹胀痛:四满穴、水道穴。

小腹冷痛:归来穴、大巨穴。

【速记方歌】

痛经实证选中极,次髎血海合地机。

四满合谷太冲穴,水道归来配大巨。

【施术提示】

本病穴位宜重度刺激针灸治疗。宜用艾灸。

【术】

中极穴：程氏三才法直刺人才(0.5～0.8寸)，震颤催气，飞旋泻法。

次髎穴：程氏三才法直刺地才(1.0～1.2寸)，震颤催气，飞旋泻法。

血海穴：程氏三才法直刺地才(1.0～1.2寸)，震颤催气，飞旋泻法。

地机穴：程氏三才法直刺地才(1.0～1.2寸)，震颤催气，飞旋泻法。

合谷穴：程氏三才法直刺人才(0.5～0.8寸)，震颤催气，飞旋泻法。

太冲穴：程氏三才法直刺天才(0.3～0.4寸)，震颤催气，飞旋泻法。

四满穴：程氏三才法直刺地才(0.8～1寸)，震颤催气，飞旋泻法。

水道穴：程氏三才法直刺地才(1.0～1.2寸)，震颤催气，飞旋泻法。

归来穴：程氏三才法直刺地才(1.0～1.2寸)，震颤催气，飞旋泻法。

大巨穴：程氏三才法直刺地才(1.0～1.2寸)，震颤催气，飞旋泻法。

2.虚证

【方】

关元穴、肾俞穴、脾俞穴、足三里穴、三阴交穴。

【速记方歌】

痛经虚证关元求，肾俞脾俞三里谋。

调补三阴三阴交，经前经后针配灸。

【施术提示】

本病穴位宜重度刺激针灸治疗。宜用艾灸。

【术】

关元穴：程氏三才法直刺地才(1.0～1.2寸)，飞旋补法。针后加灸，取清艾条1根，点燃后悬于穴位之上，艾火距皮肤2～3cm，灸10～20分钟，灸至皮肤温热红晕，而又不致灼伤皮肤为度。

肾俞穴：程氏三才法直刺地才(1.0～1.2寸)，飞旋泻法。

脾俞穴：程氏三才法斜刺人才(0.5～0.7寸)，飞旋补法。

足三里穴：程氏三才法直刺地才(1.0～1.2寸)，震颤催气，飞旋补法。

三阴交穴：程氏三才法直刺地才(1.0～1.2寸)，震颤催气，飞旋补法。

十七、闭 经

1.血滞证

【方】

中极穴、归来穴、血海穴、太冲穴、合谷穴、三阴交穴。

少腹痛拒按、有痞块:四满穴。

【速记方歌】

闭经血滞气不通,归来血海及太冲。

中极合谷三阴交,腹痛痞块四满行。

【施术提示】

本病穴位宜重度刺激针灸治疗。宜用艾灸。

【术】

中极穴:程氏三才法直刺人才(0.5～0.8寸),震颤催气,飞旋泻法。

归来穴:程氏三才法直刺地才(1.0～1.2寸),震颤催气,飞旋泻法。

血海穴:程氏三才法直刺地才(1.0～1.2寸),震颤催气,飞旋泻法。

太冲穴:程氏三才法直刺天才(0.3～0.4寸),震颤催气,飞旋泻法。

合谷穴:程氏三才法直刺人才(0.5～0.8寸),震颤催气,飞旋泻法。

三阴交穴:程氏三才法直刺地才(1.0～1.2寸),震颤催气,飞旋泻法。

四满穴:程氏三才法直刺地才(0.8～1寸),震颤催气,飞旋泻法。

2.血枯证

【方】

关元穴、肾俞穴、肝俞穴、脾俞穴、足三里穴、三阴交穴。

【速记方歌】

闭经血枯关元选,肾俞肝俞脾俞连。

足三里穴三阴交,补血补气经自然。

【施术提示】

本病穴位宜重度刺激针灸治疗。宜用艾灸。

【术】

关元穴:程氏三才法直刺地才(1.0～1.2寸),飞旋补法。针后加灸,取清艾条1根,点燃后悬于穴位之上,艾火距皮肤2～3cm,灸10～20分钟,灸至皮肤温热红晕,而又不致灼伤皮肤为度。

肾俞穴:程氏三才法直刺地才(1.0～1.2寸),飞旋补法。

肝俞穴:程氏三才法斜刺人才(0.5～0.7寸),飞旋泻法。

脾俞穴:程氏三才法斜刺人才(0.5～0.7寸),飞旋补法。

足三里穴:程氏三才法直刺地才(1.0～1.2寸),震颤催气,飞旋补法。

三阴交穴:程氏三才法直刺地才(1.0～1.2寸),震颤催气,飞旋补法。

十八、胎 位 不 正

【方】

至阴穴、气海穴、关元穴。

【速记方歌】

胎位不正不易缓,先灸至阴以为挽。

若是气虚灸气海,还有一穴是关元。

【施术提示】

本病穴位宜用艾灸。

【术】

至阴穴:艾灸法。孕妇取坐位,脚踏凳子上,取清艾条1根,点燃后悬于穴位之上,艾火距皮肤2～3cm,每穴灸10～20分钟,灸至皮肤温热红晕,不产生痛感而有明显的温热感,而又不致灼伤皮肤为度。每次灸双足,每天灸1～2次。连续5次为1个疗程。至胎位转正后为止。

气海穴:取清艾条1根,点燃后悬于穴位之上,艾火距皮肤2～3cm,灸10～20分钟,灸至皮肤温热红晕,而又不致灼伤皮肤为度。

关元穴:艾灸法,同气海穴。

十九、产 后 头 风

【方】

风池穴、百会穴、合谷穴、后溪穴、前顶穴、申脉穴、上星穴、印堂穴、内庭穴、丰隆穴、攒竹穴、足临泣穴、风府穴、强间穴、头维穴、悬颅穴、颔厌穴、列缺穴、昆仑穴、率谷穴。

【速记方歌】

头风头维及风池,百会合谷后溪施。

痛在颅顶加前顶,后顶申脉莫延迟。

前顶疼痛上星用,印堂内庭丰隆治。

眉棱骨痛加攒竹,足临泣穴也可刺。

后头疼痛针风府,昆仑强间穴痛止。

偏头疼痛率谷寻,悬颅颔厌列缺知。

【施术提示】

本病穴位宜用中度刺激针灸治疗,风池穴、百会穴宜加灸。

【术】

风池穴:程氏三才法向鼻尖方向直刺人才(0.5～0.8 寸),飞旋泻法。

百会穴:程氏三才法向后头方向平刺人才(0.5～0.8 寸),飞旋泻法。

合谷穴:程氏三才法平刺天才(0.3～0.5 寸),飞旋泻法。

后溪穴:程氏三才法直刺天才(0.3～0.5 寸),震颤催气,飞旋泻法。

前顶穴:程氏三才法斜刺天才(0.5～0.8 寸),平补平泻。

申脉穴:程氏三才法直刺天才(0.3～0.5 寸),震颤催气,飞旋泻法。

上星穴:程氏三才法斜刺天才(0.5～0.8 寸),平补平泻。

印堂穴:程氏三才法平刺天才(0.5～0.8 寸),平补平泻。

内庭穴:程氏三才法直刺天才(0.3～0.5 寸),飞旋泻法。

丰隆穴:程氏三才法直刺人才(0.5～0.7 寸),震颤催气,飞旋泻法。

攒竹穴:程氏三才法沿眉平刺人才(0.5～0.8 寸),震颤催气,平补平泻。

足临泣穴:程氏三才法直刺天才(0.3～0.5 寸),震颤催气,飞旋泻法。

风府穴:直刺(0.5～0.8 寸),不可深刺,以免刺伤延髓。

强间穴:程氏三才法平刺人才(0.5～0.8 寸),飞旋泻法。

头维穴:程氏三才法平刺天才(0.5～0.8 寸),震颤催气,飞旋泻法。

悬颅穴:程氏三才法平刺人才(0.5～0.8 寸),飞旋泻法。

颔厌穴:程氏三才法平刺人才(0.5～0.8 寸),飞旋泻法。

列缺穴:程氏三才法向上斜刺天才(0.3～0.4 寸),震颤催气,飞旋泻法。

昆仑穴:程氏三才法直刺天才(0.3～0.5 寸),震颤催气,飞旋泻法。

率谷穴:程氏三才法斜刺天才(0.5～0.8 寸),平补平泻。

二十、阴 挺

【方】

百会穴、气海穴、三阴交穴、脾俞穴、肾俞穴、阴陵泉穴、足三里穴、太冲穴、维道穴。

【速记方歌】

阴挺灸治多良效,百会气海三阴交。

脾俞肾俞阴陵泉,三里太冲连维道。

【施术提示】

本病穴位宜轻度刺激针灸治疗。并宜用艾灸。

【术】

百会穴:程氏三才法向后头方向平刺人才(0.5～0.8 寸),飞旋泻法。

气海穴:程氏三才法直刺人才(0.8～1.2 寸),震颤催气,飞旋补法。

三阴交穴:程氏三才法直刺天才(0.5～0.8 寸),震颤行气,飞旋补法。

脾俞穴:程氏三才法斜刺地才(0.6～0.7 寸),震颤催气,飞旋补法。

肾俞穴:取清艾条 1 根,点燃后悬于穴位之上,艾火距皮肤 2～3cm,灸 10～20 分钟,灸至皮肤温热红晕,而又不致灼伤皮肤为度。

阴陵泉穴:程氏三才法直刺地才(1.3～1.5 寸),震颤催气,飞旋补法。

足三里穴:程氏三才法直刺天才(0.8～1.2 寸),震颤行气,飞旋补法。

太冲穴:程氏三才法直刺地才(0.5～0.8 寸),震颤行气,飞旋泻法。

维道穴:程氏三才法斜刺天才(0.5～0.8 寸),震颤催气,飞旋泻法。

二十一、回 乳

【方】

足临泣穴、光明穴。

【速记方歌】

若产后不欲哺乳,可用针灸调以收。

光明配上足临泣,三到五次乳不流。

【施术提示】

本病穴位宜轻度刺激针灸治疗。足临泣穴、光明穴宜用艾灸各 10 分钟。

【术】

足临泣穴:程氏三才法直刺天才(0.3～0.4 寸),震颤催气,飞旋泻法。

光明穴:程氏三才法直刺地才(0.8～1 寸),震颤催气,飞旋补法。

二十二、更年期诸证

【方】

三阴交穴、血海穴、太冲穴、肾俞穴、百会穴、大陵穴、中脘穴、膻中穴、丰隆穴。

【速记方歌】

更年诸证多烦躁,肾俞百会三阴交。

血海太冲大陵妙,中脘膻中丰隆笑。

【施术提示】

本病穴位宜中度刺激针灸治疗。肾俞穴宜用艾灸。

【术】

三阴交穴:程氏三才法直刺天才(0.5～0.8 寸),震颤行气,飞旋补法。

血海穴:程氏三才法直刺天才(0.8～1.2 寸),震颤催气,飞旋泻法。

太冲穴:程氏三才法直刺地才(0.5～0.8 寸),震颤行气,飞旋泻法。

肾俞穴:取清艾条 1 根,点燃后悬于穴位之上,艾火距皮肤 2～3cm,灸 10～20 分钟,灸至皮肤温热红晕,而又不致灼伤皮肤为度。

百会穴:程氏三才法向后头方向平刺人才(0.5～0.8 寸),飞旋泻法。

大陵穴:程氏三才法直刺人才(0.3～0.5 寸),震颤行气,平补平泻。

中脘穴:程氏三才法直刺人才(1～1.5 寸),震颤催气,飞旋泻法。

膻中穴:程氏三才法横刺人才 0.3 寸,飞旋泻法。

丰隆穴:程氏三才法直刺人才(0.5～0.7 寸),震颤催气,飞旋泻法。

第六章　儿　　科

一、积　食

【方】

中脘穴、天枢穴、大肠俞穴、脾俞穴、胃俞穴、太白穴、建里穴、足三里穴。

【速记方歌】

小儿积食中脘良,天枢大肠脾俞上。

胃俞太白和建里,针罢三里病已康。

【施术提示】

本病穴位宜轻度刺激针灸治疗。并宜用艾灸。

【术】

中脘穴:程氏三才法直刺人才(0.5～0.8寸),震颤催气,飞旋泻法。

天枢穴:程氏三才法直刺天才(0.5～0.8寸),震颤行气,飞旋泻法。

大肠俞穴:程氏三才法直刺人才(0.8～1.2寸),震颤行气,飞旋泻法。

脾俞穴:程氏三才法斜刺人才(0.5～0.7寸),震颤行气,飞旋补法。

胃俞穴:程氏三才法斜刺人才(0.5～0.7寸),震颤行气,飞旋泻法。

太白穴:程氏三才法直刺人才(0.3～0.5寸),震颤催气,飞旋补法。

建里穴:程氏三才法直刺人才(0.5～0.8寸),震颤催气,飞旋泻法。

足三里穴:程氏三才法直刺地才(1.5～2寸),震颤行气,飞旋补法加灸法。

二、小儿麻疹抽风

【方】

人中穴、风池穴、风府穴、大椎穴。外感温热:陶道穴、身柱穴、至阳穴、肾俞穴、命门穴、筋缩穴、璇玑穴、膻中。痰热内盛:十二井穴、委中穴、外关穴、风门穴、督俞穴、膈俞穴、肝俞穴、上脘穴、中脘穴、下脘穴、气海穴。流涎:曲池穴、合谷穴、承山穴、足三里穴、昆仑穴、行间穴。每次五六穴,辨证加减。

【速记方歌】

急抽风症来势猛,针刺治疗人中选。

风池风府大椎添,陶道身柱至阳连。

肾俞命门配筋缩,璇玑膻中与外关。

风门督膈连肝俞,上脘中脘与下脘。

气海曲池合谷连,十二井穴在指尖。

委中承山足三里,足下昆仑配行间。

【施术提示】

本病穴位宜重度刺激针灸治疗。

【术】

人中穴:程氏三才法斜刺天才(0.3～0.5 寸),震颤催气,飞旋泻法。

风池穴:程氏三才法斜刺天才(0.3～0.5 寸),震颤行气,平补平泻。

风府穴:直刺(0.5～0.8 寸),不可深刺,以免刺伤延髓。

大椎穴:程氏三才法直刺天才(0.3～0.5 寸),震颤催气,飞旋泻法。

陶道穴:程氏三才法直刺天才(0.3～0.5 寸),震颤催气,飞旋泻法。

身柱穴:程氏三才法斜刺天才(0.3～0.5 寸),震颤催气,飞旋补法。

至阳穴:程氏三才法直刺天才(0.3～0.5 寸),震颤催气,飞旋泻法。

肾俞穴:程氏三才法直刺人才(0.5～0.7 寸),飞旋补法。

命门穴:程氏三才法直刺地才(0.8～1 寸),震颤催气,飞旋补法。

筋缩穴:程氏三才法斜刺天才(0.3～0.5 寸),震颤催气,飞旋补法。

璇玑穴:程氏三才法斜刺天才(0.3～0.5 寸),震颤催气,飞旋补法。

膻中穴:程氏三才法横刺人才 0.3 寸,平补平泻。

十二井穴:直刺 0.1 寸,飞旋泻法,点刺出血。

委中穴:程氏三才法直刺地才(0.8～1 寸),震颤催气,飞旋泻法。

外关穴:程氏三才法直刺天才(0.3～0.5 寸),震颤催气,飞旋泻法。

风门穴:斜刺(0.5～0.8 寸),震颤催气,飞旋泻法。针后艾灸 10 分钟。

督俞穴:程氏三才法斜刺天才(0.3～0.5 寸),震颤催气,飞旋补法。

膈俞穴:程氏三才法直刺天才(0.3～0.5 寸),震颤催气,飞旋泻法。

肝俞穴:程氏三才法斜刺人才(0.5～0.7 寸),飞旋泻法。

上脘穴:程氏三才法直刺天才(0.8～1.2 寸),震颤催气,平补平泻。

中脘穴:取清艾条 1 根,点燃后悬于穴位之上,艾火距皮肤 2～3cm,灸 10～20 分钟,灸至皮肤温热红晕,而又不致灼伤皮肤为度。

下脘穴:程氏三才法直刺天才(0.5～0.8寸),震颤催气,飞旋泻法。

气海穴:程氏三才法平刺地才(1.2～1.5寸),震颤催气,平补平泻。

曲池穴:程氏三才法向内斜刺地才(1.3～1.5寸),震颤催气,飞旋泻法。

合谷穴:程氏三才法直刺人才(0.5～0.8寸),震颤催气,飞旋泻法。

承山穴:程氏三才法向内斜刺地才(1～1.2寸),震颤催气,飞旋补法。

足三里穴:程氏三才法直刺地才(1.3～1.5寸),震颤催气,飞旋补法。

昆仑穴:程氏三才法向内斜刺人才(0.5～0.6寸),震颤催气,飞旋泻法。

行间穴:程氏三才法直刺人才(0.3～0.5寸),震颤催气,飞旋泻法。

三、小儿中暑昏迷

【方】

百会穴、脾俞穴、胃俞穴、大椎穴、肝俞穴、身柱穴、足三里穴、天枢穴、气海穴、关元穴。

【速记方歌】

小儿昏迷灸百会,脾俞胃俞与大椎。

肝俞身柱足三里,天枢气海关元随。

【施术提示】

本病穴位宜轻度刺激针灸治疗。并宜用艾灸。

【术】

百会穴:逆经平刺(0.3～0.5寸)。

脾俞穴:程氏三才法斜刺人才(0.5～0.7寸),震颤行气,飞旋补法。用快针。

胃俞穴:程氏三才法斜刺人才(0.5～0.7寸),飞旋泻法。

大椎穴:向上斜刺(0.5～1寸),平补平泻,可针后加灸。

肝俞穴:程氏三才法斜刺天才(0.5～0.7寸),震颤行气,飞旋泻法。

身柱穴:施艾灸法,艾灸3～5壮。

足三里穴:程氏三才法直刺地才(1.5～2寸),震颤行气,飞旋补法加灸法。

天枢穴:程氏三才法直刺地才(1.2～1.5寸),震颤催气,平补平泻。加灸法。

气海穴:程氏三才法平刺地才(1.2～1.5寸),震颤催气,飞旋补法。

关元穴:取生姜1块,切成0.2～0.5cm厚的姜片,可根据穴区部位和选用的艾炷大小而定,中间用针穿刺数孔。施灸时,将其放在穴区,置大或中等艾炷于其上,点燃,待局部有灼痛感时,略提起姜片,或更换艾炷再灸。灸5～10壮,以局部潮红为度。

四、小 儿 惊 风

1.急惊风

【方】

印堂穴、人中穴、太冲穴。外感温热:大椎穴、曲池穴、十二井穴。痰热惊风:瘈脉穴、中脘穴、合谷穴、丰隆穴。惊恐惊风:四神聪穴、劳宫穴、涌泉穴。

【速记方歌】

小儿急风人中选,印堂太冲曲池边。

外感温热十二井,大椎瘈脉配中脘。

四神聪穴配涌泉,劳宫丰隆能化痰。

【施术提示】

本病穴位宜轻度刺激针灸治疗。中脘穴宜用艾灸。

【术】

印堂穴:程氏三才法横刺天才(0.3～0.4寸),震颤催气,飞旋泻法。

人中穴:程氏三才法向上斜刺天才(0.3～0.5寸),震颤催气,飞旋泻法。

太冲穴:程氏三才法直刺天才(0.3～0.4寸),震颤催气,飞旋泻法。

大椎穴:程氏三才法直刺人才(0.5～0.8寸),震颤催气,飞旋泻法。

曲池穴:程氏三才法直刺地才(1.3～1.5寸),震颤催气,飞旋泻法。

十二井穴:直刺0.1寸,飞旋泻法,点刺出血。

瘈脉穴:程氏三才法横刺天才(0.3～0.5寸),震颤催气,飞旋泻法。

中脘穴:程氏三才法直刺人才(0.5～0.8寸),震颤催气,飞旋泻法。

合谷穴:程氏三才法直刺人才(0.5～0.8寸),震颤催气,飞旋泻法。

丰隆穴:程氏三才法直刺人才(0.5～0.7寸),震颤催气,飞旋泻法。

四神聪穴:程氏三才法横刺人才(0.5～0.7寸),震颤催气,飞旋泻法。

劳宫穴:程氏三才法直刺天才(0.3～0.4寸),震颤催气,飞旋泻法。

涌泉穴:程氏三才法直刺天才(0.3～0.4寸),震颤催气,飞旋泻法。

2.慢惊风

【方】

百会穴、关元穴、三阴交穴、足三里穴。脾肾阳虚:脾俞穴、肾俞穴、中脘穴。阴血亏虚:太冲穴、然谷穴。

【速记方歌】

小儿慢风选百会,关元阴交三里随。

脾肾俞及中脘穴,太冲然谷能去危。

【施术提示】

本病穴位宜轻度刺激针灸治疗。关元穴、三阴交穴宜用艾灸。

【术】

百会穴:程氏三才法平刺天才(0.3~0.4寸),震颤催气,飞旋补法。

关元穴:程氏三才法直刺地才(1~1.2寸),震颤催气,飞旋补法。

三阴交穴:程氏三才法直刺地才(1~1.2寸),震颤催气,飞旋补法。

足三里穴:程氏三才法直刺地才(1~1.2寸),震颤催气,飞旋补法。

脾俞穴:程氏三才法向上斜刺地才(0.6~0.7寸),震颤催气,飞旋补法。

肾俞穴:程氏三才法向上斜刺地才(0.8~1寸),震颤催气,飞旋补法。

中脘穴:程氏三才法直刺地才(1~1.2寸),震颤催气,飞旋补法。

太冲穴:程氏三才法直刺天才(0.3~0.4寸),震颤催气,飞旋补法。

然谷穴:程氏三才法直刺天才(0.3~0.5寸),震颤催气,飞旋补法。

五、小 儿 疳 积

【方】

四缝穴、下脘穴、脾俞穴、胃俞穴、足三里穴、太白穴、百虫窠穴。

【速记方歌】

小儿疳积四缝取,脾俞胃俞足三里。

下脘太白百虫窠,身体康健效特奇。

【施术提示】

本病穴位宜轻度刺激针灸治疗。宜用艾灸。

【术】

四缝穴:采用挑刺法,洗净患儿手掌,术者先用2%碘酊涂擦,稍干后再用75%酒精将患儿掌面第2、3、4、5指腹侧第一、二指间关节横纹处由中心向外周擦拭消毒。用消毒三棱针挑刺上述横纹中心,对准挑点,快速地向中心方向斜刺一分深度,稍提摇,术者以左手在第一指节腹面向针尖方向按准,随即出针,针口可见少许黏黄液体(也有清稀液体渗出,量多),用指挤压,使液尽出,见血为度,再用消毒干棉球拭去。患儿两手八指均一一挑刺,血出则用干棉球压之,嘱患儿(或家长帮助)

捏紧双拳,以压迫止血,隔日或隔 2～3 日针挑 1 次,一般挑刺 3～5 次,直至无黏液,仅见血为止。

下脘穴:程氏三才法直刺人才(0.5～0.7 寸),震颤催气,飞旋泻法,不留针。

胃俞穴:程氏三才法向内斜刺人才(0.5～0.6 寸),震颤催气,飞旋泻法,不留针。

脾俞穴:程氏三才法向内斜刺人才(0.5～0.6 寸),震颤催气,飞旋泻法,不留针。

足三里穴:程氏三才法直刺人才(0.5～0.7 寸),震颤催气,飞旋泻法,不留针。

太白穴:程氏三才法直刺天才(0.3～0.4 寸),震颤催气,飞旋补法,不留针。

百虫窠穴:程氏三才法向内斜刺人才(0.5～0.6 寸),震颤催气,飞旋泻法,不留针。

六、小 儿 瘫 痪

【方】

上肢取穴:肩髃穴、曲池穴、外关穴、合谷穴、大椎穴、天柱穴。

下肢取穴:髀关穴、足三里穴、解溪穴、环跳穴、阳陵泉穴、悬钟穴、三阴交穴、昆仑穴、腰部夹脊穴。

腹部取穴:梁门穴、天枢穴、带脉穴、关元穴。

膝关节屈曲:阴市穴。

膝关节反曲:承扶穴、委中穴、承山穴。

足内翻:风市穴、申脉穴、丘墟穴。

足外翻:照海穴、太溪穴。

手臂内外旋困难:阳池穴、阳溪穴、后溪穴、手三里穴、少海穴。

腕下垂:外关穴。

【速记方歌】

小儿瘫痪医治难,肩髃曲池配外关。

合谷大椎天柱连,环跳髀关阳陵泉。

三里解溪三阴交,悬钟昆仑会关元。

梁门天枢带脉选,承扶委中配承山。

阴市风市申脉连,配合丘墟治内翻。

照海太溪治外翻,手臂内外旋困难。

阳池阳溪治手腕,后溪少海手三里。

手腕下垂寻外关,仔细选穴能攻坚。

【施术提示】

本病穴位宜轻度刺激针灸治疗。宜用艾灸。

【术】

肩髃穴:程氏三才法向内斜刺地才(1.2～1.5 寸),震颤催气,飞旋泻法。

曲池穴:程氏三才法向内斜刺地才(1.3～1.5 寸),震颤催气,飞旋泻法。

外关穴:程氏三才法向内斜刺人才(0.5～0.8 寸),震颤催气,飞旋泻法。

合谷穴:程氏三才法向内斜刺人才(0.5～0.8 寸),震颤催气,飞旋泻法。

大椎穴:程氏三才法向内斜刺人才(0.5～0.8 寸),震颤催气,飞旋泻法。

天柱穴:程氏三才法向内斜刺地才(0.5～0.8 寸),震颤催气,飞旋泻法。

髀关穴:程氏三才法向内斜刺地才(1.3～1.5 寸),震颤催气,飞旋泻法。

足三里穴:程氏三才法向内斜刺人才(0.5～0.7 寸),震颤催气,飞旋泻法。

解溪穴:程氏三才法向内斜刺人才(0.5～0.6 寸),震颤催气,飞旋泻法。

环跳穴:程氏三才法向内斜刺地才(2～2.5 寸),震颤催气,飞旋泻法。

阳陵泉穴:程氏三才法向内斜刺人才(0.8～1 寸),震颤催气,飞旋泻法。

悬钟穴:程氏三才法向内斜刺天才(0.3～0.4 寸),震颤催气,飞旋泻法。

三阴交穴:程氏三才法向内斜刺天才(0.5～0.8 寸),震颤催气,飞旋泻法。

昆仑穴:程氏三才法向内斜刺人才(0.5～0.6 寸),震颤催气,飞旋泻法。

腰部夹脊穴:程氏三才法向内斜刺地才(1.3～1.5 寸),震颤催气,飞旋泻法。

梁门穴:程氏三才法向内斜刺人才(0.8～1 寸),震颤催气,飞旋泻法。

天枢穴:程氏三才法向内斜刺地才(1～1.2 寸),震颤催气,飞旋泻法。

带脉穴:程氏三才法向内斜刺人才(0.5～0.6 寸),震颤催气,飞旋泻法。

关元穴:程氏三才法向内斜刺地才(1～1.2 寸),震颤催气,飞旋补法。

阴市穴:程氏三才法向内斜刺人才(0.8～1 寸),震颤催气,飞旋泻法。

承扶穴:程氏三才法向内斜刺地才(1.3～1.5 寸),震颤催气,飞旋泻法。

委中穴:程氏三才法向内斜刺人才(0.8～1 寸),震颤催气,飞旋泻法。

承山穴:程氏三才法向内斜刺地才(1～1.2 寸),震颤催气,飞旋补法。

风市穴:程氏三才法向内斜刺地才(1～1.2 寸),震颤催气,飞旋泻法。

申脉穴:程氏三才法向内斜刺天才(0.3～0.4 寸),震颤催气,飞旋泻法。

丘墟穴:程氏三才法向内斜刺人才(0.5～0.6 寸),震颤催气,飞旋泻法。

照海穴:程氏三才法向内斜刺天才(0.3～0.4 寸),震颤催气,飞旋泻法。

太溪穴：程氏三才法向内斜刺天才(0.3～0.4寸)，震颤催气，飞旋泻法。

阳池穴：程氏三才法向内斜刺天才(0.3～0.4寸)，震颤催气，飞旋泻法。

阳溪穴：程氏三才法向内斜刺天才(0.3～0.4寸)，震颤催气，飞旋泻法。

后溪穴：程氏三才法向内斜刺人才(0.5～0.6寸)，震颤催气，飞旋泻法。

手三里穴：程氏三才法直刺天才(0.8～1寸)，震颤催气，飞旋泻法。

少海穴：程氏三才法向内斜刺人才(0.5～0.6寸)，震颤催气，飞旋泻法。

七、小 儿 疫 痢

【方】

身柱穴、天枢穴、足三里穴、大椎穴。

【速记方歌】

小儿疫痢针灸医，身柱天枢足三里。

大椎针灸增抗力，日灸三次疗效奇。

【施术提示】

本病穴位宜轻度刺激针灸治疗，针后宜用艾灸。

【术】

身柱穴：施艾灸法，艾灸3～5壮。

天枢穴：程氏三才法直刺地才(0.3～0.5寸)，震颤催气，平补平泻。加灸法。

足三里穴：程氏三才法直刺地才(0.3～0.5寸)，震颤行气，飞旋补法。加灸法。

大椎穴：向上斜刺(0.5～1寸)，平补平泻，可针后加灸。

八、小儿百日咳

【方】

大椎穴、天突穴、肺俞穴、尺泽穴、风池穴、身柱穴、风门穴、丰隆穴、太渊穴。

【速记方歌】

大椎能疗百日咳，天突肺俞与尺泽。

风池身柱风门穴，丰隆太渊效奇特。

【施术提示】

本病穴位宜中度刺激针灸治疗。

【术】

大椎穴:向上斜刺(0.5～1 寸),平补平泻,可针后加灸。

天突穴:先直刺(0.2 寸),再将针尖向下紧贴胸骨柄后再刺(0.5～0.8 寸)。

肺俞穴:程氏三才法斜刺人才(0.5～0.7 寸),飞旋补法。

尺泽穴:程氏三才法直刺人才(0.8～1.2 寸),震颤催气,飞旋泻法。

风池穴:程氏三才法斜刺天才(0.3～0.5 寸),震颤行气,平补平泻。

身柱穴:施艾灸法,灸 3～5 壮。

风门穴:斜刺(0.5～0.7 寸),震颤催气,飞旋泻法。施艾灸法,灸 3～5 壮。

丰隆穴:程氏三才法直刺地才(1.5～2 寸),震颤催气,飞旋泻法。

太渊穴:程氏三才法斜刺天才,避开桡动脉,直刺(0.2～0.3 寸),飞旋补法。

九、小 儿 脐 风

【方】

然谷穴、承浆穴、合谷穴、颊车穴、地仓穴。

【速记方歌】

小儿脐风势紧张,面青口撮兼腹胀。

腹上青筋须灸治,急取然谷与承浆。

口噤不开刺合谷,针灸颊车与地仓。

针灸施术须谨慎,赶早救治保安康。

【施术提示】

本病穴位然谷穴与承浆穴针后加灸。

【术】

然谷穴:程氏三才法直刺天才(0.3～0.5 寸),震颤催气,飞旋泻法。

承浆穴:程氏三才法直刺天才(0.3～0.5 寸),震颤催气,飞旋泻法。

合谷穴:程氏三才法直刺人才(0.5～0.8 寸),震颤催气,飞旋泻法。

颊车穴:程氏三才法直刺人才(0.4～0.5 寸),震颤催气,平补平泻。

地仓穴:针尖朝向颊车穴(1.5～2 寸),行透刺法。

十、小 儿 夜 啼

【方】

脾俞穴、风池穴、百会穴、身柱穴、手三里穴、足三里穴、命门穴、中脘穴、天枢穴。

【速记方歌】

小儿夜啼灸脾俞,风池百会连身柱。

手足三里命门穴,还有中脘与天枢。

【施术提示】

本病穴位宜用轻度刺激针灸治疗。足三里穴、中脘穴针后宜用艾灸。

【术】

脾俞穴:程氏三才法向上斜刺地才(0.6～0.7 寸),震颤催气,飞旋补法。

风池穴:程氏三才法斜刺天才(0.3～0.5 寸),震颤行气,平补平泻。

百会穴:程氏三才法平刺天才(0.5～0.8 寸),震颤催气,飞旋补法。

身柱穴:程氏三才法斜刺天才(0.3～0.5 寸),震颤催气,飞旋补法。

手三里穴:程氏三才法直刺天才(0.8～1 寸),震颤催气,飞旋泻法。

足三里穴:程氏三才法直刺人才(1～1.5 寸),飞旋补法。

命门穴:程氏三才法直刺地才(0.8～1 寸),震颤催气,飞旋补法。取清艾条 1 根,点燃后悬于穴位上,艾火距皮肤 2～3cm,灸 10～20 分钟,灸至皮肤温热红晕,而又不致灼伤皮肤为度。

中脘穴:程氏三才法直刺地才(1～1.2 寸),震颤催气,飞旋补法。

天枢穴:程氏三才法向内斜刺地才(0.7～1 寸),震颤催气,飞旋泻法。

十一、客 忤（惊 吓）

【方】

百会穴、风池穴、身柱穴、手三里穴、足三里穴、人中穴、太冲穴、合谷穴。

【速记方歌】

小儿客忤刺百会,风池身柱穴相配。

手足三里人中穴,太冲合谷来相对。

【施术提示】

本病穴位重度刺激针灸治疗。

【术】

百会穴:程氏三才法向后头方向平刺人才(0.5～0.8 寸),飞旋泻法。

风池穴:程氏三才法斜刺天才(0.3～0.5 寸),震颤行气,平补平泻。

身柱穴:程氏三才法斜刺天才(0.3～0.5 寸),震颤催气,飞旋补法。

手三里穴:程氏三才法直刺天才(0.8～1 寸),震颤催气,飞旋泻法。

足三里穴:程氏三才法直刺人才(1～1.5 寸),飞旋补法。

人中穴：程氏三才法斜刺天才(0.3～0.5寸)，震颤催气，飞旋泻法。

太冲穴：程氏三才法直刺人才(0.3～0.5寸)，震颤催气，飞旋泻法。

合谷穴：程氏三才法直刺地才(0.8～1.2寸)，震颤行气，飞旋泻法。

十二、小儿多动症

【方】

百会穴、四神聪穴、印堂穴、肝俞穴、心俞穴、肾俞穴、三阴交穴、太溪穴、太冲穴。

【速记方歌】

小儿多动针刺良，百会神聪配印堂。

肝俞心俞肾俞穴，阴交太溪太冲康。

【施术提示】

本病穴位宜中度刺激针灸治疗。

【术】

百会穴：程氏三才法平刺天才(0.3～0.4寸)，震颤催气，飞旋补法。

四神聪穴：程氏三才法斜刺人才(0.3～0.5寸)，震颤行气，飞旋泻法。

印堂穴：程氏三才法直刺天才(0.3～0.4寸)，震颤催气，飞旋泻法。

肝俞穴：程氏三才法斜刺天才(0.5～0.7寸)，震颤行气，飞旋泻法。

心俞穴：取清艾条1根，点燃后悬于穴位之上，艾火距皮肤2～3cm，灸10～20分钟，灸至皮肤温热红晕，而又不致灼伤皮肤为度。

肾俞穴：程氏三才法直刺人才(0.8～1.2寸)，飞旋补法。

三阴交穴：程氏三才法直刺人才(0.8～1.2寸)，震颤行气，飞旋补法。

太溪穴：程氏三才法直刺人才(0.4～0.5寸)，震颤催气，飞旋补法。

太冲穴：程氏三才法斜刺人才(0.3～0.5寸)，震颤催气，飞旋泻法。

十三、五　迟

【方】

百会穴、关元穴、肾俞穴、肝俞穴、四神聪穴、大椎穴、风池穴、天泉穴、内关穴、合谷穴、足三里穴、太冲穴、悬钟穴、阳陵泉穴、三阴交穴、廉泉穴。

【速记方歌】

五迟西医称脑瘫，先取百会和关元。

肾俞肝俞四神聪,大椎风池配天泉。

内关合谷足三里,太冲悬钟阳陵泉。

三阴交穴会廉泉,补肝益肾体康健。

【施术提示】

本病穴位宜中度刺激针灸治疗。廉泉穴快针不留针。

【术】

百会穴:取生姜1块,切成0.2～0.5cm厚的姜片,可根据穴区部位和选用的艾炷大小而定,中间用针穿刺数孔。施灸时,将其放在穴区,置大或中等艾炷于其上,点燃,待局部有灼痛感时,略提起姜片,或更换艾炷再灸。灸5～10壮,以局部潮红为度。

关元穴:取清艾条1根,点燃后悬于穴位之上,艾火距皮肤2～3cm,灸10～20分钟,灸至皮肤温热红晕,而又不致灼伤皮肤为度。

肾俞穴:程氏三才法直刺人才(0.8～1.2寸),飞旋补法。

肝俞穴:程氏三才法斜刺天才(0.5～0.7寸),震颤行气,飞旋泻法。

四神聪穴:程氏三才法斜刺人才(0.3～0.5寸),震颤行气,飞旋泻法。

大椎穴:程氏三才法直刺人才(1～1.2寸),震颤催气,平补平泻。

风池穴:向鼻尖方向(0.5～0.8寸),震颤催气,飞旋泻法。

天泉穴:程氏三才法斜刺天才(0.5～0.8寸),震颤行气,飞旋泻法。

内关穴:程氏三才法直刺人才(0.5～0.8寸),飞旋补法。

合谷穴:程氏三才法直刺人才(0.8～1.2寸),震颤行气,平补平泻。

足三里穴:程氏三才法直刺人才(1.0～1.5寸),震颤行气,飞旋补法。

太冲穴:程氏三才法斜刺人才(0.3～0.5寸),震颤催气,飞旋泻法。

悬钟穴:程氏三才法直刺人才(0.5～0.8寸),震颤催气,飞旋泻法。

阳陵泉穴:程氏三才法直刺人才(0.8～1.2寸),震颤催气,平补平泻。

三阴交穴:程氏三才法直刺人才(0.8～1.2寸),震颤行气,飞旋补法。

廉泉穴:程氏三才法直刺人才(0.8～1寸),震颤行气,平补平泻。

十四、小 儿 遗 尿

【方】

肾俞穴、膀胱俞穴、中极穴、三阴交穴、大敦穴,有梦遗尿加神门穴,食欲不振加脾俞穴、足三里穴。

【速记方歌】

肾俞中极治遗尿,大敦膀胱三阴交。

有梦遗尿神门穴,食少脾俞三里疗。

【施术提示】

本病穴位宜中度刺激针灸治疗。脾俞穴、肾俞穴宜用艾灸。

【术】

肾俞穴:取清艾条1根,点燃后悬于穴位之上,艾火距皮肤2～3cm,灸10～20分钟,灸至皮肤温热红晕,而又不致灼伤皮肤为度。

膀胱俞穴:程氏三才法直刺天才(0.5～0.8寸),震颤行气,飞旋泻法。

中极穴:程氏三才法直刺天才(0.5～0.8寸),震颤行气,飞旋泻法。

三阴交穴:程氏三才法直刺人才(0.8～1.2寸),飞旋补法。

大敦穴:程氏三才法直刺人才(0.1～0.2寸),飞旋补法。

神门穴:程氏三才法直刺人才(0.3～0.5寸),飞旋补法。

脾俞穴:艾灸疗法,同肾俞穴。

足三里穴:程氏三才法直刺人才(1～1.5寸),飞旋补法。

十五、小 儿 腹 泻

【方】

天枢穴、上巨虚穴、四缝穴、建里穴、气海穴、曲池穴、合谷穴、阴陵泉穴。

【速记方歌】

小儿腹泻建里调,天枢巨虚四缝找。

曲池合谷阴陵泉,气海补气不能少。

【施术提示】

本病穴位宜中度刺激针灸治疗。天枢穴宜用艾灸。

【术】

天枢穴:程氏三才法直刺地才(1.2～1.5寸),震颤催气,平补平泻。

上巨虚穴:程氏三才法直刺地才(1.2～1.5寸),震颤行气,飞旋泻法。

四缝穴:采用挑刺法,隔日或隔2～3日针挑1次,一般挑刺3～5次,直至无黏液,仅见血为止。

建里穴:程氏三才法直刺天才(0.5～0.8寸),震颤行气,飞旋泻法。

气海穴:程氏三才法直刺人才(1～1.2寸),震颤催气,飞旋补法。

曲池穴:程氏三才法直刺天才(0.5～0.8寸),震颤催气,飞旋泻法。

合谷穴:程氏三才法直刺人才(0.8～1.2寸),震颤行气,平补平泻。

阴陵泉穴:程氏三才法直刺地才(1.2～1.5寸),震颤行气,飞旋泻法。

第七章 五 官 科

一、雀 目

【方】

攒竹穴、睛明穴、手三里穴、足三里穴、合谷穴、风池穴、肝俞穴、胆俞穴、肾俞穴、阳纲穴、光明穴。

【速记方歌】

雀目攒竹和睛明,肝俞胆俞阳纲同。

手足三里肾俞穴,风池合谷会光明。

【施术提示】

本病穴位宜轻度刺激针灸治疗。风池穴、肝俞穴、胆俞穴、肾俞穴、阳纲穴宜用艾灸。

【术】

攒竹穴:程氏三才法沿眉平刺人才(0.5～0.8 寸),震颤催气,平补平泻。

睛明穴:嘱患者闭目,医生用左手轻推眼球,向外侧固定,右手紧靠眼眶缘缓慢进针直刺人才(0.5～0.7 寸),不捻转,不提插。出针后按压针孔片刻,以防出血。

手三里穴:程氏三才法直刺天才(0.8～1 寸),震颤催气,飞旋泻法。

足三里穴:程氏三才法直刺人才(1～1.5 寸),飞旋补法。

合谷穴:程氏三才法直刺地才(0.8～1.2 寸),震颤行气,飞旋泻法。

风池穴:程氏三才法斜刺天才(0.3～0.5 寸),震颤行气,平补平泻。

肝俞穴:程氏三才法斜刺人才(0.5～0.7 寸),飞旋泻法。

胆俞穴:程氏三才法斜刺人才(0.5～0.7 寸),震颤行气,平补平泻。

肾俞穴:程氏三才法向上斜刺地才(0.8～1 寸),震颤催气,飞旋补法。

阳纲穴:程氏三才法斜刺人才(0.5～0.7 寸),震颤行气,飞旋补法。

光明穴:程氏三才法直刺人才(0.3～0.5 寸),震颤催气,飞旋泻法。

二、目赤肿痛

1.风热证

【方】

睛明穴、太阳穴、风池穴、行间穴、合谷穴、外关穴。

【速记方歌】

目赤肿痛风热攻,太阳风池行间行。

睛明合谷能止痛,外关退热功效宏。

【施术提示】

本病穴位宜重度刺激针灸治疗。太阳穴刺出血。

【术】

睛明穴:嘱患者闭目,医生用左手轻推眼球,向外侧固定,右手紧靠眼眶缘直刺缓慢进针(0.5~0.7寸),不捻转,不提插。出针后按压针孔片刻,以防出血。

太阳穴:三棱针点刺出血。

风池穴:程氏三才法向鼻尖方向直刺人才(0.3~0.5寸),震颤催气,飞旋泻法。

行间穴:程氏三才法直刺人才(0.5~0.6寸),震颤催气,飞旋泻法。

合谷穴:程氏三才法直刺人才(0.5~0.8寸),震颤催气,飞旋泻法。

外关穴:程氏三才法直刺人才(0.5~0.8寸),震颤催气,飞旋泻法。

2.肝胆火旺证

【方】

睛明穴、太阳穴、行间穴、风池穴、合谷穴、太冲穴。

【速记方歌】

肝胆火旺目赤痛,风池合谷配睛明。

针刺刺激重手法,太阳行间和太冲。

【施术提示】

本病穴位宜重度刺激针灸治疗。太阳穴刺出血。

【术】

睛明穴:嘱患者闭目,医生用左手轻推眼球,向外侧固定,右手紧靠眼眶缘直刺缓慢进针(0.5~0.7寸),不捻转,不提插。出针后按压针孔片刻,以防出血。

太阳穴:程氏三才法直刺人才(0.3~0.4寸),震颤催气,飞旋泻法。

行间穴:程氏三才法直刺人才(0.3～0.4寸),震颤催气,飞旋泻法。

风池穴:程氏三才法向鼻尖方向直刺人才(0.3～0.5寸),震颤催气,飞旋泻法。

合谷穴:程氏三才法直刺人才(0.3～0.4寸),震颤催气,飞旋泻法。

太冲穴:程氏三才法直刺人才(0.3～0.4寸),震颤催气,飞旋泻法。

三、脓漏眼

【方】

睛明穴、阳白穴、四白穴、攒竹穴、风池穴、肩井穴、角孙穴。

【速记方歌】

脓漏眼症睛明针,阳白四白上下寻。

攒竹风池和肩井,还有一穴名角孙。

【施术提示】

本病穴位宜轻度刺激针灸治疗。角孙穴宜用艾灸。

【术】

睛明穴:嘱患者闭目,医生用左手轻推眼球,向外侧固定,右手紧靠眼眶缘缓慢进针直刺人才(0.5～0.7寸),不捻转,不提插。出针后按压针孔片刻,以防出血。

阳白穴:程氏三才法向下平刺人才(0.3～0.5寸),平补平泻。

四白穴:程氏三才法平刺人才(0.3～0.5寸),飞旋泻法。

攒竹穴:程氏三才法沿眉平刺人才(0.5～0.8寸),震颤催气,平补平泻。

风池穴:程氏三才法向鼻尖方向斜刺天才(0.3～0.5寸),震颤行气,平补平泻。

肩井穴:程氏三才法斜刺天才(0.3～0.5寸),震颤催气,飞旋泻法。

角孙穴:程氏三才法横刺天才(0.3～0.5寸),震颤催气,飞旋泻法。

四、烂眼弦(眼睑炎)

【方】

攒竹穴、睛明穴、四白穴、瞳子髎穴、大骨空穴、小骨空穴。

【速记方歌】

攒竹能治烂眼弦,再把睛明四白选。

点刺放血瞳子髎,大小骨空焉能安。

【施术提示】

本病穴位宜中度刺激针灸治疗。

【术】

攒竹穴:程氏三才法沿眉平刺人才(0.5~0.8寸),震颤催气,平补平泻。

睛明穴:嘱患者闭目,医生用左手轻推眼球,向外侧固定,右手紧靠眼眶缘缓慢进针直刺人才(0.5~0.7寸),不捻转,不提插。出针后按压针孔片刻,以防出血。

四白穴:程氏三才法平刺人才(0.3~0.5寸),飞旋泻法。

瞳子髎穴:程氏三才法横刺天才(0.3~0.5寸),震颤催气,平补平泻。

大骨空穴:程氏三才法直刺天才(0.2~0.3寸),震颤催气,飞旋泻法。

小骨空穴:程氏三才法直刺天才(0.2~0.3寸),震颤催气,飞旋泻法。

五、沙 眼

【方】

攒竹穴、阳白穴、风池穴、肝俞穴、上关穴、地五会穴、光明穴。

【速记方歌】

沙眼结膜常发炎,攒竹阳白风池选。

肝俞上关地五会,刺罢光明眼医痊。

【施术提示】

本病穴位宜中度刺激针灸治疗。肝俞穴宜用艾灸。

【术】

攒竹穴:程氏三才法沿眉平刺人才(0.5~0.8寸),震颤催气,平补平泻。

阳白穴:程氏三才法向下平刺人才(0.3~0.5寸),平补平泻。

风池穴:程氏三才法斜刺天才(0.3~0.5寸),震颤行气,平补平泻。

肝俞穴:程氏三才法斜刺人才(0.5~0.7寸),震颤催气,飞旋泻法。

上关穴:程氏三才法直刺天才(0.3~0.5寸),震颤催气,飞旋泻法。

地五会穴:程氏三才法直刺天才(0.3~0.5寸),震颤催气,飞旋泻法。

光明穴:程氏三才法直刺人才(0.3~0.5寸),震颤催气,飞旋泻法。

六、近 视

1.肝肾不足证

【方】

承泣穴、睛明穴、风池穴、翳风穴、光明穴、肝俞穴、肾俞穴。

【速记方歌】

肝肾不足近视生,承泣风池配睛明。

肝俞肾俞补气精,还有一穴为光明。

【施术提示】

本病穴位宜中度刺激针灸治疗。宜用艾灸。

【术】

承泣穴:左手推动眼球向上固定,右手持针沿眶下缘缓慢刺入人才(0.5～0.6寸),不提插,不捻转,出针后按压针孔片刻。

睛明穴:嘱患者闭目,医生用左手轻推眼球,向外侧固定,右手紧靠眼眶缘直刺缓慢进针(0.5～0.7寸),不捻转,不提插。出针后按压针孔片刻,以防出血。

风池穴:程氏三才法向鼻尖方向直刺地才(0.6～0.8寸),震颤催气,飞旋补法。

翳风穴:程氏三才法直刺地才(0.6～0.8寸),震颤催气,飞旋补法。

光明穴:程氏三才法直刺地才(0.6～0.8寸),震颤催气,飞旋补法。

肝俞穴:程氏三才法直刺人才(0.3～0.4寸),震颤催气,飞旋补法。针后灸,取清艾条1根,点燃后悬于穴位之上,艾火距皮肤2～3cm,灸10～20分钟,灸至皮肤温热红晕,而又不致灼伤皮肤为度。

肾俞穴:程氏三才法直刺人才(0.3～0.4寸),震颤催气,飞旋补法。针后灸,法同肝俞穴。

2.心脾两虚证

【方】

承泣穴、睛明穴、风池穴、翳风穴、光明穴、心俞穴、脾俞穴、足三里穴。

【速记方歌】

心脾两虚视不明,风池翳风及光明。

心俞脾俞足三里,睛明承泣刺已明。

【施术提示】

本病穴位宜中度刺激针灸治疗。宜用艾灸。

【术】

承泣穴:左手推动眼球向上固定,右手持针沿眶下缘缓慢刺入人才(0.5～0.6寸),不提插,不捻转,出针后按压针孔片刻。

睛明穴:嘱患者闭目,医生用左手轻推眼球,向外侧固定,右手紧靠眼眶缘直刺,缓慢进针(0.5～0.7寸),不捻转,不提插。出针后按压针孔片刻,以防出血。

风池穴:程氏三才法向鼻尖方向直刺地才(0.6～0.8寸),震颤催气,飞旋补法。

翳风穴:程氏三才法直刺地才(0.6～0.8寸),震颤催气,飞旋补法。

光明穴:程氏三才法直刺地才(0.6～0.8寸),震颤催气,飞旋补法。

心俞穴:程氏三才法直刺人才(0.3～0.4寸),震颤催气,飞旋补法。针后灸,取清艾条1根,点燃后悬于穴位之上,艾火距皮肤2～3cm,灸10～20分钟,灸至皮肤温热红晕,而又不致灼伤皮肤为度。

脾俞穴:程氏三才法直刺人才(0.3～0.4寸),震颤催气,飞旋补法。针后灸,法同心俞穴。

足三里穴:程氏三才法直刺地才(1.0～1.2寸),震颤催气,飞旋补法。

七、目 生 翳 膜

【方】

合谷穴、睛明穴、四白穴、攒竹穴、中渚穴、悬厘穴、头临泣穴、阴都穴。

【速记方歌】

目生翳膜针合谷,睛明四白连攒竹。

中渚悬厘头临泣,还有一穴是阴都。

【施术提示】

本病穴位宜轻度刺激针灸治疗。

【术】

合谷穴:程氏三才法直刺天才(0.3～0.5寸),震颤催气,平补平泻。

睛明穴:嘱患者闭目,医生用左手轻推眼球,向外侧固定,右手紧靠眼眶缘缓慢进针直刺人才(0.5～0.7寸),不捻转,不提插。出针后按压针孔片刻,以防出血。

四白穴:程氏三才法平刺人才(0.3～0.5寸),飞旋泻法。

攒竹穴:程氏三才法沿眉平刺人才(0.5～0.8寸),震颤催气,平补平泻。

中渚穴:程氏三才法向上斜刺天才(0.3～0.5寸),震颤催气,平补平泻。

悬厘穴:程氏三才法由上向下平刺人才(0.5～0.8寸),飞旋泻法。

头临泣穴:程氏三才法直刺天才(0.3～0.4寸),震颤催气,飞旋泻法。

阴都穴:程氏三才法直刺天才(0.3～0.5寸),震颤催气,飞旋泻法。

八、泪 目 羞 明

【方】

肝俞穴、腕骨穴、攒竹穴、太溪穴、二间穴。

【速记方歌】

泪目羞明畏见天,更怕灯光与风烟。

先刺肝俞与腕骨,攒竹太溪和二间。

【施术提示】

本病穴位宜轻度刺激针灸治疗。肝俞穴宜用艾灸。

【术】

肝俞穴:程氏三才法直刺人才(0.3～0.4寸),震颤催气,飞旋补法。针后灸,取清艾条1根,点燃后悬于穴位之上,艾火距皮肤2～3cm,灸10～20分钟,灸至皮肤温热红晕,而又不致灼伤皮肤为度。

腕骨穴:程氏三才法向内斜刺人才(0.5～0.6寸),震颤催气,飞旋泻法。

攒竹穴:程氏三才法沿眉平刺人才(0.5～0.8寸),震颤催气,平补平泻。

太溪穴:程氏三才法直刺天才(0.4～0.5寸),震颤催气,平补平泻。

二间穴:程氏三才法向内斜刺人才(0.5～0.8寸),震颤催气,飞旋泻法。

九、斜眼、眨眼

【方】

瞳子髎穴、阳白穴、睛明穴、风池穴、翳风穴、养老穴。

【速记方歌】

斜眼眨眼瞳子髎,阳白睛明风池挑。

耳后凹陷选翳风,手腕背侧觅养老。

【注意事项】

本病穴位宜中度刺激针灸治疗。

【术】

瞳子髎穴:程氏三才法横刺天才(0.3～0.5寸),震颤催气,平补平泻。

阳白穴:程氏三才法向下平刺人才(0.3～0.5寸),平补平泻。

睛明穴:嘱患者闭目,医生用左手轻推眼球,向外侧固定,右手紧靠眼眶缘缓慢进针直刺人才(0.5～0.7寸),不捻转,不提插。出针后按压针孔片刻,以防出血。

风池穴:程氏三才法斜刺天才(0.3～0.5寸),震颤行气,平补平泻。

翳风穴:程氏三才法直刺天才(0.3～0.5寸),震颤催气,平补平泻。

养老穴:程氏三才法向内斜刺人才(0.5～0.8寸),震颤催气,飞旋泻法。

十、青盲(青光眼)

【方】

四白穴、风池穴、攒竹穴、合谷穴、瞳子髎穴、肝俞穴、胆俞穴、太冲穴。

【速记方歌】

视物虹彩眼胀痛,四白风池功效宏。

攒竹合谷瞳子髎,肝俞胆俞配太冲。

【施术提示】

本病穴位宜中度刺激针灸治疗。

【术】

四白穴:程氏三才法平刺人才(0.3～0.5寸),飞旋泻法。

风池穴:程氏三才法斜刺天才(0.3～0.5寸),震颤行气,平补平泻。

攒竹穴:程氏三才法沿眉平刺人才(0.5～0.8寸),震颤催气,平补平泻。

合谷穴:程氏三才法直刺人才(0.8～1.2寸),震颤行气,平补平泻。

瞳子髎穴:程氏三才法横刺天才(0.3～0.5寸),震颤催气,平补平泻。

肝俞穴:程氏三才法斜刺人才(0.5～0.7寸),震颤催气,飞旋泻法。

胆俞穴:程氏三才法斜刺人才(0.5～0.7寸),震颤催气,飞旋泻法。

太冲穴:程氏三才法向内斜刺天才(0.3～0.4寸),震颤催气,飞旋泻法。

十一、迎 风 流 泪

【方】

睛明穴、委中穴、大椎穴、阳白穴、合谷穴、风池穴、肝俞穴、肾俞穴。

【速记方歌】

迎风流泪睛明选,阳白合谷风池添。

肝俞肾俞补精血,迎风之泪最灵验。

【施术提示】

本病穴位宜中度刺激针灸治疗。宜加拔罐。

【术】

睛明穴:嘱患者闭目,医生用左手轻推眼球,向外侧固定,右手紧靠眼眶缘缓慢进针直刺人才(0.5～0.7寸),不捻转,不提插。出针后按压针孔片刻,以防出血。平补平泻。

委中穴:程氏三才法直刺人才(0.5～0.8寸),震颤催气,飞旋泻法,刺放血。

大椎穴:程氏三才法直刺天才(0.3～0.5寸),震颤催气,飞旋泻法。

阳白穴:程氏三才法向下平刺人才(0.3～0.5寸),平补平泻。

合谷穴:程氏三才法直刺人才(0.5～0.8寸),震颤催气,飞旋泻法。

风池穴:程氏三才法斜刺天才(0.3～0.5寸),震颤行气,平补平泻。

肝俞穴:程氏三才法斜刺人才(0.5～0.7寸),震颤行气,飞旋泻法。

肾俞穴:程氏三才法直刺人才(0.8～1.2寸),震颤行气,飞旋补法。

十二、眼睑下垂

【方】

阳白穴、风池穴、攒竹穴、合谷穴、肾俞穴、肝俞穴、三阴交穴、足三里穴。

【速记方歌】

眼睑下垂取阳白,风池攒竹合谷材。

肾俞肝俞补精血,阴交三里眼睁开。

【施术提示】

本病穴位宜中度刺激针灸治疗。肾俞穴、肝俞穴、三阴交穴宜用灸法。

【术】

阳白穴:程氏三才法由上向下平刺人才(0.3～0.5寸),飞旋泻法。

风池穴:程氏三才法向鼻尖方向刺天才(0.5～0.8寸),震颤催气,飞旋泻法。

攒竹穴:程氏三才法沿眉平刺人才(0.5～0.8寸),震颤催气,平补平泻。

合谷穴:程氏三才法直刺人才(0.5～0.8寸),震颤催气,飞旋泻法。

肾俞穴:程氏三才法直刺人才(0.8～1.2寸),震颤行气,飞旋补法。

肝俞穴:程氏三才法斜刺人才(0.5~0.7 寸),震颤行气,飞旋泻法。

三阴交穴:程氏三才法直刺人才(0.5~0.8 寸),震颤催气,平补平泻。

足三里穴:程氏三才法直刺地才(1.0~1.2 寸),震颤催气,平补平泻。

十三、针眼(麦粒肿)

【方】

承泣穴、太阳穴、大椎穴、阳白穴、合谷穴、风池穴、肝俞穴。

【速记方歌】

眼睑红肿硬又痛,合谷风池能疏风。

承泣太阳大椎泻,肝俞阳白功最灵。

【施术提示】

本病穴位宜中度刺激针灸治疗。大椎穴加拔罐。

【术】

承泣穴:程氏三才法向下平刺人才(0.3~0.5 寸),平补平泻。

太阳穴:程氏三才法直刺天才(0.3~0.5 寸),震颤催气,平补平泻。

大椎穴:程氏三才法直刺天才(0.3~0.5 寸),震颤催气,飞旋泻法。

阳白穴:程氏三才法由上向下平刺人才(0.3~0.5 寸),飞旋泻法。

合谷穴:程氏三才法直刺人才(0.5~0.8 寸),震颤催气,飞旋泻法。

风池穴:程氏三才法向鼻尖方向刺天才(0.5~0.8 寸),震颤催气,飞旋泻法。

肝俞穴:程氏三才法斜刺人才(0.5~0.7 寸),震颤行气,飞旋泻法。

十四、耳鸣、耳聋

1.实证

【方】

翳风穴、听会穴、侠溪穴、中渚穴。肝胆火盛:行间穴、足临泣穴。外感风邪:外关穴、合谷穴。

【速记方歌】

耳鸣耳聋翳风贵,侠溪中渚配听会。

行间外关足临泣,再取一穴合谷随。

【施术提示】

本病穴位宜中度刺激针灸治疗。耳尖放血 3 滴。

【术】

翳风穴:张口取穴,程氏三才法直刺人才(0.5~0.6寸),震颤催气,飞旋泻法。

听会穴:张口取穴,程氏三才法直刺人才(0.5~0.6寸),震颤催气,飞旋泻法。

侠溪穴:程氏三才法直刺天才(0.3~0.4寸),震颤催气,飞旋泻法。

中渚穴:程氏三才法直刺天才(0.3~0.4寸),震颤催气,飞旋泻法。

行间穴:程氏三才法直刺天才(0.3~0.4寸),震颤催气,飞旋泻法。

足临泣穴:程氏三才法直刺天才(0.3~0.4寸),震颤催气,飞旋泻法。

外关穴:程氏三才法直刺地才(0.8~1寸),震颤催气,平补平泻。

合谷穴:程氏三才法直刺地才(0.8~1寸),震颤催气,平补平泻。

2.虚证

【方】

翳风穴、听会穴、侠溪穴、中渚穴、命门穴、肾俞穴、太溪穴。

【速记方歌】

听会能治耳鸣聋,侠溪中渚配翳风。

肾俞命门太溪补,药物针刺效尤宏。

【施术提示】

本病穴位宜中度刺激针灸治疗。宜用艾灸。

【术】

翳风穴:张口取穴,程氏三才法直刺人才(0.5~0.6寸),震颤催气,飞旋泻法。

听会穴:张口取穴,程氏三才法直刺人才(0.5~0.6寸),震颤催气,飞旋泻法。

侠溪穴:程氏三才法直刺天才(0.3~0.4寸),震颤催气,飞旋泻法。

中渚穴:程氏三才法直刺天才(0.3~0.4寸),震颤催气,飞旋泻法。

命门穴:取清艾条1根,点燃后悬于穴位之上,艾火距皮肤2~3cm,灸10~20分钟,灸至皮肤温热红晕,而又不致灼伤皮肤为度。

肾俞穴:艾灸疗法,同命门穴。

太溪穴:程氏三才法直刺人才(0.4~0.5寸),震颤催气,飞旋补法。

十五、聤 耳（重 听）

【方】

风池穴、翳风穴、耳门穴、听会穴、听宫穴、合谷穴、外关穴。

【速记方歌】

聤耳风池和翳风,耳门听会连听宫。

合谷外关来相应,中药稍加效尤宏。

【施术提示】

本病穴位宜中度刺激针灸治疗。

【术】

风池穴:程氏三才法斜刺天才(0.3～0.5寸),震颤行气,平补平泻。

翳风穴:程氏三才法直刺天才(0.3～0.5寸),震颤催气,平补平泻。

耳门穴:程氏三才法斜刺人才(0.5～0.6寸),震颤行气,平补平泻。

听会穴:张口取穴,程氏三才法直刺人才(0.5～0.6寸),震颤催气,飞旋泻法。

听宫穴:程氏三才法斜刺人才(0.5～0.6寸),震颤行气,平补平泻。

合谷穴:程氏三才法直刺人才(0.8～1.2寸),震颤行气,平补平泻。

外关穴:程氏三才法直刺天才(0.3～0.5寸),震颤催气,平补平泻。

十六、鼻 渊

【方】

列缺穴、合谷穴、鼻通穴、印堂穴、迎香穴。

【速记方歌】

鼻塞鼻涕名鼻渊,列缺合谷迎香选。

奇穴鼻通印堂取,以上五穴休刺偏。

【施术提示】

本病穴位宜中度刺激针灸治疗。宜用艾灸。

【术】

列缺穴:向上斜刺(0.3～0.4寸),震颤催气,飞旋泻法。

合谷穴:程氏三才法直刺人才(0.3～0.8寸),震颤催气,飞旋泻法。

鼻通穴:程氏三才法直刺天才(0.3～0.4寸),震颤催气,飞旋泻法。

印堂穴:程氏三才法直刺天才(0.3～0.4寸),震颤催气,飞旋泻法。

迎香穴:程氏三才法直刺天才(0.3～0.4寸),震颤催气,飞旋泻法。

十七、鼻塞(鼻息肉、鼻中隔偏曲)

【方】

迎香穴、风池穴、印堂穴、通天穴、风门穴、合谷穴、列缺穴、囟会穴、上星穴。

【速记方歌】

鼻塞之症取迎香,风池印堂通天畅。

风门合谷列缺穴,囟会上星灸七壮。

【施术提示】

本病穴位宜中度刺激针灸治疗。囟会穴、上星穴针后宜用艾灸。

【术】

迎香穴:程氏三才法直刺天才(0.3~0.4 寸),震颤催气,飞旋泻法。

风池穴:程氏三才法斜刺天才(0.3~0.5 寸),震颤行气,平补平泻。

印堂穴:程氏三才法直刺天才(0.3~0.4 寸),震颤催气,飞旋泻法。

通天穴:程氏三才逆经平刺天才(0.3~0.5 寸),震颤催气,飞旋泻法。

风门穴:斜刺(0.5~0.7 寸),平补平泻,可针后加灸。

合谷穴:程氏三才法直刺人才(0.5~0.8 寸),震颤催气,飞旋泻法。

列缺穴:程氏三才法向上斜刺天才(0.3~0.4 寸),震颤催气,飞旋泻法。

囟会穴:程氏三才法平刺天才(0.3~0.4 寸),震颤催气,飞旋补法。

上星穴:程氏三才法斜刺天才(0.5~0.8 寸),平补平泻。

十八、鼻 痛

【方】

迎香穴、印堂穴、上星穴、百会穴、风池穴、合谷穴、列缺穴、通天穴、素髎穴、鱼际穴、上关穴。

【速记方歌】

鼻痛迎香印堂选,上星百会风池添。

合谷列缺连通天,素髎鱼际配上关。

【施术提示】

本病穴位宜中度刺激针灸治疗。

【术】

迎香穴:程氏三才法斜刺天才(0.3~0.5 寸),震颤催气,平补平泻。

印堂穴:程氏三才法横刺天才(0.3~0.4 寸),震颤催气,飞旋泻法。

上星穴:程氏三才法向上斜刺天才(0.3~0.4 寸),震颤催气,飞旋泻法。

百会穴:程氏三才法斜刺人才(0.3~0.5 寸),震颤行气,平补平泻。

风池穴:程氏三才法向鼻尖方向刺天才(0.5~0.8 寸),震颤催气,飞旋泻法。

合谷穴:程氏三才法直刺地才(0.8~1.2 寸),震颤行气,飞旋泻法。

列缺穴:向上斜刺(0.3~0.5 寸),平补平泻。

通天穴：程氏三才法横刺天才(0.3～0.4 寸)，震颤催气，飞旋泻法。

素髎穴：程氏三才法斜刺人才(0.2～0.3 寸)，震颤行气，飞旋泻法。

鱼际穴：程氏三才法直刺天才(0.3～0.5 寸)，震颤催气，飞旋泻法。

上关穴：程氏三才法直刺天才(0.3～0.5 寸)，震颤催气，飞旋泻法。

十九、鼻 衄

【方】

风池穴、口禾髎穴、上星穴、大椎穴、太冲穴、手三里穴、足三里穴、少商穴、合谷穴、太溪穴。

【速记方歌】

鼻衄风池口禾髎，上星大椎太冲妙。

手足三里艾炷灸，少商合谷太溪好。

【施术提示】

本病穴位宜中度刺激针灸治疗。风池穴、上星穴、合谷穴宜用艾灸。

【术】

风池穴：程氏三才法斜刺天才(0.3～0.5 寸)，震颤行气，平补平泻。

口禾髎穴：程氏三才法直刺天才(0.3～0.4 寸)，震颤催气，飞旋泻法。

上星穴：程氏三才法斜刺天才(0.5～0.8 寸)，平补平泻。

大椎穴：程氏三才法直刺人才(0.5～0.8 寸)，震颤催气，飞旋泻法。

太冲穴：程氏三才法向内斜刺天才(0.3～0.4 寸)，震颤催气，飞旋泻法。

手三里穴：程氏三才法向内斜刺地才(1.3～1.5 寸)，震颤催气，飞旋泻法。

足三里穴：程氏三才法直刺天才(1～1.5 寸)，震颤催气，平补平泻。

少商穴：三棱针放血 3 滴。

合谷穴：程氏三才法直刺天才(0.5～0.8 寸)，震颤催气，飞旋泻法。

太溪穴：程氏三才法直刺人才(0.4～0.5 寸)，震颤催气，飞旋补法。

二十、口 疮

【方】

廉泉穴、风池穴、地仓穴、通里穴、曲池穴、足三里穴、太溪穴、劳宫穴。

【速记方歌】

廉泉善能治口疮，风池颊车配地仓。

通里曲池足三里,太溪劳宫效非常。

【施术提示】

本病穴位宜中度刺激针灸治疗。

【术】

廉泉穴:程氏三才法直刺人才(0.8～1寸),震颤行气,平补平泻。

风池穴:程氏三才法斜刺天才(0.3～0.5寸),震颤行气,平补平泻。

地仓穴:程氏三才法向颊车穴横刺人才(0.5～0.8寸),震颤催气,平补平泻。

通里穴:程氏三才法直刺人才(0.3～0.5寸),震颤行气,平补平泻。

曲池穴:程氏三才法向内斜刺地才(1.3～1.5寸),震颤催气,飞旋泻法。

足三里穴:程氏三才法直刺地才(1.5～2寸),震颤行气,飞旋补法。

太溪穴:程氏三才法直刺人才(0.5～0.8寸),震颤催气,飞旋补法。

劳宫穴:程氏三才法直刺地才(0.5～0.8寸),强刺激,飞旋泻法。

二十一、舌　疮

【方】

风池穴、廉泉穴、曲池穴、地仓穴、承浆穴、合谷穴、液门穴。

【速记方歌】

舌疮红肿口内炎,先刺风池后廉泉。

曲池地仓承浆取,合谷液门病已痊。

【施术提示】

本病穴位宜中度刺激针灸治疗。

【术】

风池穴:程氏三才法斜刺天才(0.3～0.5寸),震颤行气,平补平泻。

廉泉穴:程氏三才法直刺人才(0.8～1寸),震颤行气,平补平泻。

曲池穴:程氏三才法向内斜刺地才(1.3～1.5寸),震颤催气,飞旋泻法。

地仓穴:程氏三才法向颊车穴横刺人才(0.5～0.8寸),震颤催气,平补平泻。

承浆穴:程氏三才法由下向上刺人才(0.3～0.5寸),飞旋泻法。

合谷穴:程氏三才法直刺人才(0.8～1.2寸),震颤行气,平补平泻。

液门穴:程氏三才法向下斜刺天才(0.3～0.5寸),震颤催气,平补平泻。

二十二、口 噤

【方】

下关穴、风池穴、翳风穴、合谷穴、耳门穴、颊车穴、外关穴。

【速记方歌】

口噤之疾选下关,风池翳风合谷添。

耳门颊车须仔细,再配一穴为外关。

【施术提示】

本病穴位宜重度刺激针灸治疗。

【术】

下关穴:程氏三才法直刺天才(0.3～0.5 寸),震颤催气,飞旋泻法。

风池穴:程氏三才法斜刺天才(0.3～0.5 寸),震颤行气,平补平泻。

翳风穴:程氏三才法直刺天才(0.3～0.5 寸),震颤催气,平补平泻。

合谷穴:程氏三才法直刺人才(0.5～0.8 寸),震颤催气,飞旋泻法。

耳门穴:程氏三才法直刺天才(0.3～0.5 寸),震颤催气,平补平泻。

颊车穴:程氏三才法直刺天才(0.3～0.5 寸),震颤催气,飞旋泻法。

外关穴:程氏三才法直刺天才(0.3～0.5 寸),震颤催气,飞旋泻法。

二十三、口 舌 干 燥

【方】

脾俞穴、合谷穴、足三里穴、天枢穴、列缺穴、颊车穴、阴陵泉穴、中脘穴、肝俞穴、胃俞穴。

【速记方歌】

口舌干燥刺合谷,三里脾俞及天枢。

列缺颊车阴陵泉,中脘肝俞与胃俞。

【施术提示】

本病穴位宜中度刺激针灸治疗。

【术】

脾俞穴:程氏三才法向上斜刺地才(0.6～0.7 寸),震颤催气,飞旋补法。

合谷穴:程氏三才法直刺人才(0.5～0.8 寸),震颤催气,飞旋泻法。

足三里穴：程氏三才法直刺地才（1～1.2 寸），震颤催气，飞旋补法。

天枢穴：程氏三才法直刺人才（0.8～1.2 寸），震颤行气，飞旋泻法。

列缺穴：程氏三才法斜刺天才（0.3～0.5 寸），平补平泻。

颊车穴：程氏三才法直刺天才（0.3～0.5 寸），平补平泻。

阴陵泉穴：程氏三才法直刺天才（0.5～0.8 寸），震颤行气，飞旋泻法。

中脘穴：程氏三才法直刺人才（0.5～0.8 寸），震颤催气，飞旋泻法。

肝俞穴：程氏三才法斜刺人才（0.5～0.7 寸），震颤行气，飞旋泻法。

胃俞穴：程氏三才法斜刺人才（0.5～0.7 寸），震颤行气，飞旋补法。

二十四、流 涎 症

【方】

太白穴、三阴交穴、巨阙穴、气海穴、肺俞穴、列缺穴、中脘穴、足三里穴、天柱穴、廉泉穴。

【速记方歌】

流涎太白三阴交，巨阙肺俞气海找。

列缺中脘足三里，天柱廉泉功最高。

【施术提示】

本病穴位宜中度刺激针灸治疗。

【术】

太白穴：程氏三才法斜刺人才（0.5～0.7 寸），震颤催气，飞旋补法。

三阴交穴：程氏三才法直刺天才（0.8～1.2 寸），震颤催气，飞旋补法。

巨阙穴：程氏三才法直刺人才（0.3～0.5 寸），震颤行气，平补平泻。

气海穴：程氏三才法直刺人才（0.8～1.2 寸），震颤催气，飞旋补法。

肺俞穴：程氏三才法斜刺人才（0.5～0.7 寸），飞旋泻法。

列缺穴：程氏三才法斜刺天才（0.3～0.5 寸），震颤催气，飞旋泻法。

中脘穴：程氏三才法直刺人才（1～1.2 寸），震颤催气，飞旋泻法。

足三里穴：程氏三才法直刺天才（1～1.5 寸），震颤催气，飞旋补法。

天柱穴：程氏三才法直刺天才（0.3～0.5 寸），震颤催气，飞旋泻法。

廉泉穴：程氏三才法直刺人才（0.8～1 寸），震颤行气，平补平泻。

二十五、嘴唇嚅动

【方】

风池穴、行间穴、肝俞穴、肾俞穴、太溪穴、百会穴、脾俞穴。

【速记方歌】

急躁易怒嘴不闲,手舞足蹈不自然。

口唇蠕虫般运动,行间肝俞刺无偏。

肾俞太溪来补肾,风池脾俞百会安。

【施术提示】

本病穴位宜中度刺激针灸治疗。

【术】

风池穴:程氏三才法直刺人才(0.3～0.5寸),震颤行气,飞旋泻法。

行间穴:程氏三才法直刺人才(0.5～0.8寸),震颤行气,飞旋泻法。

肝俞穴:程氏三才法斜刺人才(0.5～0.7寸),震颤行气,飞旋泻法。

肾俞穴:程氏三才法直刺人才(0.8～1.2寸),震颤行气,飞旋补法。

太溪穴:程氏三才法直刺人才(0.3～0.5寸),震颤行气,飞旋补法。

百会穴:取清艾条1根,点燃后悬于穴位之上,艾火距皮肤2～3cm,灸10～20分钟,灸至皮肤温热红晕,而又不致灼伤皮肤为度。

脾俞穴:艾灸疗法,同百会穴。

二十六、牙痛

1.胃火型

【方】

合谷穴、内庭穴、颊车穴、下关穴。

【速记方歌】

胃火牙痛取下关,内庭颊车攻一般。

还有一穴不可少,针下合谷牙痛痊。

【施术提示】

本病穴位宜轻度刺激针灸治疗。

【术】

合谷穴：程氏三才法斜刺人才(0.5～0.8 寸)，震颤催气，飞旋泻法。

内庭穴：程氏三才法斜刺人才(0.5～0.8 寸)，震颤催气，飞旋泻法。

颊车穴：程氏三才法斜刺天才(0.3～0.4 寸)，震颤催气，飞旋泻法。

下关穴：程氏三才法斜刺天才(0.3～0.4 寸)，震颤催气，飞旋泻法。

2.风火型

【方】

液门穴、风池穴、合谷穴、颊车穴、下关穴。

【速记方歌】

风火牙痛取液门，风池合谷颊车针。

上下牙关下关选，风火离去功效神。

【施术提示】

本病穴位宜重度刺激针灸治疗。

【术】

液门穴：程氏三才法斜刺天才(0.3～0.4 寸)，震颤催气，飞旋泻法。

风池穴：程氏三才法斜刺人才(0.5～0.8 寸)，震颤催气，飞旋泻法。

合谷穴：程氏三才法斜刺人才(0.5～0.8 寸)，震颤催气，飞旋泻法。

颊车穴：程氏三才法斜刺人才(0.3～0.4 寸)，震颤催气，飞旋泻法。

下关穴：程氏三才法斜刺天才(0.3～0.4 寸)，震颤催气，飞旋泻法。

3.肾虚型

【方】

颊车穴、下关穴、太溪穴。

【速记方歌】

肾虚牙痛不稀奇，病势绵绵嚼无力。

头晕耳鸣身怠倦，颊车下关配太溪。

【施术提示】

本病穴位宜中度刺激针灸治疗。

【术】

颊车穴：程氏三才法斜刺人才(0.3～0.4 寸)，震颤催气，平补平泻。

下关穴：程氏三才法斜刺天才(0.3～0.4 寸)，震颤催气，平补平泻。

太溪穴：程氏三才法斜刺天才(0.3～0.4 寸)，震颤催气，平补平泻。

二十七、喉　痛

1.风热型

【方】

风池穴、鱼际穴、照海穴、肺俞穴、合谷穴、液门穴、少商穴、商阳穴。

【速记方歌】

风热喉痛食难咽,风池鱼际和照海。

肺俞合谷液门穴,少商商阳刺出血。

【施术提示】

本病穴位宜中度刺激针灸治疗。少商穴、商阳穴点刺出血各3滴。

【术】

风池穴:程氏三才法斜刺天才(0.3～0.5寸),震颤行气,平补平泻。

鱼际穴:程氏三才法直刺天才(0.3～0.5寸),震颤催气,飞旋泻法。

照海穴:程氏三才法向内斜刺天才(0.3～0.4寸),震颤催气,飞旋泻法。

肺俞穴:程氏三才法斜刺人才(0.5～0.7寸),飞旋补法。

合谷穴:程氏三才法直刺天才(0.5～0.8寸),震颤催气,飞旋泻法。

液门穴:程氏三才法向下斜刺天才(0.3～0.5寸),震颤催气,平补平泻。

少商穴:三棱针放血3滴。

商阳穴:三棱针放血3滴。

2.阴虚型

【方】

风池穴、肩井穴、廉泉穴、风门穴、肺俞穴、天突穴、鱼际穴、液门穴、照海穴。

【速记方歌】

阴虚喉痛苦难言,风池肩井配廉泉。

风门肺俞天突穴,鱼际液门照海选。

【施术提示】

本病穴位宜中度刺激针灸治疗。风门穴宜用艾灸。

【术】

风池穴:程氏三才法斜刺天才(0.3～0.5寸),震颤行气,平补平泻。

肩井穴:程氏三才法斜刺人才(0.3～0.5寸),震颤行气,平补平泻。

廉泉穴:程氏三才法直刺人才(0.8～1寸),震颤行气,平补平泻。

风门穴:程氏三才法斜刺人才(0.5～0.7 寸),平补平泻,可针后加灸。

肺俞穴:程氏三才法斜刺人才(0.5～0.7 寸),飞旋补法。

天突穴:先直刺(0.2 寸),再将针尖向下紧贴胸骨柄后再刺(0.5～0.8 寸)。

鱼际穴:程氏三才法直刺天才(0.3～0.5 寸),震颤催气,飞旋泻法。

液门穴:程氏三才向下斜刺天才(0.3～0.5 寸),震颤催气,平补平泻。

照海穴:程氏三才法向内斜刺天才(0.3～0.4 寸),震颤催气,飞旋泻法。

二十八、喉　癣

【方】

天突穴、太渊穴、尺泽穴、合谷穴。肺胃热盛加身柱穴、鱼际穴、督俞穴、肺俞穴、廉泉穴、天柱穴、足三里穴、胃俞穴。脾虚湿盛加陶道穴、间使穴、复溜穴、中脘穴、太白穴、脾俞穴。

【速记方歌】

喉癣首先刺天突,身柱督俞与肺俞。

太渊尺泽足三里,廉泉鱼际配天柱。

潮热陶道和间使,盗汗合谷复溜除。

食欲不振刺中脘,太白再会脾胃俞。

【施术提示】

本病穴位宜中度刺激针灸治疗。

【术】

天突穴:先直刺(0.2 寸),再将针尖向下紧贴胸骨柄后再刺(0.5～0.8 寸)。

身柱穴:程氏三才法斜刺天才(0.3～0.5 寸),震颤催气,飞旋补法。

督俞穴:程氏三才法斜刺天才(0.3～0.5 寸),震颤催气,飞旋补法。

肺俞穴:程氏三才法斜刺人才(0.5～0.7 寸),飞旋补法。

太渊穴:程氏三才法直刺人才(0.3～0.5 寸),飞旋泻法。

尺泽穴:程氏三才法直刺人才(0.8～1 寸),震颤催气,飞旋泻法。

足三里穴:程氏三才法直刺天才(1～1.5 寸),震颤催气,平补平泻。

廉泉穴:程氏三才法直刺人才(0.8～1 寸),震颤行气,平补平泻。

鱼际穴:程氏三才法直刺天才(0.3～0.5 寸),震颤催气,飞旋泻法。

天柱穴:程氏三才法直刺天才(0.3～0.5 寸),震颤催气,飞旋泻法。

陶道穴:程氏三才法斜刺天才(0.3～0.5 寸),震颤催气,飞旋补法。

间使穴:程氏三才法直刺地才(0.5～0.8 寸),震颤催气,平补平泻。

合谷穴:程氏三才法直刺天才(0.5～0.8寸),震颤催气,飞旋泻法。

复溜穴:程氏三才法直刺天才(0.3～0.5寸),震颤催气,飞旋补法。

中脘穴:程氏三才法直刺人才(0.5～0.8寸),震颤催气,飞旋泻法。

太白穴:程氏三才法直刺人才(0.3～0.5寸),震颤催气,飞旋补法。

脾俞穴:程氏三才法斜刺人才(0.5～0.7寸),震颤行气,飞旋补法。

胃俞穴:程氏三才法斜刺人才(0.5～0.7寸),飞旋泻法。

二十九、声 带 小 结

【方】

廉泉穴、天突穴、照海穴、天鼎穴、天柱穴、身柱穴、膈俞穴、肝俞穴、鱼际穴、液门穴。

【速记方歌】

声带小结选廉泉,天突照海天鼎担。

天柱身柱膈肝俞,鱼际液门功可攀。

【施术提示】

本病穴位宜中度刺激针灸治疗。

【术】

廉泉穴:程氏三才法直刺人才(0.8～1寸),震颤行气,平补平泻。

天突穴:先直刺(0.2寸),再将针尖向下紧贴胸骨柄后再刺(0.5～0.8寸)。

照海穴:程氏三才法向内斜刺天才(0.3～0.4寸),震颤催气,飞旋泻法。

天鼎穴:程氏三才法直刺人才(0.3～0.5寸),震颤行气,飞旋补法。

天柱穴:程氏三才法直刺天才(0.3～0.5寸),震颤催气,飞旋泻法。

身柱穴:程氏三才法斜刺天才(0.3～0.5寸),震颤催气,飞旋补法。

膈俞穴:程氏三才法直刺天才(0.3～0.5寸),震颤催气,飞旋泻法。

肝俞穴:程氏三才法斜刺人才(0.5～0.7寸),飞旋泻法。

鱼际穴:程氏三才法直刺天才(0.3～0.5寸),震颤催气,飞旋泻法。

液门穴:程氏三才向下斜刺天才(0.3～0.5寸),震颤催气,平补平泻。

三十、乳 蛾

【方】

少商穴、风池穴、尺泽穴、合谷穴、液门穴、鱼际穴。

【速记方歌】

乳蛾疾病非等闲,刺血少商须无偏。

风池尺泽合谷穴,液门鱼际即可安。

【施术提示】

本病穴位宜中度刺激针灸治疗。少商穴针刺后挤出血5滴。

【术】

少商穴:程氏三才法直刺人才(0.1～0.2寸),飞旋泻法。

风池穴:程氏三才法斜刺天才(0.3～0.5寸),震颤行气,平补平泻。

尺泽穴:程氏三才法直刺人才(0.8～1寸),震颤催气,飞旋泻法。

合谷穴:程氏三才法直刺人才(0.8～1.2寸),震颤行气,平补平泻。

液门穴:程氏三才向下斜刺天才(0.3～0.5寸),震颤催气,平补平泻。

鱼际穴:程氏三才法直刺天才(0.3～0.5寸),震颤催气,飞旋泻法。

三十一、瘖

【方】

风池穴、水突穴、风门穴、廉泉穴、鱼际穴、肩井穴、肺俞穴、照海穴。

【速记方歌】

失音嘶哑属瘖症,风池水突能出声。

风门廉泉配鱼际,肩井肺俞照海功。

【施术提示】

本病穴位宜重度刺激针灸治疗。

【术】

风池穴:程氏三才法斜刺天才(0.3～0.5寸),震颤行气,平补平泻。

水突穴:程氏三才法直刺人才(0.5～0.8寸),震颤催气,飞旋泻法。

风门穴:程氏三才法斜刺人才(0.5～0.7寸),平补平泻,可针后加灸。

廉泉穴:程氏三才法直刺人才(0.8～1寸),震颤行气,平补平泻。

鱼际穴:程氏三才法直刺天才(0.3～0.5寸),震颤催气,飞旋泻法。

肩井穴:程氏三才法斜刺人才(0.3～0.5寸),震颤行气,平补平泻。

肺俞穴:程氏三才法斜刺天才(0.3～0.5寸),震颤行气,平补平泻。

照海穴:程氏三才法直刺人才(0.3～0.5寸),震颤催气,平补平泻。

三十二、声带麻痹

【方】

天鼎穴、水突穴、液门穴、人迎穴、廉泉穴、合谷穴、照海穴、外关穴、天突穴、尺泽穴。

【速记方歌】

声带麻痹选天鼎,水突液门配人迎。

廉泉合谷及照海,外关天突尺泽攻。

【施术提示】

本病穴位宜中度刺激针灸治疗。

【术】

天鼎穴:程氏三才法直刺人才(0.3~0.5寸),震颤催气,平补平泻。

水突穴:程氏三才法直刺人才(0.3~0.5寸),震颤催气,平补平泻。

液门穴:程氏三才法直刺人才(0.3~0.5寸),震颤催气,平补平泻。

人迎穴:程氏三才法直刺人才(0.3~0.5寸),震颤催气,平补平泻。

廉泉穴:程氏三才法直刺人才(0.8~1寸),震颤行气,平补平泻。

合谷穴:程氏三才法直刺地才(0.8~1.2寸),震颤行气,飞旋泻法。

照海穴:程氏三才法直刺人才(0.3~0.5寸),震颤催气,平补平泻。

外关穴:程氏三才法直刺人才(0.3~0.5寸),震颤催气,平补平泻。

天突穴:先直刺(0.2寸),再将针尖向下紧贴胸骨柄后再刺(0.5~0.8寸)。

尺泽穴:程氏三才法直刺人才(0.8~1.2寸),震颤催气,飞旋泻法。找穴旁静脉血管,点刺出血。

三十三、咽痛(唱歌用嗓过度性)

【方】

商阳穴、尺泽穴、孔最穴、少商穴、涌泉穴、照海穴、太渊穴、肾俞穴、廉泉穴。

【速记方歌】

咽喉疼痛泻商阳,尺泽孔最与少商。

虚证涌泉与照海,太渊肾俞廉泉康。

【施术提示】

本病穴位宜中度刺激针灸治疗。

【术】

商阳穴:浅刺(0.1寸),点刺出血3滴。

尺泽穴:程氏三才法直刺人才(0.8～1.2寸),震颤催气,飞旋泻法。找穴旁静脉血管,点刺出血。

孔最穴:程氏三才法直刺人才(0.8～1.2寸),震颤催气,平补平泻。

少商穴:浅刺(0.1寸),点刺出血3滴。

涌泉穴:程氏三才法直刺人才(0.3～0.5寸),飞旋补法。

照海穴:程氏三才法直刺人才(0.3～0.5寸),震颤催气,平补平泻。

太渊穴:避开桡动脉,直刺(0.2～0.3寸)。

肾俞穴:程氏三才法直刺人才(0.8～1.2寸),震颤催气,飞旋补法。

廉泉穴:程氏三才法直刺人才(0.8～1寸),震颤行气,平补平泻。

第八章　皮科、外科

一、皮肤瘙痒

【方】

曲池穴、合谷穴、大陵穴、风市穴、血海穴、三阴交穴、神门穴、迎香穴。

【速记方歌】

皮肤瘙痒如虫行,曲池合谷与大陵。

风市血海三阴交,神门迎香针有应。

【施术提示】

本病穴位宜重度刺激针灸治疗。

【术】

曲池穴:程氏三才法向内斜刺地才(1.3～1.5 寸),震颤催气,飞旋泻法。

合谷穴:程氏三才法直刺人才(0.5～0.8 寸),震颤催气,飞旋泻法。

大陵穴:程氏三才法直刺人才(0.3～0.5 寸),震颤行气,飞旋补法。

风市穴:程氏三才法向内斜刺地才(1～1.2 寸),震颤催气,飞旋泻法。

血海穴:程氏三才法直刺地才(1.0～1.2 寸),震颤催气,飞旋泻法。

三阴交穴:程氏三才法直刺人才(0.5～0.8 寸),震颤催气,平补平泻。

神门穴:程氏三才法平刺人才(0.3～0.5 寸),震颤催气,平补平泻。

迎香穴:程氏三才法横刺天才(0.3～0.4 寸),震颤催气,飞旋泻法。

二、疥、癣

【方】

曲池穴、膈俞穴、血海穴、三阴交穴、大陵穴、合谷穴、后溪穴、肺俞穴、足三里穴。

【速记方歌】

疥癣曲池针有效,膈俞血海三阴交。

大陵合谷连后溪,肺俞三里亦称妙。

【施术提示】

本病穴位宜中度刺激针灸治疗。膈俞穴、血海穴、三阴交穴宜用艾灸。

【术】

曲池穴:程氏三才法向内斜刺地才(1.3～1.5 寸),震颤催气,飞旋泻法。

膈俞穴:程氏三才法斜刺人才(0.5～0.7 寸),飞旋泻法。

血海穴:程氏三才法直刺地才(1.0～1.2 寸),震颤催气,飞旋泻法。

三阴交穴:程氏三才法直刺地才(1.2～1.5 寸),震颤催气,平补平泻。

大陵穴:程氏三才法直刺天才(0.3～0.4 寸),震颤催气,飞旋泻法。

合谷穴:程氏三才法直刺人才(0.5～0.8 寸),震颤催气,飞旋泻法。

后溪穴:程氏三才法向内斜刺人才(0.5～0.6 寸),震颤催气,飞旋泻法。

肺俞穴:程氏三才法斜刺人才(0.5～0.7 寸),飞旋泻法。

足三里穴:程氏三才法直刺地才(1.0～1.2 寸),震颤催气,平补平泻。

三、疮 疖

【方】

合谷穴、通里穴、曲池穴、八风穴、血海穴、阴陵泉穴、足三里穴。

【速记方歌】

合谷通里治疮疖,曲池八风刺出血。

血海阴陵足三里,患处附近要取穴。

【施术提示】

本病穴位宜中度刺激针灸治疗。曲池穴、血海穴、三阴交穴、患处宜用艾灸。

【术】

合谷穴:程氏三才法直刺人才(0.5～0.8 寸),震颤催气,飞旋泻法。

通里穴:程氏三才法直刺人才(0.3～0.5 寸),震颤行气,平补平泻。

曲池穴:程氏三才法直刺天才(0.8～1.2 寸),震颤催气,飞旋泻法。

八风穴:程氏三才法直刺天才(0.3～0.5 寸),震颤催气,飞旋泻法。

血海穴:程氏三才法直刺天才(0.8～1.2 寸),震颤催气,飞旋泻法。

阴陵泉穴:程氏三才法直刺人才(0.5～0.8 寸),震颤催气,飞旋泻法。

足三里穴:程氏三才法直刺天才(1～1.5 寸),震颤催气,平补平泻。

四、皮肤过敏

1.风热证

【方】

曲池穴、委中穴、大椎穴、合谷穴、血海穴、三阴交穴。

【速记方歌】

皮肤过敏血海选,曲池委中大椎连。

三阴交穴配合谷,敏感退却最灵验。

【施术提示】

本病穴位宜中度刺激针灸治疗。加拔罐。

【术】

曲池穴:程氏三才法直刺地才(1.3～1.5寸),震颤催气,飞旋泻法。

委中穴:程氏三才法直刺地才(0.8～1寸),震颤催气,飞旋泻法。

大椎穴:程氏三才法直刺人才(0.5～0.8寸),震颤催气,飞旋泻法。

合谷穴:程氏三才法直刺地才(1.3～1.5寸),震颤催气,飞旋泻法。

血海穴:程氏三才法直刺地才(1～1.2寸),震颤催气,飞旋泻法。

三阴交穴:程氏三才法直刺地才(1～1.2寸),震颤催气,飞旋补法。

2.风湿证

【方】

曲池穴、委中穴、合谷穴、血海穴、三阴交穴、阴陵泉穴。

【速记方歌】

皮肤过敏曲池效,委中血海三阴交。

阴陵泉穴合谷配,划痕失去亦称妙。

【施术提示】

本病穴位宜中度刺激针灸治疗。加艾灸。

【术】

曲池穴:程氏三才法直刺地才(1.3～1.5寸),震颤催气,飞旋泻法。

委中穴:程氏三才法直刺地才(0.8～1寸),震颤催气,飞旋泻法。

合谷穴:程氏三才法直刺地才(0.5～0.8寸),震颤催气,飞旋泻法。

血海穴:程氏三才法直刺地才(1～1.2寸),震颤催气,飞旋泻法。

三阴交穴:程氏三才法直刺地才(1～1.2寸),震颤催气,飞旋补法。

阴陵泉穴:程氏三才法直刺地才(1.3～1.5 寸),震颤催气,飞旋补法。

3.胃肠积热证

【方】

曲池穴、委中穴、合谷穴、血海穴、三阴交穴、足三里穴、天枢穴。

【速记方歌】

胃热面部过敏生,曲池合谷配委中。

血海阴交足三里,再取天枢针后应。

【施术提示】

本病穴位宜中度刺激针灸治疗。

【术】

曲池穴:程氏三才法直刺地才(1.3～1.5 寸),震颤催气,飞旋泻法。

委中穴:程氏三才法直刺地才(0.8～1 寸),震颤催气,飞旋泻法。

合谷穴:程氏三才法直刺人才(0.5～0.8 寸),震颤催气,飞旋泻法。

血海穴:程氏三才法直刺地才(1～1.2 寸),震颤催气,飞旋泻法。

三阴交穴:程氏三才法直刺人才(0.5～0.8 寸),震颤催气,飞旋补法。

足三里穴:程氏三才法直刺地才(1.3～1.5 寸),震颤催气,飞旋补法。

天枢穴:程氏三才法直刺地才(1～1.2 寸),震颤催气,飞旋泻法。

五、缠 腰 火 丹

【方】

曲池穴、委中穴、阳陵泉穴、血海穴、太冲穴。

【速记方歌】

缠腰火丹曲池选,血海委中阳陵泉。

太冲能把毒火降,针后疱疹能愈痊。

【施术提示】

本病穴位宜重度刺激针灸治疗。疱疹局部刺血拔罐。

【术】

曲池穴:程氏三才法直刺地才(1.3～1.5 寸),震颤催气,飞旋泻法。

委中穴:程氏三才法直刺地才(0.8～1 寸),震颤催气,飞旋泻法。

阳陵泉穴:程氏三才法向内斜刺地才(0.8～1 寸),震颤催气,飞旋泻法。

血海穴:程氏三才法直刺地才(1～1.2 寸),震颤催气,飞旋泻法。

太冲穴:程氏三才法向内斜刺天才(0.3～0.4寸),震颤催气,飞旋泻法。

六、痄 腮

【方】

颊车穴、角孙穴、翳风穴、风池穴、列缺穴、天井穴、曲池穴、合谷穴、率谷穴、外关穴。

【速记方歌】

颊车角孙治腮炎,翳风风池列缺添。

天井曲池合谷选,另有率谷外关痊。

【施术提示】

本病穴位宜重度刺激针灸治疗。

【术】

颊车穴:程氏三才法直刺天才(0.3～0.5寸),震颤催气,平补平泻。

角孙穴:程氏三才法平刺天才(0.3～0.5寸),震颤行气,飞旋泻法。

翳风穴:程氏三才法直刺天才(0.3～0.5寸),震颤催气,平补平泻。

风池穴:程氏三才法斜刺天才(0.3～0.5寸),震颤行气,平补平泻。

列缺穴:程氏三才法向上斜刺天才(0.3～0.4寸),震颤催气,平补平泻。

天井穴:程氏三才法直刺天才(0.3～0.5寸),震颤催气,飞旋泻法。

曲池穴:程氏三才法直刺天才(0.8～1寸),震颤催气,飞旋泻法。

合谷穴:程氏三才法直刺人才(0.8～1.2寸),震颤行气,平补平泻。

率谷穴:程氏三才法斜刺天才(0.3～0.5寸),震颤行气,飞旋泻法。

外关穴:程氏三才法直刺天才(0.3～0.5寸),震颤催气,平补平泻。

七、疗 疮

【方】

风池穴、列缺穴、合谷穴、曲池穴、肩井穴、天宗穴、膈俞穴、中冲穴、曲泽穴、少海穴、委中穴、足三里穴、阳陵泉穴。

【速记方歌】

疗疮部位莫看轻,全身部位皆可生。

生于头面口角处,风池列缺合谷应。

生于手背曲池灸,生于背上针肩井。

加取膈俞配天宗,中冲曲泽少海停。

生于下肢取委中,足部三里会阳陵。

【施术提示】

本病穴位宜重度刺激针灸治疗。曲池穴宜用艾灸。

【术】

风池穴:程氏三才法斜刺天才(0.3～0.5寸),震颤行气,平补平泻。

列缺穴:程氏三才法向上斜刺天才(0.3～0.4寸),震颤催气,平补平泻。

合谷穴:程氏三才法直刺人才(0.8～1.2寸),震颤行气,平补平泻。

曲池穴:程氏三才法向内斜刺天才(1～1.2寸),震颤催气,飞旋泻法。

肩井穴:程氏三才法直刺人才(0.5～0.8寸),震颤催气,飞旋泻法。

天宗穴:程氏三才法直刺人才(0.5～0.8寸),震颤催气,飞旋泻法。

膈俞穴:斜刺(0.5～0.7寸),震颤催气,飞旋泻法。

中冲穴:浅刺(0.1寸)或用三棱针点刺出血3滴。

曲泽穴:程氏三才法直刺人才(0.8～1.2寸),震颤催气,飞旋泻法。找穴旁静脉血管,点刺出血。

少海穴:程氏三才法向内斜刺人才(0.5～0.6寸),震颤催气,飞旋泻法。

委中穴:程氏三才法直刺人才(0.5～0.8寸),震颤催气,飞旋泻法。

足三里穴:程氏三才法直刺地才(1.5～2寸),震颤行气,平补平泻。

阳陵泉穴:程氏三才法直刺人才(0.8～1.2寸),震颤催气,平补平泻。

八、牛 皮 癣

【方】

百会穴、曲池穴、风池穴、膈俞穴、血海穴、阴陵泉穴、太渊穴、足三里穴。

【速记方歌】

血虚风湿生皮癣,膈俞血海阴陵泉。

百会曲池风池刺,太渊三里皮康健。

【施术提示】

本病穴位宜重度刺激针灸治疗。局部、膈俞穴、血海穴刺血加拔火罐。

【术】

百会穴:程氏三才法平刺天才(0.3～0.4寸),震颤催气,飞旋补法。

曲池穴:程氏三才法向内斜刺地才(1.3～1.5 寸),震颤催气,飞旋泻法。

风池穴:程氏三才法向鼻尖方向直刺人才(0.5～0.8 寸),飞旋泻法。

膈俞穴:程氏三才法斜刺人才(0.5～0.7 寸),震颤催气,飞旋补法。

血海穴:程氏三才法直刺地才(1～1.2 寸),震颤催气,飞旋泻法。

阴陵泉穴:程氏三才法直刺天才(0.5～0.8 寸),震颤行气,飞旋泻法。

太渊穴:程氏三才法向内斜刺天才(0.3～0.4 寸),震颤催气,飞旋补法。

足三里穴:程氏三才法直刺地才(1.0～1.2 寸),震颤催气,飞旋补法。

九、面 疣

【方】

合谷穴、曲池穴、足三里穴、三阴交穴、肝俞穴、血海穴、太冲穴。

【速记方歌】

面疣肝热曲池选,合谷血海三里连。

太冲能把毒火降,肝俞阴交能愈痤。

【施术提示】

本病穴位宜中度刺激针灸治疗。肝俞穴刺血拔罐。

【术】

合谷穴:程氏三才法向内斜刺人才(0.5～0.8 寸),震颤催气,飞旋泻法。

曲池穴:程氏三才法直刺地才(1.3～1.5 寸),震颤催气,飞旋泻法。

足三里穴:程氏三才法直刺地才(1.0～1.2 寸),震颤催气,飞旋补法。

三阴交穴:程氏三才法直刺人才(0.8～1.2 寸),震颤行气,飞旋补法。

肝俞穴:程氏三才法斜刺地才(0.5～0.7 寸),震颤行气,飞旋泻法。

血海穴:程氏三才法直刺地才(1 ～1.2 寸),震颤催气,飞旋泻法。

太冲穴:程氏三才法向内斜刺天才(0.3～0.4 寸),震颤催气,飞旋泻法。

十、肺 风 (痤 疮)

【方】

曲池穴、肺俞穴、肾俞穴、足三里穴、丰隆穴、大椎穴、合谷穴、耳尖穴、商阳穴、三阴交穴。

【速记方歌】

面部痤疮曲池妙,肺俞肾俞三里疗。

丰隆大椎配合谷,耳尖商阳三阴交。

【施术提示】

本病穴位宜中度刺激针灸治疗。大椎穴、耳尖穴、商阳穴刺出血。曲池穴、肺俞穴、大椎穴加火罐。

【术】

曲池穴:程氏三才法向内斜刺天才(1～1.2 寸),震颤催气,飞旋泻法。

肺俞穴:程氏三才法斜刺人才(0.5～0.7 寸),飞旋泻法。

肾俞穴:程氏三才法直刺人才(0.8～1.2 寸),飞旋补法。

足三里穴:程氏三才法直刺人才(1.0～1.5 寸),震颤行气,飞旋补法。

丰隆穴:程氏三才法直刺人才(0.8～1.2 寸),震颤催气,飞旋泻法。

大椎穴:程氏三才法直刺人才(1～1.2 寸),震颤催气,平补平泻。

合谷穴:程氏三才法直刺人才(0.8～1.2 寸),震颤行气,平补平泻。

耳尖穴:浅刺(0.1 寸),点刺出血 3 滴。

商阳穴:浅刺(0.1 寸),点刺出血 3 滴。

三阴交穴:程氏三才法直刺人才(0.8～1.2 寸),震颤行气,飞旋补法。

十一、荨 麻 疹

【方】

血海穴、曲池穴、鱼际穴、阳陵泉穴、风门穴、膈俞穴、委中穴、三阴交穴、足三里穴。

【速记方歌】

荨麻疹把血海选,曲池鱼际阳陵泉。

风门膈俞委中刺,阴交三里渐安然。

【施术提示】

本病穴位宜重度刺激针灸治疗。血海穴、曲池穴、风门穴、膈俞穴、委中穴加拔火罐。

【术】

血海穴:程氏三才法直刺天才(0.8～1.2 寸),震颤催气,飞旋泻法。

曲池穴:程氏三才法向内斜刺天才(1～1.2 寸),震颤催气,飞旋泻法。

鱼际穴：程氏三才法直刺天才(0.3～0.5 寸)，震颤催气，飞旋泻法。

阳陵泉穴：程氏三才法直刺人才(0.8～1.2 寸)，震颤催气，平补平泻。

风门穴：程氏三才法斜刺人才(0.5～0.7 寸)，平补平泻，可针后加灸。

膈俞穴：程氏三才法斜刺人才(0.5～0.7 寸)，震颤行气，平补平泻。

委中穴：程氏三才法直刺人才(0.5～0.8 寸)，震颤催气，飞旋泻法。

三阴交穴：程氏三才法直刺人才(0.8～1.2 寸)，震颤行气，飞旋补法。

足三里穴：程氏三才法直刺人才(1.0～1.5 寸)，震颤行气，飞旋补法。

十二、面 部 麻 木

【方】

风池穴、颧髎穴、四白穴、地仓穴、颊车穴、百会穴、合谷穴、太冲穴、口禾髎穴。

【速记方歌】

面部麻木不可藐，首取风池配颧髎。

四白地仓颊车穴，百会四关口禾髎。

【施术提示】

本病穴位宜中度刺激针灸治疗。风池穴、百会穴宜用艾灸。

【术】

风池穴：向鼻尖方向刺(0.5～0.8 寸)，震颤催气，飞旋泻法。

颧髎穴：程氏三才法平刺天才(0.3～0.5 寸)，震颤催气，平补平泻。

四白穴：程氏三才法平刺人才(0.3～0.5 寸)，飞旋泻法。

地仓穴：程氏三才法向颊车穴横刺人才(0.5～0.8 寸)，震颤催气，平补平泻。

颊车穴：程氏三才法直刺天才(0.3～0.5 寸)，平补平泻。

百会穴：程氏三才法平刺天才(0.3～0.4 寸)，震颤催气，飞旋补法。

合谷穴：程氏三才法直刺人才(0.8～1.2 寸)，震颤行气，平补平泻。

太冲穴：程氏三才法斜刺人才(0.3～0.5 寸)，震颤催气，飞旋泻法。

口禾髎穴：程氏三才法直刺天才(0.3～0.4 寸)，震颤催气，飞旋泻法。

十三、丹 毒

【方】

血海穴、曲池穴、合谷穴、曲泽穴、阿是穴、风池穴、委中穴、阴陵泉穴、足三里穴、大椎穴、十二井穴、支沟穴。

【速记方歌】

风池委中支沟和,曲池合谷配曲泽。

血海阴陵足三里,大椎井穴起沉疴。

【施术提示】

本病穴位宜重度刺激针灸治疗。血海穴、曲池穴、阿是穴加拔火罐。

【术】

血海穴:程氏三才法直刺地才(1～1.2 寸),震颤催气,飞旋泻法。

曲池穴:程氏三才法向内斜刺地才(1.3～1.5 寸),震颤催气,飞旋泻法。

合谷穴:程氏三才法直刺地才(1.3～1.5 寸),震颤催气,飞旋泻法。

曲泽穴:程氏三才法直刺人才(0.8～1.2 寸),震颤催气,飞旋泻法。

阿是穴:程氏三才法斜刺人才(0.3～0.5 寸),震颤催气,飞旋泻法。

风池穴:程氏三才法向鼻尖方向直刺人才(0.5～0.8 寸),飞旋泻法。

委中穴:程氏三才法直刺地才(0.8～1 寸),震颤催气,飞旋泻法。

阴陵泉穴:程氏三才法直刺天才(0.8～1.2 寸),震颤催气,飞旋泻法。

足三里穴:程氏三才法直刺地才(1.0～1.2 寸),震颤催气,飞旋补法。

大椎穴:程氏三才法直刺天才(0.3～0.5 寸),震颤催气,飞旋泻法。

十二井穴:点刺出血 3 滴。

支沟穴:程氏三才法直刺人才(0.5～0.8 寸),震颤催气,飞旋泻法。

十四、斑 秃

【方】

百会穴、曲池穴、风池穴、膈俞穴、血海穴、合谷穴、三阴交穴、足三里穴。

【速记方歌】

突发斑秃头发无,膈俞血海配合谷。

百会曲池风池刺,阴交三里发生出。

【施术提示】

本病穴位宜重度刺激针灸治疗。膈俞穴、血海穴加拔火罐。

【术】

百会穴:程氏三才法平刺天才(0.3～0.4 寸),震颤催气,飞旋补法。

曲池穴:程氏三才法向内斜刺地才(1.3～1.5 寸),震颤催气,飞旋泻法。

风池穴:程氏三才法向鼻尖方向直刺人才(0.5～0.8寸),飞旋泻法。

膈俞穴:程氏三才法斜刺人才(0.5～0.7寸),震颤催气,飞旋补法。

血海穴:程氏三才法直刺地才(1～1.2寸),震颤催气,飞旋泻法。

合谷穴:程氏三才法直刺地才(1.3～1.5寸),震颤催气,飞旋泻法。

三阴交穴:程氏三才法直刺人才(0.8～1.2寸),震颤行气,飞旋补法。

足三里穴:程氏三才法直刺地才(1.0～1.2寸),震颤催气,飞旋补法。

十五、痈 疽

【方】

天宗穴、肩井穴、身柱穴、天井穴、曲池穴。

【速记方歌】

痈疽肩井天宗针,身柱天井曲池审。

患处多用隔蒜灸,方知此法效如神。

【施术提示】

本病穴位宜中度刺激针灸治疗。将蒜捣烂为饼状敷贴患处,用艾炷灸。

【术】

天宗穴:程氏三才法直刺人才(0.5～0.8寸),震颤催气,飞旋泻法。

肩井穴:程氏三才法直刺人才(0.5～0.8寸),震颤催气,飞旋泻法。

身柱穴:程氏三才法斜刺天才(0.3～0.5寸),震颤催气,飞旋泻法。

天井穴:程氏三才法直刺人才(0.5～0.8寸),震颤催气,飞旋泻法。

曲池穴:程氏三才法向内斜刺天才(1～1.2寸),震颤催气,飞旋泻法。

十六、破 伤 风

【方】

百会穴、合谷穴、人中穴、委中穴、后溪穴、丰隆穴。

【速记方歌】

破伤风证肢抽搐,首取人中配合谷。

百会委中后溪刺,丰隆化痰病已除。

【施术提示】

本病穴位宜中度刺激针灸治疗。百会穴宜用艾灸。

【术】

百会穴:程氏三才法平刺天才(0.3～0.4寸),震颤催气,飞旋补法。

合谷穴:程氏三才法直刺人才(0.8～1.2寸),震颤行气,平补平泻。

人中穴:程氏三才法向上斜刺天才(0.3～0.5寸),震颤催气,飞旋泻法。

委中穴:程氏三才法直刺地才(0.8～1寸),震颤催气,飞旋泻法。

后溪穴:程氏三才法直刺天才(0.3～0.5寸),震颤催气,飞旋泻法。

丰隆穴:程氏三才法直刺人才(0.5～0.8寸),震颤催气,飞旋泻法。